牙髓病显微手术治疗
Microsurgery in Endodontics

谨以此书献给“美国宾夕法尼亚大学牙髓之家”。

献给那些在美国宾夕法尼亚大学授教的人们，

没有你们在各自院校、工作室的奉献和实践，该领域就不会有今天的发展！

牙髓病显微手术治疗
Microsurgery in Endodontics

主　编　（美）辛库克·金（Syngcuk Kim）
　　　　（美）塞缪尔·克拉奇曼（Samuel Kratchman）

副主编　（美）贝基尔·卡拉巴卡（Bekir Karabucak）
　　　　（美）梅图·哥利（Meetu Kohli）
　　　　（美）弗兰克·塞泽（Frank Setzer）

主　审　叶　玲　黄定明

主　译　汪成林　彭　栗　张　玲

北方联合出版传媒（集团）股份有限公司
辽宁科学技术出版社
沈　阳

图文编辑

刘　菲　刘　娜　康　鹤　肖　艳　王静雅　纪凤薇　刘玉卿　张　浩　曹　勇　杨　洋

Title: Microsurgery in Endodontics 1st Edition by Syngcuk Kim (Editor), Samuel Kratchman (Editor), Bekir Karabucak (Co-editor), Meetu Kohli (Co-editor), Frank Setzer (Co-editor) ISBN: 9781118452998.

图书在版编目（CIP）数据

牙髓病显微手术治疗 /（美）辛库克・金（Syngcuk Kim），（美）塞缪尔・克拉奇曼（Samuel Kratchman）主编；汪成林，彭栗，张玲主译. —沈阳：辽宁科学技术出版社，2023.5
ISBN 978-7-5591-2951-2

Ⅰ. ①牙…　Ⅱ. ①辛…　②塞…　③汪…　④彭…　⑤张…　Ⅲ. ①牙髓病—显微外科学　Ⅳ. ①R781.3

中国国家版本馆CIP数据核字（2023）第048357号

出版发行：辽宁科学技术出版社
（地址：沈阳市和平区十一纬路25号　邮编：110003）
印 刷 者：凸版艺彩（东莞）印刷有限公司
经 销 者：各地新华书店
幅面尺寸：210mm × 285mm
印　　张：14.25
插　　页：4
字　　数：280千字
出版时间：2023 年 5 月第 1 版
印刷时间：2023 年 5 月第 1 次印刷
策划编辑：陈　刚
责任编辑：苏　阳
封面设计：袁　舒
版式设计：袁　舒
责任校对：李　霞

书　　号：ISBN 978-7-5591-2951-2
定　　价：398.00 元

投稿热线：024-23280336
邮购热线：024-23280336
E-mail:cyclonechen@126.com
http://www.lnkj.com.cn

编者

Contributors

Fouad Al-Maki, DDS
Endodontic Resident
Department of Endodontics
School of Dental Medicine
University of Pennsylvania
Philadelphia, PA, USA

SeungHo Baek, DDS, MSD, PhD
Professor/Chairman Emeritus
Department of Conservative Dentistry
School of Dentistry
Seoul National University, South Korea

Georges Bandelac, DDS, MS
Diplomat American Board Periodontology

Ian Chen, DDS, MS
Lecturer School of Dentistry
National Yang-Ming University
Adjunct Clinical Instructor
Department of Dentistry
National Taiwan University Hospital
Private Practice: Taipei, Taiwan

Ingrida Dapkute, DMD, MS
Private Practice: Landsdale, PA

Spyros Floratos, DMD
Adjunct Assistant Professor
Department of Endodontics
School of Dental Medicine
University of Pennsylvania
Philadelphia, PA, USA
Private Practice: Athens, Greece

Garrett Guess, DDS
Adjunct Assistant Professor
Department of Endodontics
School of Dental Medicine
University of Pennsylvania
Philadelphia, PA, USA
Diplomate American Board of Endodontics
Private Practice: San Diego, California

Aleksander Iofin, DMD
Clinical Assistant Professor of Endodontics
Department of Endodontics
College of Dental Medicine
Columbia University
Adjunct Clinical Assistant Professor of Endodontics
Department of Endodontics
School of Dental Medicine
University of Pennsylvania
Philadelphia, PA, USA
Private Practice: New York, NY

Bekir Karabucak, DMD, MS
Chair and Associate Professor of Endodontics
Director, Postdoctoral Endodontics Program
Department of Endodontics
School of Dental Medicine
University of Pennsylvania
Philadelphia, PA, USA

Raed Kasem, DDS, MS
Adjunct Assistant Professor
Department of Endodontics
School of Dental Medicine
University of Pennsylvania
Philadelphia, PA, USA
Private Practice: Clearwater, Trinity, Tampa, FL

Euiseong Kim, DDS, MSD, PhD
Professor and Chairman
Vice Dean for Graduate Affairs
Director, Oral Science Research Institute
Department of Conservative Dentistry
College of Dentistry
Yonsei University, Korea

Syngcuk Kim, DDS, PhD, MD(Hon)
Louis I. Grossman Professor and Chairman
Department of Endodontics
Associate Dean of Global Affairs
Associate Dean for Advanced Dental Education
School of Dental Medicine
University of Pennsylvania
Philadelphia, PA, USA

Meetu Kohli, DMD
Clinical Associate Professor of Endodontics
Director Continuing Education and International Program
Department of Endodontics
School of Dental Medicine
University of Pennsylvania
Philadelphia, PA, USA

Samuel Kratchman, DMD
Clinical Associate Professor of Endodontics
Director of Microsurgery
Department of Endodontics
School of Dental Medicine
University of Pennsylvania
Philadelphia, PA, USA
Private Practice: Exton, West Chester, Paoli, PA

David Li, DMD
Clinical Instructor
Section of Endodontics
University of California, Los Angeles
Private Practice limited to Endodontics
Greater Los Angeles area, CA

Francesco Maggiore, DDS
Adjunct Assistant Professor
Department of Endodontics
School of Dental Medicine
University of Pennsylvania
Philadelphia, PA, USA
Private Practice: Aschaffenburg, Germany

Paula Mendez-Montalvo, DDS
Adjunct Assistant Professor
Department of Endodontics
School of Dental Medicine
University of Pennsylvania
Philadelphia, PA, USA
Private Practice: Houston, TX

Siva Rethnam-Haug, BDS, Dr Odont
Associate Professor and Clinical Director
Section for Endodontics
Department of Clinical Dentistry
Faculty of Medicine and Dentistry
University of Bergen, Norway

Chafic Safi, DMD, MSc, FRCD(c)
Adjunct Assistant Professor
Department of Endodontics
School of Dental Medicine
University of Pennsylvania
Philadelphia, PA, USA
Private Practice: Montreal, QC, Canada

Frank Setzer, DMD, MS, PhD
Assistant Professor of Endodontics
Director, Predoctoral Endodontics
Endodontic Clinic Director
Department of Endodontics
School of Dental Medicine
University of Pennsylvania
Philadelphia, PA, USA

Sujung Shin DDS, MS, PhD
Associate Professor
Department of Conservative Dentistry
College of Dentistry
Yonsei University, South Korea

Jorge Vera, DDS
Department of Endodontics
University of Tlaxcala
Tlaxcala, Mexico
Private Practice: Puebla, Mexico

主译简介
Introduction

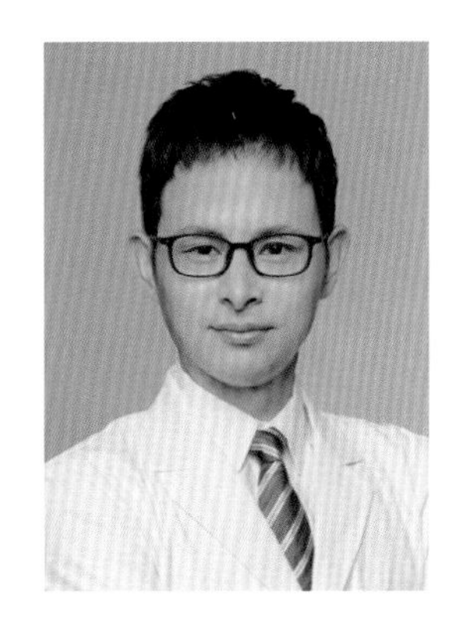

汪成林 博士，四川大学华西口腔医院牙体牙髓病科副教授，硕士生导师。2011年，毕业于四川大学华西口腔医学院，获口腔医学博士学位，留校任教。2013—2015年，赴美国哥伦比亚大学牙学院研修。一直从事牙体牙髓疾病相关的基础及临床研究，包括牙发育及牙髓生物学研究、根管消毒研究；擅长再生性牙髓治疗、显微根管治疗、显微根管外科手术等。已完成显微根尖手术数百例。四川省口腔医学会牙体牙髓病学专业委员会委员。主持国家自然科学基金青年项目、面上项目及省部级基金项目共4项。发表学术论文20篇，参编中英文专著4本。曾获四川省科学技术进步奖一等奖、中华口腔医学会科技三等奖、四川省医学科技一等奖等奖项。

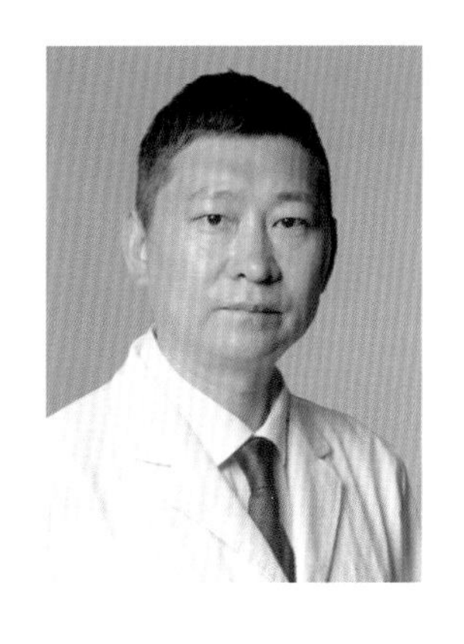

彭栗 博士，四川大学华西口腔医院牙体牙髓病科副主任医师，硕士生导师。2009年，毕业于四川大学华西口腔医学院，获口腔医学博士学位，留校任教。2009—2011年，赴美国宾夕法尼亚大学牙学院做博士后研究工作。2011年，在美国宾夕法尼亚大学牙学院接受显微根管外科培训；回国后至今，已完成手术2000余例。擅长显微根管治疗及显微根管外科手术。国际牙科研究协会（IADR）会员，四川省口腔医学会牙体牙髓病学专业委员会委员。主持国家自然科学基金青年项目及国家教育部博士点基金项目共2项；参与国家及省部级基金项目5项。发表学术论文30余篇，其中SCI收录10余篇；参编中英文专著6本。曾获中华口腔医学会科技三等奖、四川省医学科技一等奖等奖项。

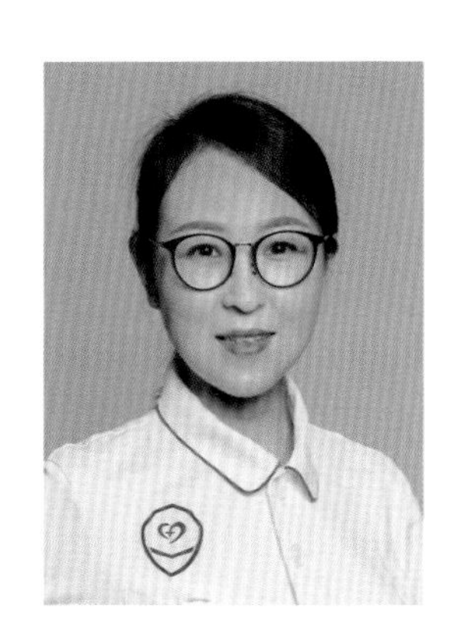

张玲 主管护师。从事口腔护理工作10余年，具有丰富的口腔护理专业知识和临床、教学及管理经验。现任成都护理学会全科护理委员会委员。主持及参研省部级课题6项，参与横向课题4项；以第一作者/通讯作者身份发表论文10余篇；主译专著1本，参编教材2本、专著2本。

译者名单
Translators

主审

叶　玲　黄定明

主译

汪成林　彭　栗　张　玲

参译（按姓氏笔画排列）

尹　贝　白明茹　苏　勤　李　文　李波儿
李春燕　李　雪　李　璇　汤博钰　吴　瑶
宋东哲　杨　静　肖　遥　赵　媛　胡玉洁

前言

Preface

1992年1月，我以一个新主席的身份来到美国宾夕法尼亚大学牙髓病科，当时的我有两个目标：将显微镜引入牙髓病治疗领域以及大力发展牙髓病显微手术。25年过去了，可以说我们已经实现了目标。

如今，根尖手术或牙髓病显微手术已不再只是口腔外科医生的事情。基于牙髓病学专家的基础和临床的研究结果，新观念随之出现，新的显微手术技术和工具也得到长足的发展。现在我们相信牙髓病显微手术已经成为我们牙髓病科研究的领域。

牙髓病传统外科手术和牙髓病显微外科手术的区别既广泛又深刻。手术理念、手术器械和材料应用方面都不尽相同，新旧技术之间也几乎没有相似之处，唯一的相似之处是目的——保留天然牙齿。使用低速手机用球钻预备根尖并用银汞合金充填的、老旧的、传统的方式早已不复存在。我们现在采用的是在手术显微镜下用超声器械进行根管倒预备，及用生物陶瓷材料进行根管倒充填的技术。这些新的技术改进已经通过基础和临床研究加以证明，本书的主要目的就是介绍这些牙髓病显微手术的先进之处。

牙髓病手术，通常被认为是牙髓病学专业内的一种重要治疗方式，但是在研究生课程中并没有相应充足的教学，也没有在教科书中充分体现。事实上，大多数牙科专业本科生并没有牙髓病手术治疗的经验（如椅旁辅助），甚至在牙学院期间他们也没能学到相关内容。这是因为牙髓病手术（根尖切除术）是由口腔外科医生讲授，而他们并不太重视这个方法。在现在的种植牙时代，拔牙和种植体植入如此普遍，根尖外科手术受到口腔外科医生们的关注就更少，许多牙科医生根本不知道这是什么，更不用说它的好处了。然而，患者群体让根尖外科手术重新获得重视，因为他们正是想要拯救自己天然牙齿的人。因此，牙髓病显微手术为了拯救天然牙齿应运而生。

本书是由多位牙髓病医生在过去20年的显微手术获得的经验和知识积累的基础上完成的。然而，就在编写的时候，技术仍在不断发展，因此我们不断重新编写各个章节以纳入最新的技术，例如CBCT在各个治疗计划中的整合应用。

在编写本书时，我们遵循了在美国宾夕法尼亚大学的教学方式和在纽约、费城以及世界各地私人诊所的治疗方式。在本书的素材组织方面我们做了努力，使其贴合真实的临床需求。

真诚地希望读者从这本“经验合集”中受益。衷心感谢美国宾夕法尼亚大学牙髓病科的Janice Kelly夫人，感谢我纽约办公室的Sophie O’Rourke夫人和Mary Marmol女士20多年来的奉献与辛勤工作，感谢Jee Hee Hong女士的热心支持。

Syngcuk Kim，DDS，PhD，MD（Hon）
美国宾夕法尼亚州费城
宾夕法尼亚大学牙学院牙髓病科

大约5年前，Syngcuk Kim医生邀请我合编这本显微手术的教科书时，我深感荣幸和兴奋。尽管我不知道我们会面临什么，特别是试图协调这么多来自美国各地和全球的其他编者们，但结果令我感到自豪。本书代表了我们多年来一直在教授住院医师和同行们的知识，事实上本书属于我们美国宾夕法尼亚大学的整个牙髓病科。我需要感谢所有作者以及过去25年里在美国宾夕法尼亚大学学习的住院医师们。没有他们，本书无法完成，我必须承认我多年来从我的学生那里学到不少东西，当然也希望我能够教到他们。

Syngcuk Kim医生是我的导师、同事，也是我25年的亲密战友。他督促我为更伟大的事情而奋斗，永远不要满足于现状。我感谢Syngcuk Kim医生在我的职业生涯中所做出的指导。我还要感谢我的妻子Amy以及我的两个孩子Devon和Zac，在过去5年里“忍受”我为了在截止日期之前赶工而牺牲了亲人相聚的黄金时光。

令人伤感的是，我过去22年里的专职助理Kimberly McDowell，在经历了与结肠癌斗争的10个月后，于2017年4月9日去世，年仅47岁。过去22年里的每一次手术，我都是和Kimberly McDowell在一起完成的，没有她的帮助，我在本书中展示的病例都将无法呈现于此。

Samuel Kratchman，DMD
美国宾夕法尼亚州费城
宾夕法尼亚大学牙学院牙髓病科

中文版前言

Preface

作为保留天然牙的最后一道关口，现代显微根尖手术已有94%的长期随访成功率，惊人的成功率背后是众多科学技术的进步和牙髓病学专家的努力。首先，牙科显微镜、锥形束CT、超声技术、生物陶瓷材料等新设备、新技术、新材料的出现，为现代显微根尖手术提供了沃土，为其发展奠定了基础。其次，需要对显微根尖手术的临床治疗流程进行规范，并不断更新。再次，需要对规范化治疗流程进行培训和推广，令其更好地为广大牙髓病专科医生所接受和实践。

作为现代显微根尖手术的奠基人，美国宾夕法尼亚大学牙学院的Syngcuk Kim教授带领其团队创建了现代显微根尖手术的基本体系和核心理念，开发了一系列显微手术器械并制定了经典的显微手术临床规范，之后还对该规范进行了持续更新，令现代显微根尖手术技术日臻完善。更为重要的是，Syngcuk Kim教授和Samuel Kratchman教授作为主编，将他们团队的成果编辑成书《Microsurgery in Endodontics》，该书将现代显微根尖手术的各个核心步骤，从翻瓣、去骨、止血、根尖切除、根面检查、根管倒预备、根管倒充填和缝合，都逐一进行了剖析，配合大量的临床实例图片，内容翔实，使读者们能很清楚地了解手术的适应证和每一个步骤。如此经典的著作，称之为牙髓病显微手术治疗的“圣经”也不为过。

四川大学华西口腔医院牙体牙髓病科作为国家临床重点专科，于2009—2012年期间共派出7名专家赴美国宾夕法尼亚大学牙学院完成了显微根管外科的培训，回国后开展了大量的显微根尖手术临床及科研工作。实践过程中对《Microsurgery in Endodontics》书中的理念有了更深的体会，因此希望将其翻译成中文，呈现给读者。相信该书的中文版会对显微根尖手术的开展和推广产生积极的影响。

本书的译者主要来自四川大学华西口腔医院牙体牙髓病科，均是显微根尖手术领域的践行者。同时，还要感谢牛作良、孙一民、林瑜、姚琳、曾刊、赵凌屹、伍彦霖、马清格、付恒怡、刘梦余、吴佳益、左燕琴、陈霞、付世锦、骆娇、刘小雨、胡戌琛、徐懿宁，本书的顺利出版离不开他们对翻译工作的大力支持。也要感谢苏州速迈医学的王吉龙、倪艺伟对手术显微镜章节的翻译和校对工作。本着忠于原著的总则，力求做到通俗易懂，个别笔误也予以纠正，但译文表述中难免会有欠妥之处，恳请广大同行及读者批评、指正。

汪成林　彭栗　张玲

2022年9月25日

致谢
Acknowledgements

感谢美国宾夕法尼亚大学牙学院牙髓病科的诸多同事、校友和研究生的帮助，是他们分享了他们的病例和作品，尤其是日本北海道的Kanayo Chiba医生和大阪的Kaname Kayota医生。特别感谢成就卓著的平面设计师Sante Kim先生出色的平面作品。

目录
Contents

扫二维码查阅
参考文献

第一章

牙科显微镜

Frank Setzer

主要概念

- 牙科显微镜的组件和功能。
- 牙科显微镜的发展。
- 牙科显微镜在牙髓病显微手术中的应用。
- 牙科显微镜的个性化调整（齐焦）。

牙髓病治疗通常是在光线不佳及比较局限的空间里进行的。手术显微镜在20世纪90年代初期被引入牙髓病学，然后进入美国牙髓病科专科教学课程。从那时起，手术显微镜被牙髓病医生广泛接受，也被越来越多的其他专科医生使用。美国牙髓病医师协会在1998年给牙髓病学继续教育进行手术显微镜的教学制定了标准，该标准要求在应用放大设备的时候需要“超出头戴放大设备的范围”，这是美国牙科认证委员会（CODA）所要求的最高水平。

更高的放大倍率被证明能显著提高牙髓病手术的成功率。手术显微镜与内镜都能给牙髓病手术和非手术治疗提供合适的放大倍率及照明。此外，从人体工程学的角度来看，手术显微镜可以让临床医生保持直立姿势，有助于避免产生一些背部和颈部的长期问题：从不适到残疾（见第二十二章）。

1.1 牙科显微镜的好处

放大镜和显微镜可以提供不同的放大倍率范围（图1.1），放大倍率越大，景深越小。使用放大镜，尤其是4×以上高倍放大镜，需要使用者在与目标较近的一个狭窄范围内注视，以保持对焦状态。相比而言，使用显微镜时，即使在高倍率下，使用者也可以获得一个稳定的保持直立放松且符合人体工程学的工作位置。此外，相比放大镜，显微镜的使用减少了眼部肌肉的应变、疲劳和酸痛。通过显微镜，光线是以平行光的方式到达左右眼，达到远视距观察的效果（图1.2），从而避免了裸眼短视距产生的压力和疲劳。双筒放大镜观察时，视线方向是汇聚的，导致的双眼疲劳度与裸眼相似。此外，显微镜成像几乎没有阴影（无遮挡），可为临床操作和记录提供更佳的高质量图像。

1.2 牙科显微镜的主要组成

牙科显微镜镜头的基本组成部分是双目镜筒、带放大倍率调节的镜身及带焦距微调的大物镜和一个光源系统（图1.3）。根据牙科医生的使用和喜好，可以进一步个性化设置显微镜。牙髓病的非手术和手术治疗的要求不同，放大倍率范围不同（表1.1）。此外，在手术过

Microsurgery in Endodontics, First Edition. Syngcuk Kim and Samuel Kratchman.

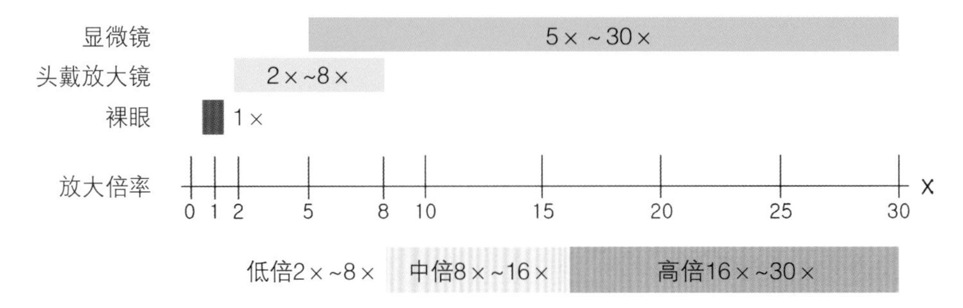

图1.1 放大倍率范围的比较：放大镜和显微镜。

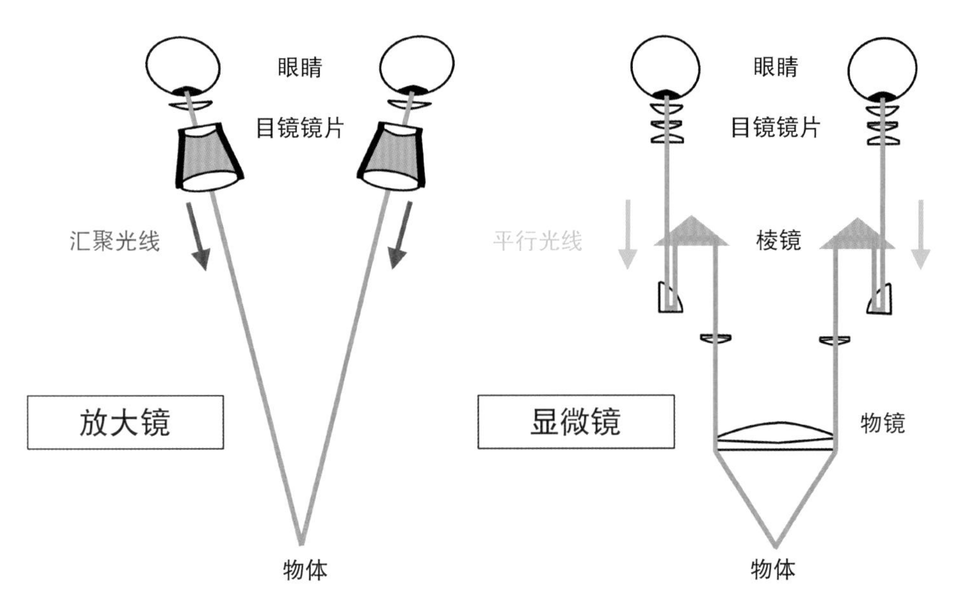

图1.2 视角和观察方向的比较：放大镜和显微镜。

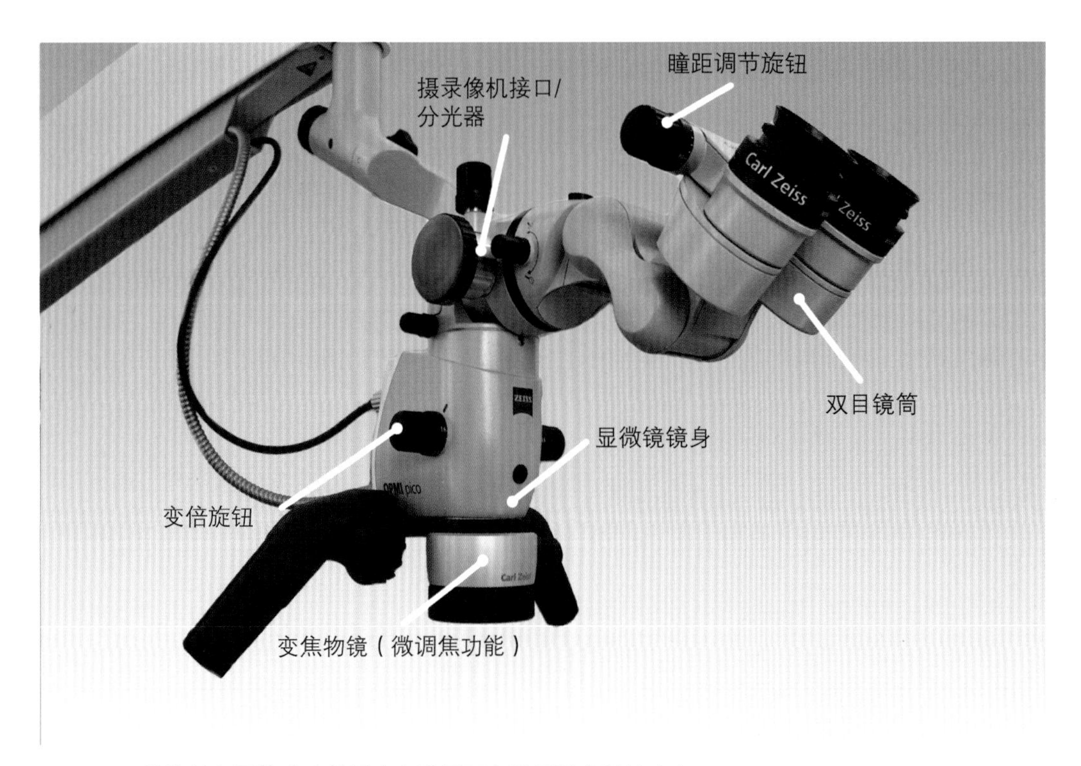

图1.3 显微镜的主要构造（美国宾夕法尼亚大学牙髓病科诊室）。

表1.1　不同放大倍率在非手术和手术牙髓病治疗中的作用

非手术牙髓病治疗	手术牙髓病治疗
低放大倍率：5×～8×	
—	定位 手术部位检查 初始去骨术 超声尖对准 缝合（6.0+） 拆线
中等放大倍率：8×～16×	
开髓 根管口识别 根折识别 充填	止血 组织切除 根尖识别 根尖切除 根面检查 根管倒预备 根管倒充填 截根
高放大倍率：16×～30×	
根管口识别 根折识别 钙化根管定位 精细解剖细节的识别 记录	根面检查 根管倒预备 根管倒充填 精细解剖细节的识别 记录

程中，需要从多个角度来观察切除的根部表面和其他解剖细节。因此，有可180°翻转的双目镜筒的牙科显微镜成为牙髓病显微手术的标配，为便于确定所需的目镜角度，目镜上还需要带有标线。标线是一组细线，以焦点对象为中心，并允许显微镜的单独校准（齐焦），最常见的形状为十字刻度线或同心圆。

1.3　定制显微镜

手术显微镜有落地式、壁挂式和吸顶式，视个人喜好以及手术室中可能的安放位置而定。现代手术显微镜的创新，允许对标准手术显微镜配置进行升级或修改。例如，过去的手术显微镜的焦距是固定的，常用的有200mm、250mm或300mm，具体取决于牙科医生的身高及其最舒适和合适的工作位置。然而，今天的顶级手术显微镜有一个功能是可根据牙科医生和患者之间的距离进行调整的焦距，通常有电变焦和精细对焦选项，且允许在放大和对焦时进行平滑的无级调整。最近，已有可变焦距物镜升级替代固定焦距物镜的显微镜（图1.4）。

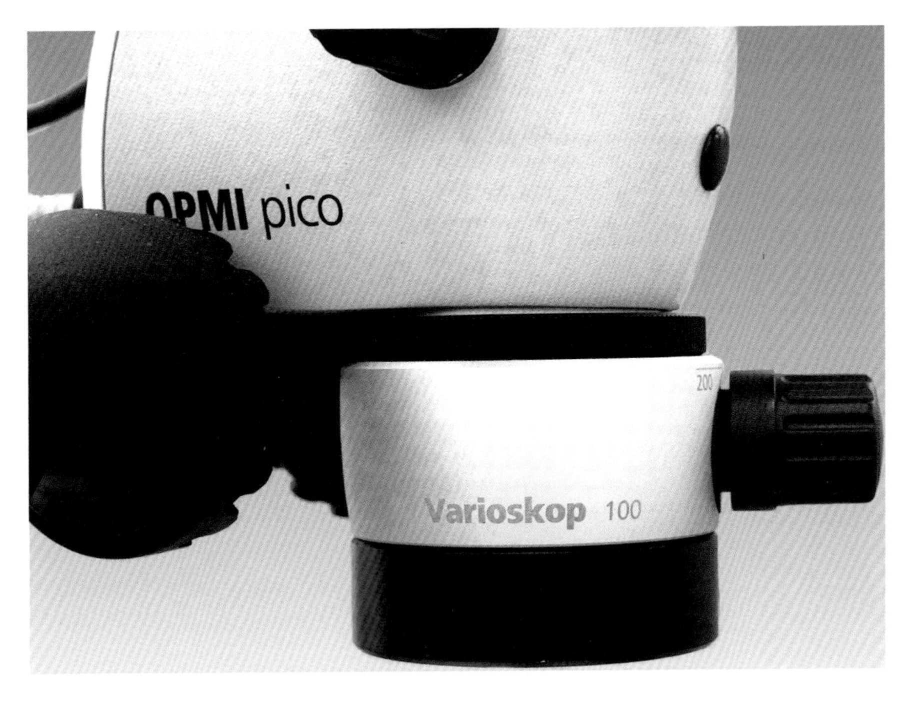

图1.4　可变焦距物镜（蔡司Varioskop 100；美国宾夕法尼亚大学牙髓病科诊室）。

可选的显微镜升级项目还包括符合人体工程学的允许镜体左/右倾摆功能。这将允许使用者倾斜改变显微镜垂直角度而不改变目镜的水平角度和高度。这对牙髓病显微手术而言是一项可贵的功能，特别是观察牙弓后部根尖和根截面时。其他主要的升级方案包括可扩展（可折叠）双目镜筒（图1.3）、实现更好的可视化和人体工程学性能、电磁锁功能（制动）增加稳定性，以及不同的光源和存档功能选项（图1.5）。

1.3.1 光源

卤素灯是第一种用于牙科显微镜的光源，它可用于标准款和基础款显微镜，并呈现黄色色调。为了给术区提供更好的照明，氙气光源和LED光源也被成功研发。以上3种光源彼此之间在光强度、峰值波长、色温、散热和寿命方面都有区别。

氙气光源看起来几乎和日光一样，同时提供的光强度最高。这确保了对精细解剖的最佳照明，并缩短了图像曝光记录时间，从而提供更清晰的图像。

LED光源在色温方面与氙气光源相似，且看起来接近自然光。与氙气灯和卤素灯相比，LED光源释放出的热量从光源背面辐射出去，使得显微镜周围温度大大降低。表1.2展示了3种光源的光谱范围和峰值波长、色调、色温、光强度和平均寿命。所有牙科显微镜都为树脂修复或伴有出血的外科手术提供了可切换的橙色滤光片和绿色滤光片。近期发展方向包括消反光技术和紫外线过滤技术，以及龋齿辅助检测的荧光技术。

1.3.2 记录

从规范角度来说，良好的记录是必要的，如转诊报告、出版物和/或演示文稿。通过将数码单反相机连接到显微镜的分光器上，可以获得静态摄影功能。然而，与数码单反相机相比，新一代数字无反相机已经显示出优势。分光器将大约20%的光强度分给静态摄影或摄像

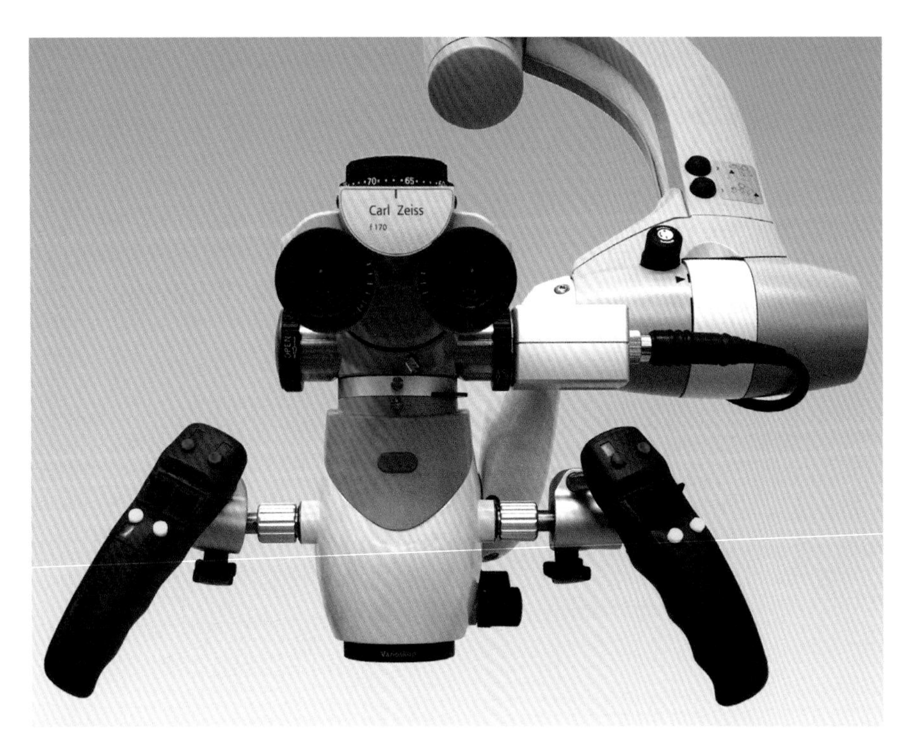

图1.5 具有电动变焦、精细聚焦和电磁锁功能的顶级显微镜，三晶片高清摄像机（TRIO 610）连接到右侧摄像接口（蔡司PROergo；美国宾夕法尼亚大学牙髓病科诊室，手术室）。

表1.2 显微镜光源对比

	氙气光源	LED光源	卤素灯
光谱范围和峰值波长	400 ~ 700nm的均匀光谱	代表峰下发射光谱的绿色部分：450nm和550nm	600 ~ 700nm
色调	日光品质	与氙气光源类似	淡黄色调
色温	5500K	5700K	3300K
光强度（F=250mm）	200000lx	85000lx	85000lx
平均寿命	500小时	70000小时	50小时

机。多种影像解决方案可供选择，有现成的方案或定制方案。如果要记录视频，可以选择不同品质和分辨率的内置或外接摄像系统。不复杂的做法是装个单晶片摄像系统，便可获得简单的直播和/或录制功能。当前现有单晶片摄像系统的其他功能选项包括：允许智能录制到外部共享网络，以及直接录制到本地大容量存储设备。视频选项具有时刻缓存30秒的录像功能，该功能可短暂录制之前发生的事情。目前的录像品质范围从支持高清的720P到全高清的1080P分辨率。如果病例要用于出版和演示，那么用三晶片全高清的1080P摄像系统录制可获得更高品质的记录文件。

最新的技术是椅旁三维立体观察，对手术医生和助手双方而言，都可以说是质的飞跃。目前，这项技术已广泛用于会议配置，使用快门的主动式三维或偏光眼镜技术的被动式三维来直播手术过程。目前相关的第一代产品已上市。

1.3.3 个性化显微镜调整（齐焦）

显微镜设计时就兼顾到可以适应不同的视力，以保证良好的视觉效果并避免疲劳。重要的是要了解眼睛的疲劳状态，例如与放松时相比，在经过1天工作后，齐焦与否可能会导致结果略有差异。那么此时就有必要认认真真地再按照齐焦调整全过程重新调整。

首先，牙科医生必须知道并确定优势眼或主视力眼，来调节主视力。

现成方法有很多种，给出其中2种示例如下：

（1）叠加法。术者选择远处的物体，例如路牌。同时，选择近处的物体，例如伸出手臂握住的铅笔。将近处的物体叠加在远处的物体上。然后一只眼睛闭上，另一只眼睛保持睁开。如果非优势眼闭合而优势眼睁开，近处的物体会保持以远处的物体为中心，但如果非优势眼睁开而优势眼是闭合的，近处物体就会发生移动。

（2）纸张法。双眼睁开专注于一张纸上的一个小孔，然后非常缓慢地将纸移向眼睛，会导致小孔最后停在优势眼处。

如果戴眼镜，必须完全拧紧眼罩。如果术者在术中佩戴矫正眼镜，齐焦过程必须戴着眼镜进行。目镜与标线必须设置为优势侧。两镜筒屈光度设置应该移动到初始位置（图1.6）。显微镜应设置为最低放大倍率。这将简化没有经验的牙科医生的齐焦过程。个别通过高级显微镜培训者可在最高放大倍率下调整屈光度设置。

从优势眼开始，术者需要找到标线准确对焦时所在的屈光度设置。在此过程中，非优势眼保持闭合。接着，将一个平坦的、不反光的物体，例如名片，放在显微镜之下。无须改变屈光度设置或任何聚焦旋钮或按钮，显微镜放置在适当的（垂直）焦距，通过优势眼镜筒看

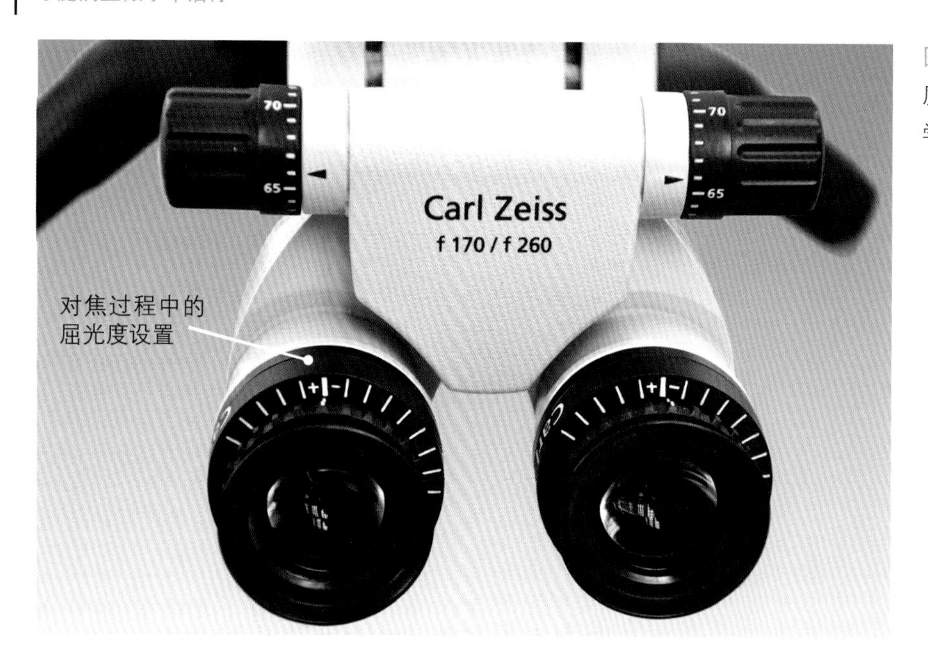

图1.6　对焦过程中标有屈光度的目镜（美国宾夕法尼亚大学牙髓病科诊室）。

到对焦图像。然后放大倍率更改为最高设置。调整焦距，更小距离的调整可以通过微调功能来实现。无论是垂直距离还是屈光度设置在此阶段均不会发生改变。此时显微镜在整个放大倍率范围内校准到优势眼了。

其次，将非优势侧调整为优势眼一侧。透过非优势眼一侧的目镜观看显微镜下物体时，即可缓慢调整屈光度设置，当物体聚焦时，非优势侧即被校准。优势眼一侧不得改动。

再次是瞳距。调整瞳距旋钮到最低设置，然后慢慢转动直到显微镜下出现三维结构清晰可见的单个图像。 表1.3是齐焦各个步骤的一个快速指南。请注意大多数人的优势眼是右眼，因此视频输出经常连接到右侧目镜光路。这意味着视频源与右目镜完全匹配，并提供来自优势眼的二维图像。

表1.3　显微镜齐焦快速指南

步骤	放大设定	技术要点
确定优势眼	—	使用近物叠加远物的叠加法技术
调节优势眼	—	将带十字刻度线的目镜放入双目筒镜的优势眼侧
	—	调节目镜上的屈光度，直到所有标线（十字刻度线）都清晰聚焦
	低	找到物体，对好焦距（初始调焦）
	高	调节微调焦旋钮直至对焦完全清晰
调整非优势眼	高	调节非优势眼目镜上的屈光度，直到物体聚焦
	可变	调节瞳距设置旋钮，直到合成单个图像并清晰可见

显微镜 5×~30×
头戴放大镜 2×~8×
裸眼 1×
放大倍率 0 1 2 5 8 10 15 20 25 30 ×
低倍2×~8×　中倍8×~16×　高倍16×~30×

第二章

显微手术器械

SeungHo Baek, Syngcuk Kim

主要概念

- 一些显微手术器械是标准手术器械的小型版本，但更多器械是专为显微手术设计的。
- 15C刀片适用于大多数情形，但当邻牙间的空间非常有限时，有必要使用显微刀片。
- 显微口镜是牙髓病手术中检查根截面的关键工具。
- KimTrac拉钩专为牙髓病显微手术而设计，其刃部较传统的拉钩更薄，且具有更宽的塑料翼，用于牵拉牙龈和嘴唇。
- 带有Lindemann去骨钻针的45°外科手机是骨切开术的首选工具。
- KiS工作尖（Obtura/Spartan公司）和JEtips（B/L BioTech公司）是专门设计用于显微手术的超声预备尖。
- Stropko冲洗器的使用能确保根管倒预备窝洞的干燥状态。
- MTA成型块是通过将塑料块表面切割出凹槽而制成，最常用于MTA和生物陶瓷的输送。
- 显微充填器具有不同尖端直径及不同的角度，是根管倒充填过程中不可缺少的器械。
- 5-0或6-0单丝缝合线已经取代了4-0编织丝。

手术显微镜用于医学已超过半个世纪。1960年左右，几名牙科医生就尝试使用手术显微镜，大约同一时期，手术显微镜也被用于神经外科手术和眼科手术。直到20世纪80年代后期，手术显微镜才被用于牙髓病外科手术。然而，因为缺乏可用的显微器械，在高倍镜下进行任何牙髓病手术几乎都是不可能的。传统手术器械在10×～25×的放大倍率下工作实在是显得太大。目前，一些显微手术器械是传统手术器械的小型化版本，但更多的器械是专为满足精细需求的牙髓病显微手术而设计的，包括超声预备尖、Stropko冲洗器/干燥器和一系列充填器、根尖充填材料的输送器，以及显微口镜。

图2.1为两种主要的显微外科器械套装，分别来自Obtura/Spartan和B&L BioTech公司。

2.1 检查器械

检查器械包括口镜、牙周探针、牙髓探针和显微探针。口镜、牙周探针和牙髓探针是牙髓病治疗中的标准器械。只有显微探针是专为显微外科设计的，两端各有2mm弯曲，一端成90°，另一端成130°。其较短的尖端使其在小骨腔内特别容易操作。本器械对于在根截面上定位渗漏区域、鉴别牙折线或者在不明显的折线中甄别根管时非常有用。如图2.2所示，根截面

Microsurgery in Endodontics, First Edition. Syngcuk Kim and Samuel Kratchman.

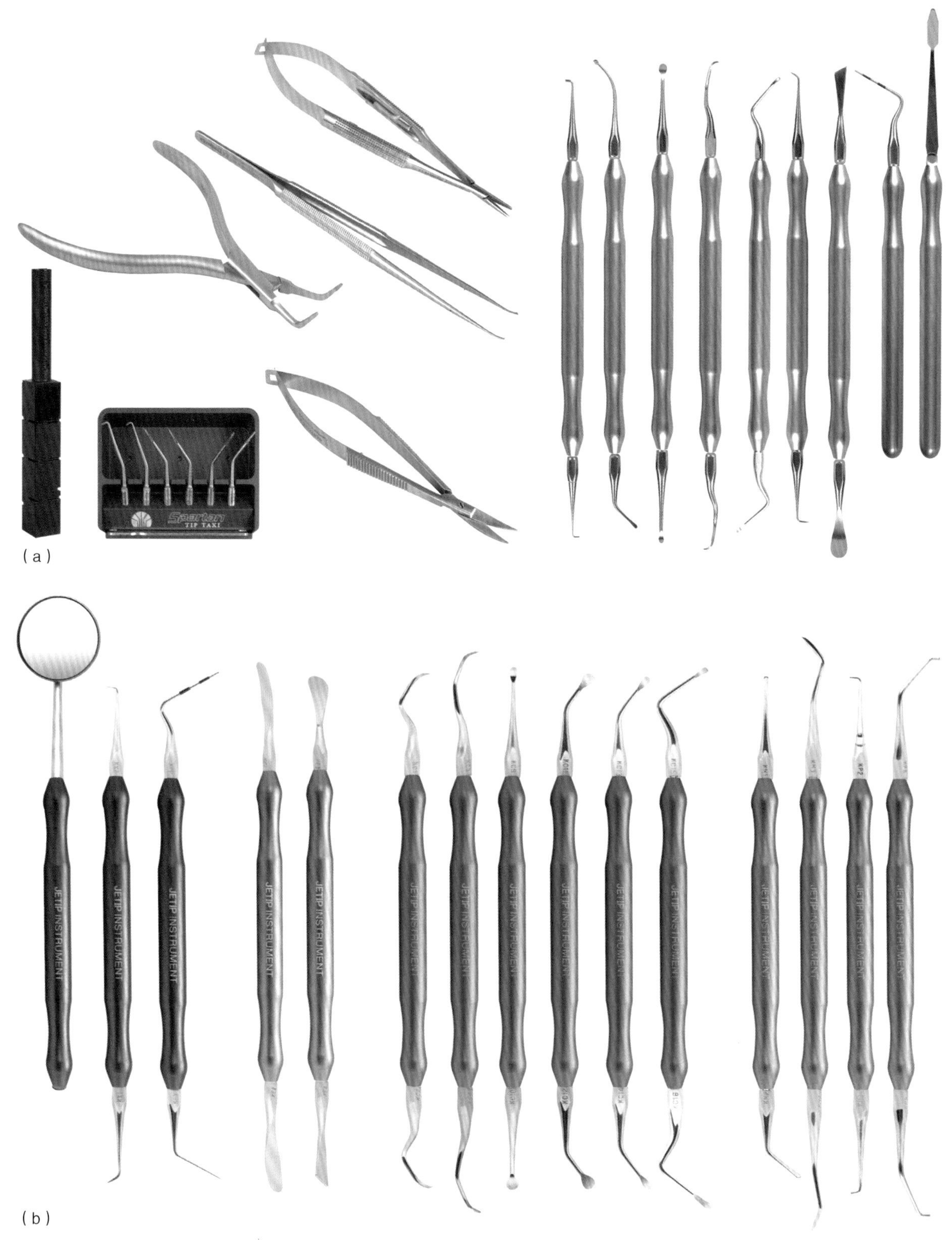

图2.1　牙髓病显微外科器械。（a）来自Obtura/Spartan公司（Fenton, MO）的KiS套装（图片由Obtura Spartan, Algonquin, IL © 2017提供）；（b）B&L BioTech公司（Fairfax, VA）的Jet显微手术套装。KiS套装有钛手柄，而Jet套装分为以下几类：银色（检查器械）、黄色（翻瓣器械）、蓝色（搔刮器械）、绿色（输送和倒充填器械）（图片由B&L BioTech公司提供）。

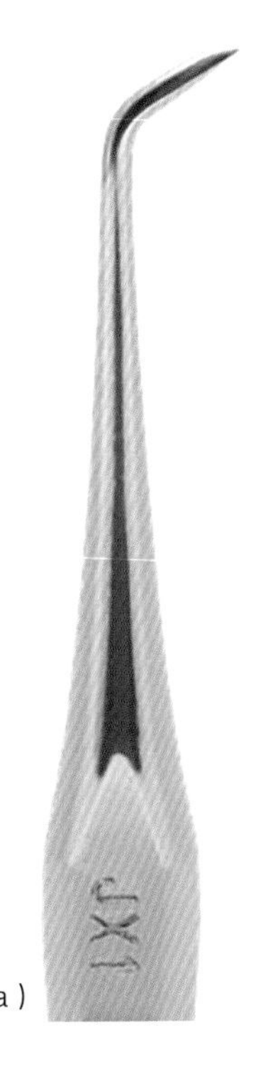

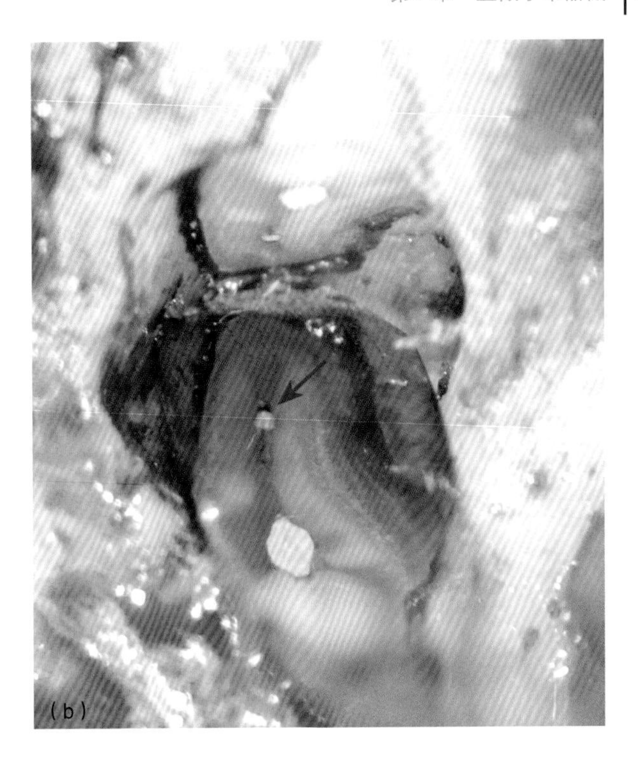

图2.2　（a，b）显微探针的尖端，可用于寻找根端充填物的渗漏区域，或区分根管或裂纹线与微裂纹线，并可用于显示和记录渗漏的来源（16×）。

上可用显微探针的尖端指向未充填完全的根管口（蓝色箭头所指）。

2.2　切开及翻瓣器械

用于切开和翻瓣的器械包括15C刀片和手柄以及软组织骨膜剥离器。显微手术的理想刀片是15C刀片，它小到足以应付邻间乳头，大到足以单次即可形成垂直松弛切口（图2.3）。显微刀片仅在邻牙间的空间很紧时有用。软组织翻瓣器械的设计目的是将牙龈和组织从下方的皮质骨上翻起来，而尽量减少对组织造成的伤害。如图2.4所示，翻瓣器械的一端为一个薄而锋利的三角形喙，另一端为一个大小不一、圆而锋利的喙。与用于牙周病的骨膜剥离器不同，这种新的设计结合了薄的边缘和尖端，从而让术者干净利落的将软组织从骨头上剥离。

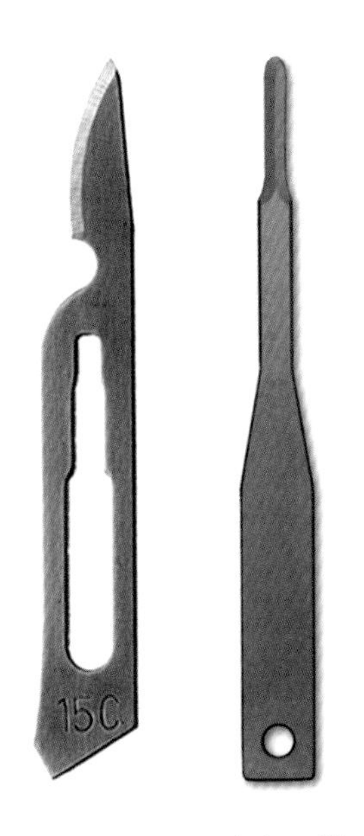

图2.3　15C刀片和显微刀片。

2.3　组织拉钩

传统拉钩基本上不适合显微手术，而为显微手术开发的新型拉钩可消除以往传统拉钩的诸多不足。

与其他传统拉钩（宽10mm）相比，KimTrac拉钩（B&L BioTech）具有更多可变性宽度（8～14mm）（图2.5）。KimTrac P1和P2拉钩有翼将翻起的软组织与术区分离（图2.5），以及额外的塑料保护套来保护软组织瓣（图2.6）。尽管有或没有塑料保护套的时候KimTrac均可使用，但塑料保护套是有利的，因为它能确保组

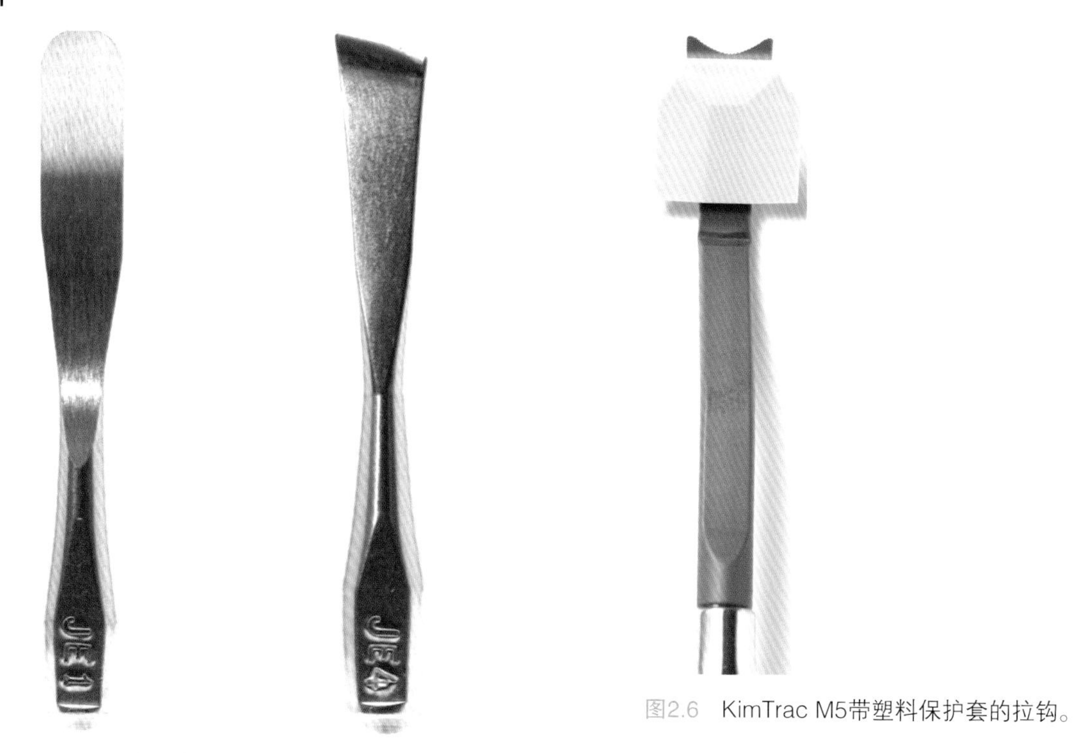

图2.6 KimTrac M5带塑料保护套的拉钩。

图2.4 翻瓣器械。软组织翻开器械尖端的放大图。

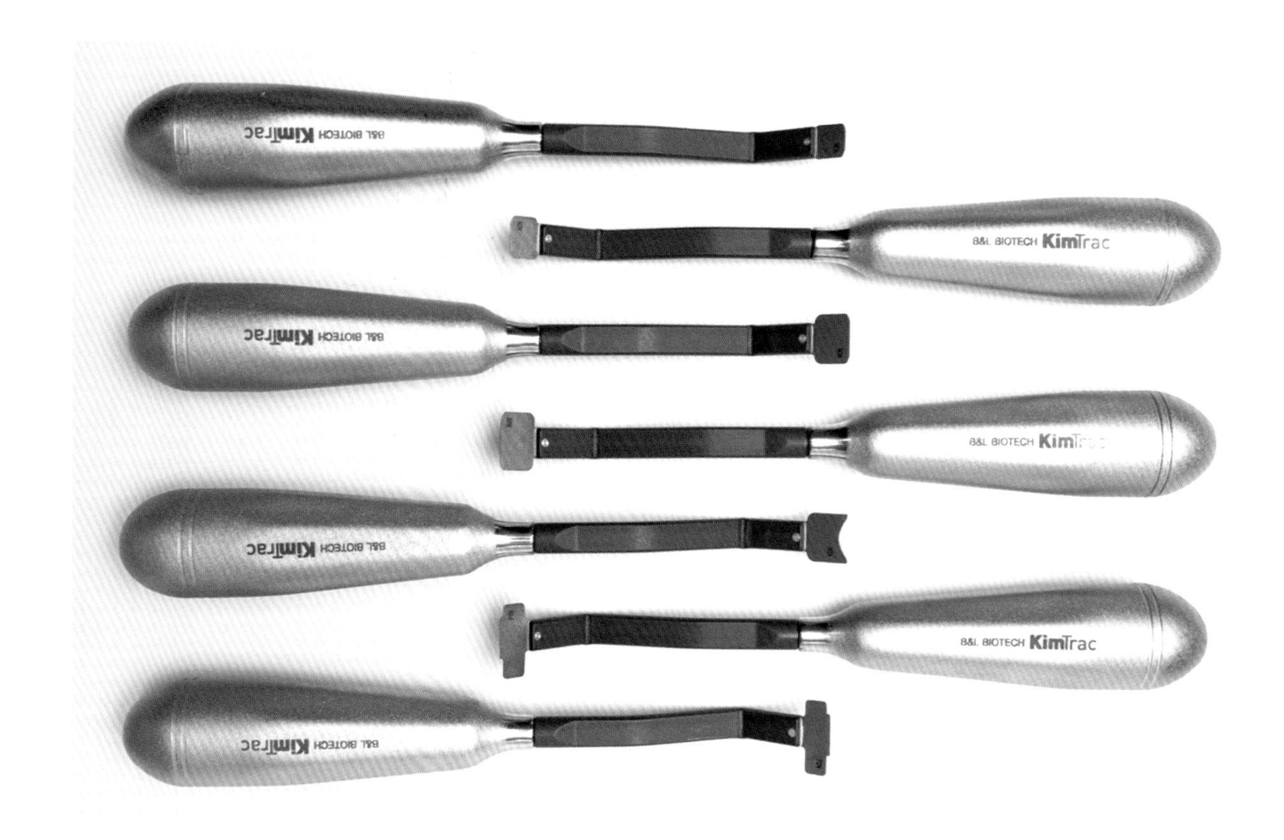

图2.5 组织拉钩（KimTrac），刃部宽度和形状多种多样，为8～14mm。这些拉钩具有最薄的锯齿刃部。

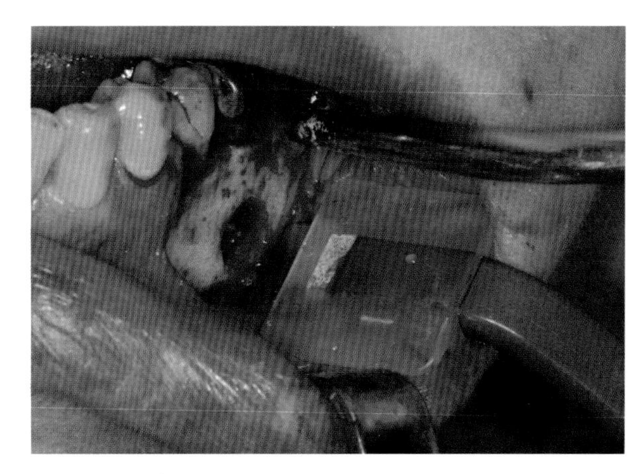

图2.7 塑料保护套可以牵拉并保护翻开的牙龈组织和下唇。

织瓣易于被牵拉，术者视野暴露得更好，且手术器械更易于到达术区（图2.7）。不同于其他拉钩的钝端外形，KimTrac拉钩具有锯齿状的末端，无论其形状是平的还是突出的，都能精确并稳定地固定在皮质骨板上。

刃部厚度对比显示KimTrac拉钩是其他拉钩厚度的1/3，这使它成为使用骨开槽技术的下颌后牙区手术的理想拉钩（图2.8）。Kim/Pecora（KP）1、KP 2和KP 3拉钩（Obtura/Spartan公司）也有比传统拉钩更宽（15mm，与传统10mm相比）以及还要薄0.5mm的工作端（图2.9）。它们的锯齿状末端将拉钩紧紧固定在骨面上。KP 4拉钩是一种小型、多用途的拉钩，带有与

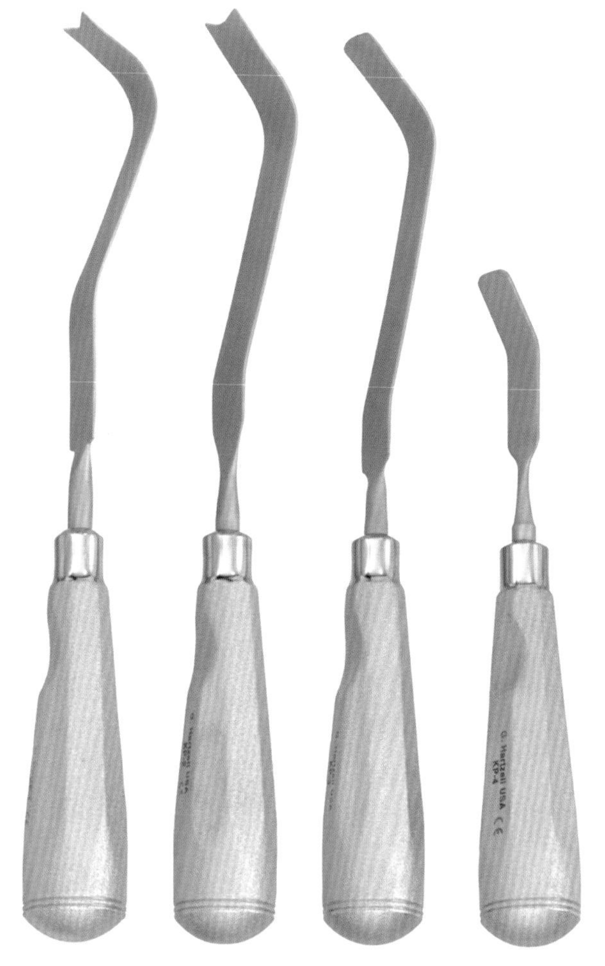

图2.9 Kim/Pecora（KP）拉钩。从左到右，分别是KP 1、KP 2、KP 3和 KP 4型号。

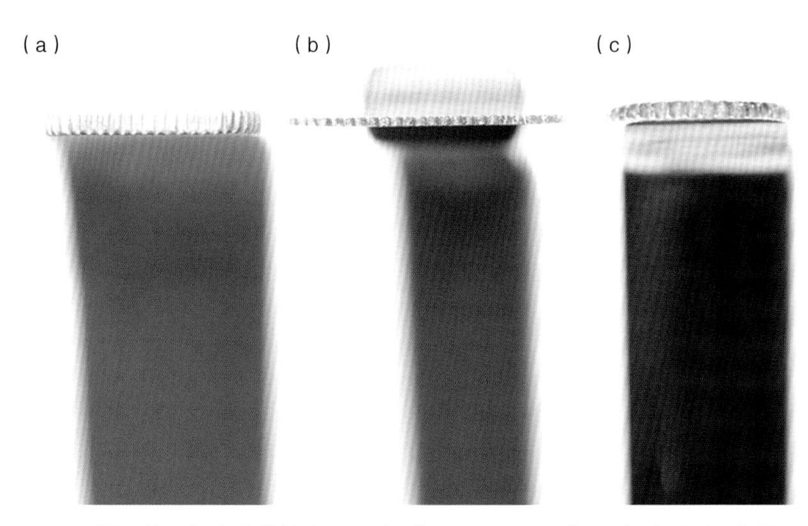

图2.8 锯齿状刃部宽度的放大图。（b）是KimTrac刃部，（a）和（c）是KP拉钩刃部。KimTrac刃部厚度是KP拉钩的1/3。

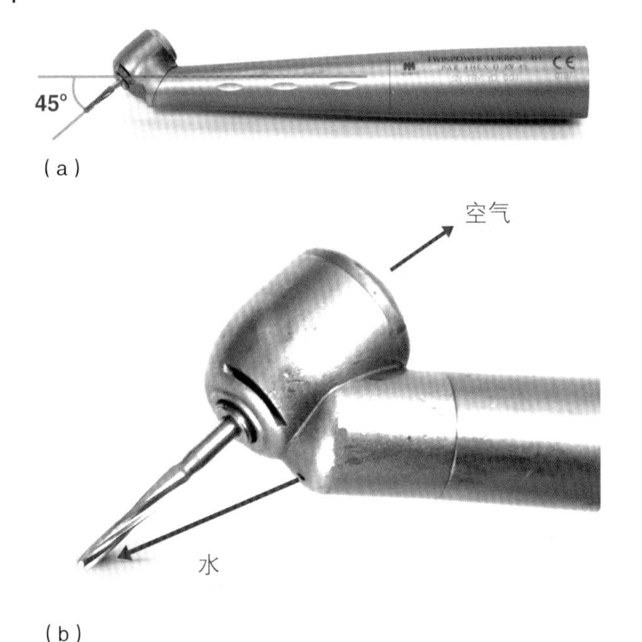

图2.10　45°外科手机（a）设计用于冲洗手术部位，同时从机头背面喷射空气，防止飞溅和气肿（b）。

其他型号相同的功能，但具有标准的10mm宽度。KP拉钩工作端被设计成与骨面相应的凹面或者凸面。

牙髓病手术时，在凸或平的骨面上很难使用传统拉钩，稳定性差，因为拉钩与骨之间仅有很小区域的接触。相比之下，KP 1、KP 2、KimTrac M5拉钩与骨的突出轮廓相适应。拉钩工作端与骨面的完全接触提供了一个安全、稳定的状态，消除了拉钩在软组织上突然或缓慢的移动，而这种移动可能导致创伤、肿胀和愈合疼痛。它还消除了手术过程中的干扰、中断以及助理疲劳。牙科市场上拉钩众多，但只有KimTrac拉钩和Kim/Pecora拉钩是专为牙髓病显微手术设计的。

2.4　去骨器械

带有Lindemann去骨钻针的45°外科手机是去骨操作的首选器械（Brasseler NSK和Morita）（图2.10a）。它旨在使水沿着车针的表面通过，将水引导到切割表面的同时通过手机背面排出空气（图2.10b）。与传统手机比，这能减少气肿和脓毒症的机会，并且产生的飞溅也更少。手机的45°角头使车针在难以到达的区域工作时更容易被看到。

与传统车针比，Lindemann去骨钻针用于去骨术时，由于凹槽更少，能减少堵塞和摩擦产热，并提高切割效率。

2.5　搔刮器械

从去骨区域完整刮除肉芽组织可能是手术中最难的部分。

搔刮器械（图2.11）包括牙周刮匙、外科刮匙和牙髓刮匙。搔刮通常不是一个显微手术操作，任何牙周刮匙皆可用于此目的（图2.12～图2.15）。

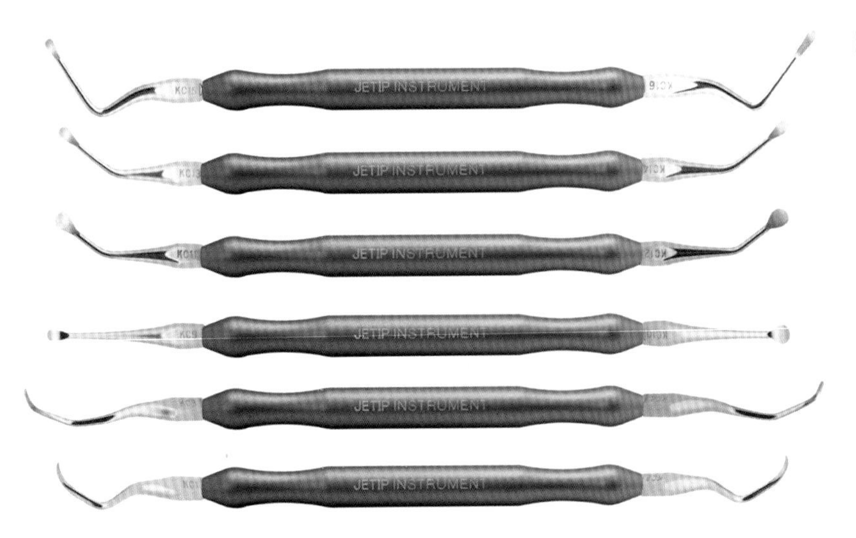

图2.11　搔刮器械。

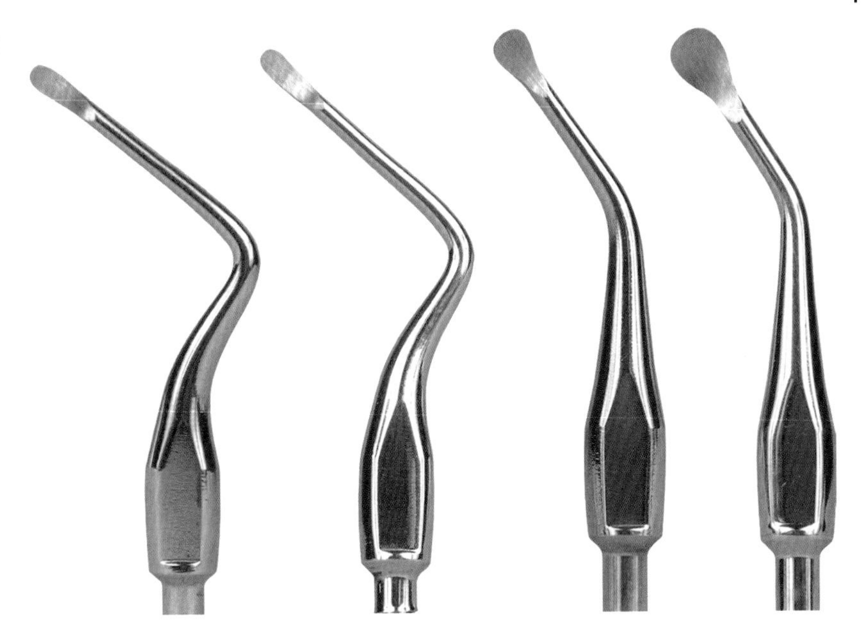

图2.12　专门设计的微型刮匙和微型挖器的放大图。

2.6　根面检查器械

显微口镜有许多不同的形状，但图2.16所示的这些形状已经被证明是最有用的。

显微口镜颈部的一个重要特征是其灵活性，其必要性展示在图2.17a~c中，图中显示了一个矩形显微口镜与切除的牙根成45°角以反射整个根面。若显微口镜颈部不能弯曲以适应角度，则切除的根面不能被清晰或完整地观察。研究表明2mm、3mm和4mm宽的矩形口镜合并灵活的不锈钢手柄是显微口镜的首选。圆形镜面的应用则限于切除的圆形牙根表面的观察（如中切牙）。普通口镜和显微口镜的尺寸比较（图2.16）。

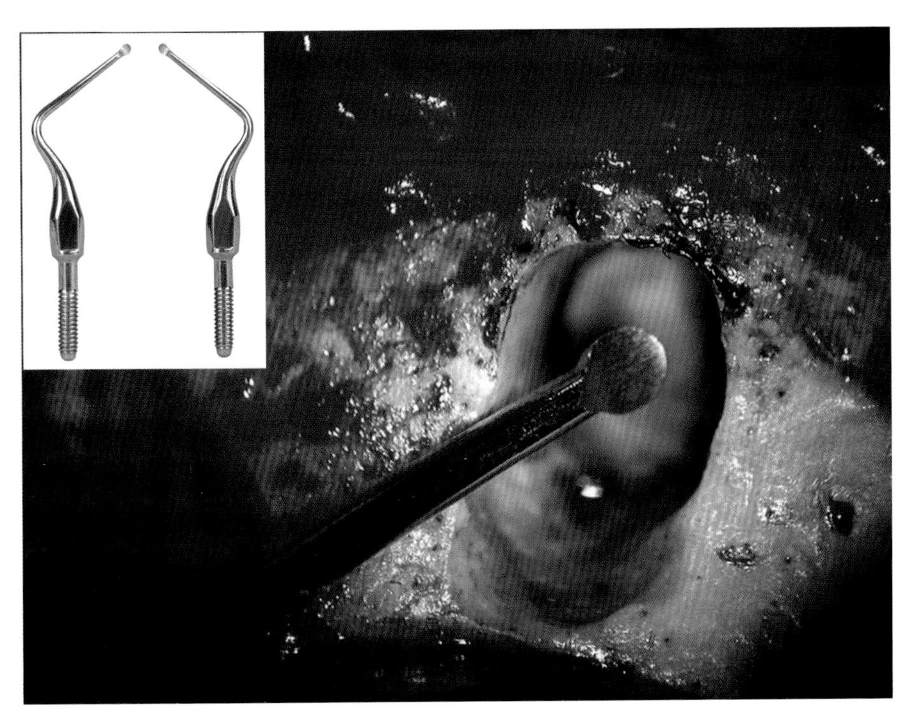

图2.13　使用中的小圆形刮匙。

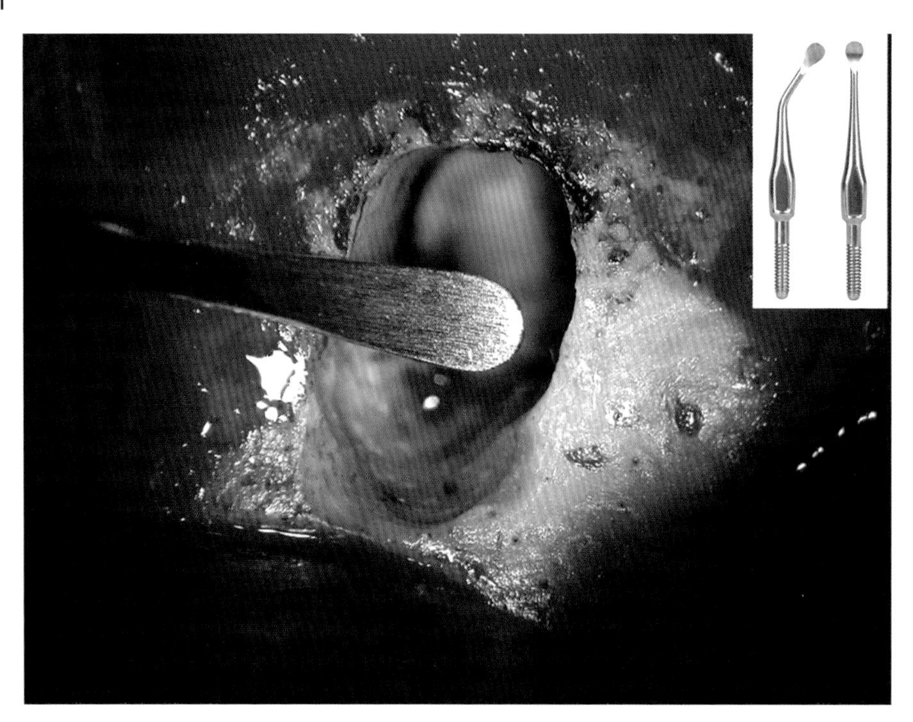

图2.14 使用中的较大加长刮匙。

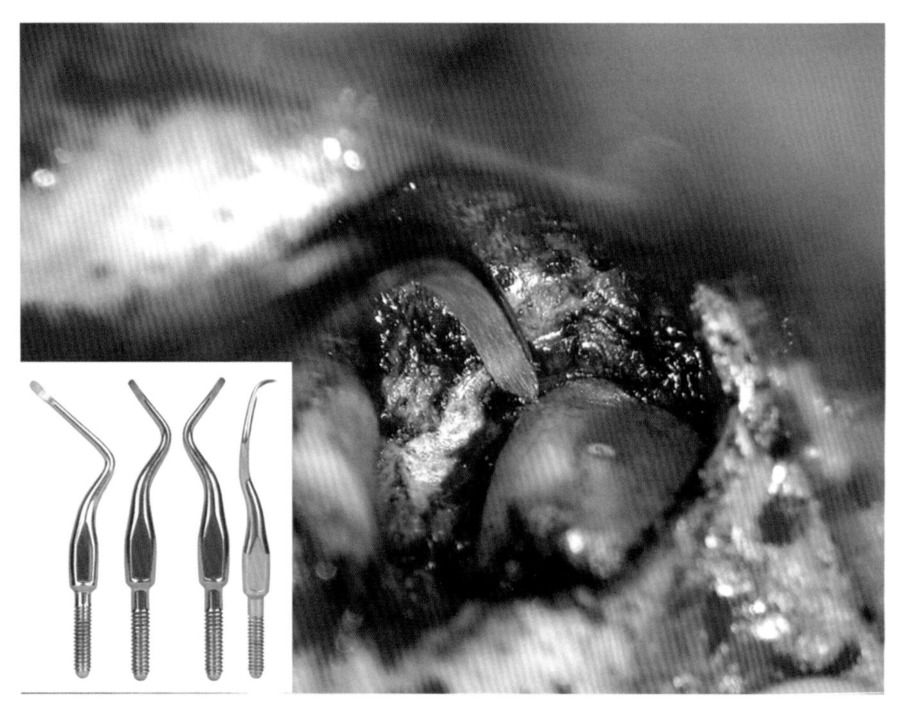

图2.15 使用中的锋利牙周刮匙。

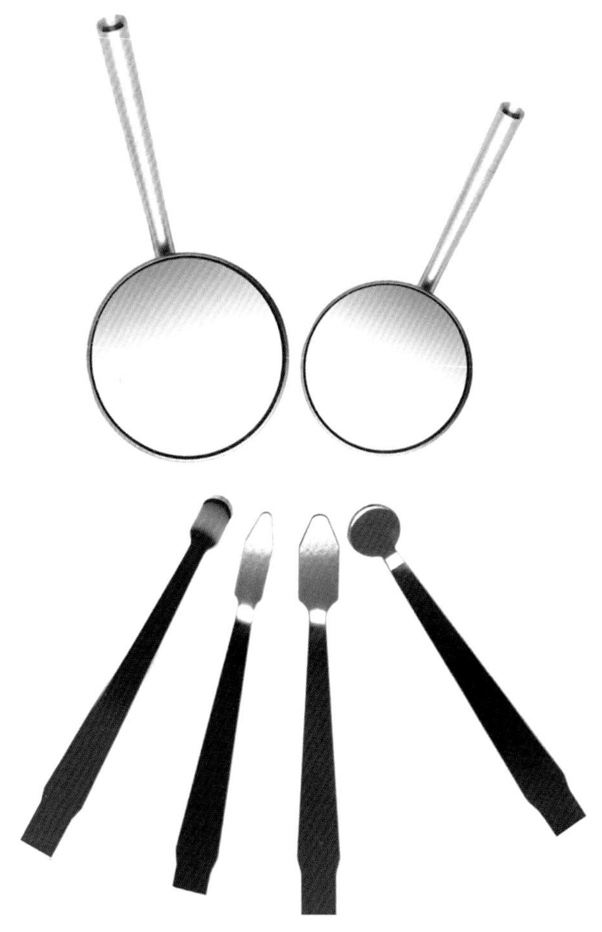

图2.16　改进后的矩形显微口镜与普通口镜的尺寸对比。

2.7　用于根管倒预备的超声波设备和超声预备尖

过去，根尖Ⅰ类窝洞预备或箱状洞型预备是由一个带小车针的小型反角手机或慢速直机完成。使用这种方法，沿根管同轴进行根管倒预备是不可能的。此外，它可能会导致在根的舌侧频繁地穿孔。

牙髓病显微手术最重要的进步之一是压电式超声根尖预备器械。

超声波设备：超声波单元通过激发手机中石英或陶瓷压电晶体在30～40kHz范围内产生振动。产生的能量被传送到超声工作尖，在单一平面内产生向前和向后的振动。连续冲洗切割尖能够冷却其表面并最大限度地清创和清洁。3种应用最广泛的超声波设备是EMS、Spartan（Spartan/Obtura）和P-5（Acteon）。如上所述，强烈建议拥有一个同时具有超声骨刀功能的工具，既可进行骨槽预备以可进行超声根尖预备的工具。目前，P-5（Acteon）具有这两种功能。

超声预备尖：第一款用于牙髓病外科手术的超声工作尖是1990年的不锈钢Carr尖（CT 1～5）。1999年，Spartan/Obtura推出KiS尖（Kim Surgical）（图2.18）。KiS超声预备尖具有更好的切割能力和更高效的冲洗口，其表面有氮化锆涂层，冲洗口位于靠近预备尖尖部的地方，而不是靠近手柄的地方。具有3mm切割尖端的KiS尖的尖端放大视图如图2.19所示。这些改良的尖端能更快、更顺畅地进行切割，并由于冲洗口位置的改进，能减少微裂纹的发生。KiS 1尖端，具有80°角，直径为0.24mm，专为下颌前牙和前磨牙设计。KiS 2尖端具有更宽的直径，适用于较宽的牙齿（如上颌前牙）。KiS 3尖端专为后牙设计，它有一个双弯曲和75°角尖端，用于上颌左侧或下颌右侧。KiS 4尖端与KiS 3相似，只是针尖角度不同，是110°，以便到达磨牙的舌侧根尖。与KiS 3尖端对应的是KiS 5尖端，用于上颌右侧或下颌左侧。与KiS 4尖端对应的是KiS 6尖端（图2.18）。

最近，JETips已经上市（图2.20）。这个工作尖的一个特点是切割面的微突起（图2.21），允许从根管中快速彻底地清除牙胶。它们有可弯曲的超声工作尖（B&L BioTech）（图2.22），术者可以任意弯曲以便能更好地到达术区。JETips有2mm、3mm、4mm、5mm和6mm可供选择，允许使用尖端弯曲夹具进行弯曲，这将提供特定的尖端角度以满足所有显微外科手术的需要。

Stropko冲洗器/干燥器（图2.23）：简单但有用的装置，适合标准的空气/水注射器，采用直径为0.5mm的钝头针头（Ultradent Co.）。它用

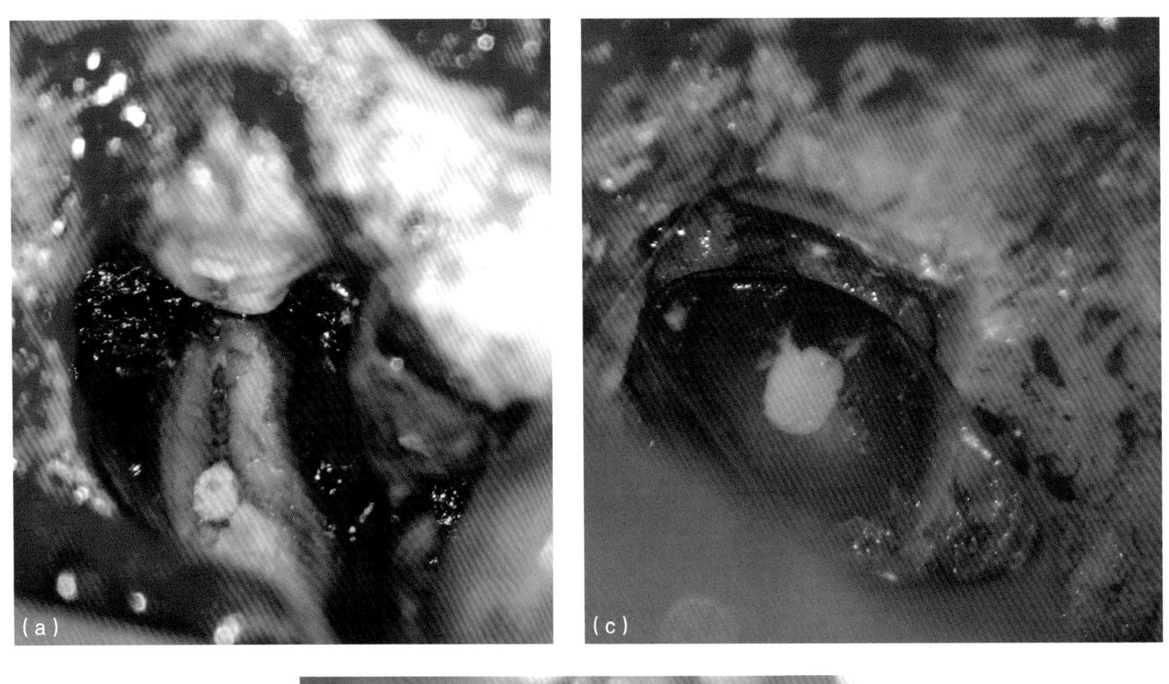

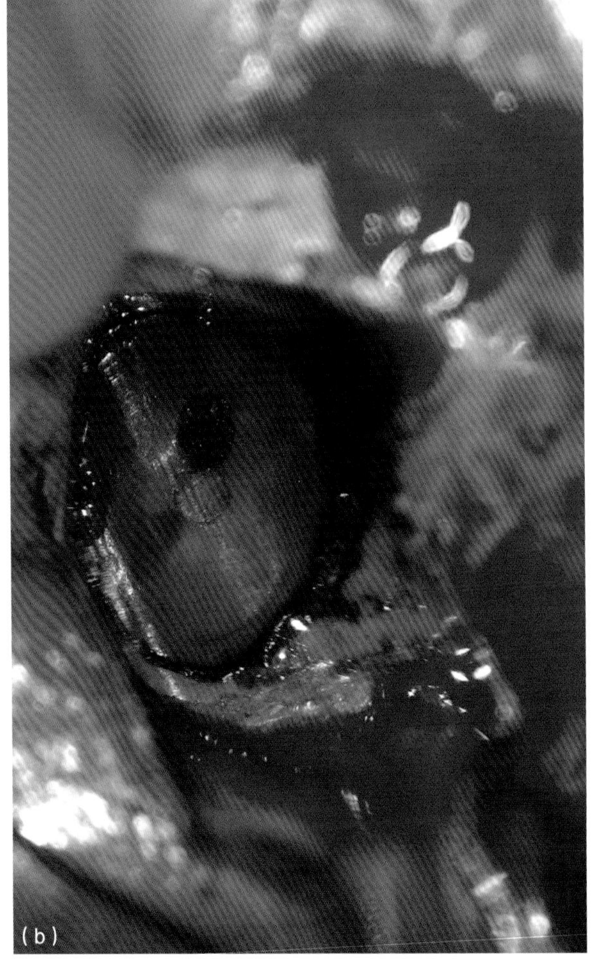

图2.17 （a~c）反射整个被切除牙根表面的显微口镜（由Kanayo Kon医生提供）。

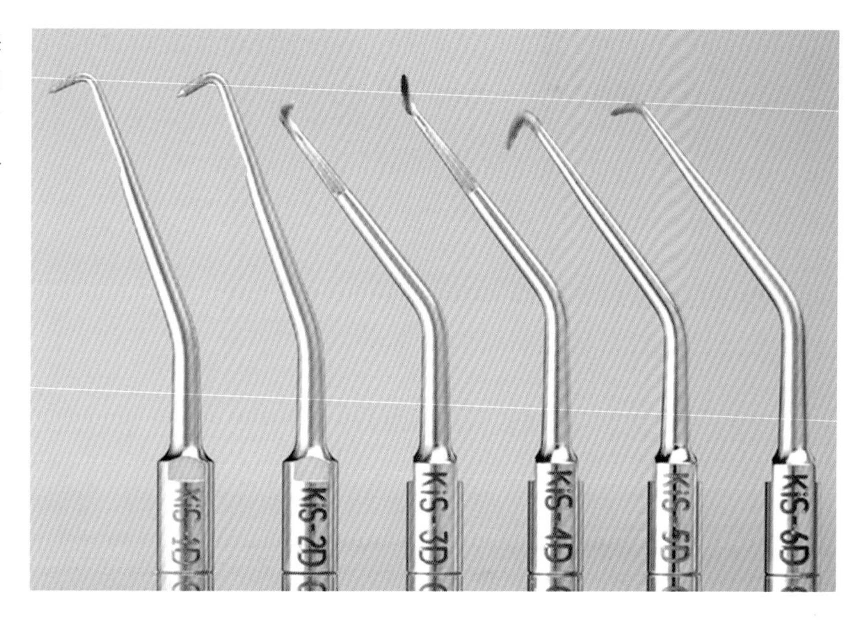

图2.18　KiS 1、KiS 2超声工作尖用于前牙，KiS 3、KiS 4、KiS 5和KiS 6超声工作尖用于后牙（图片由Obtura Spartan, Algonquin, IL © 2017提供）。

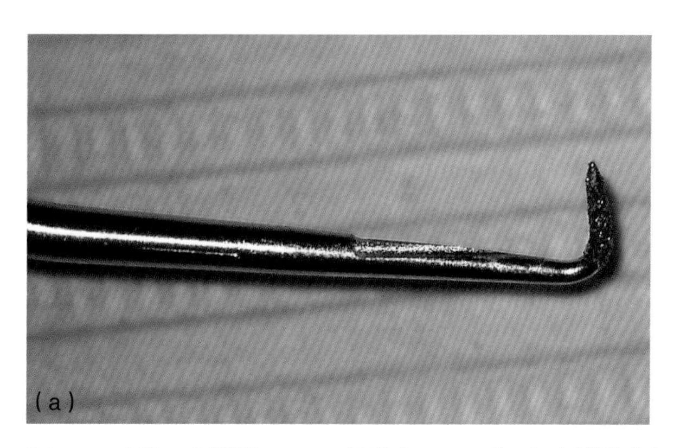

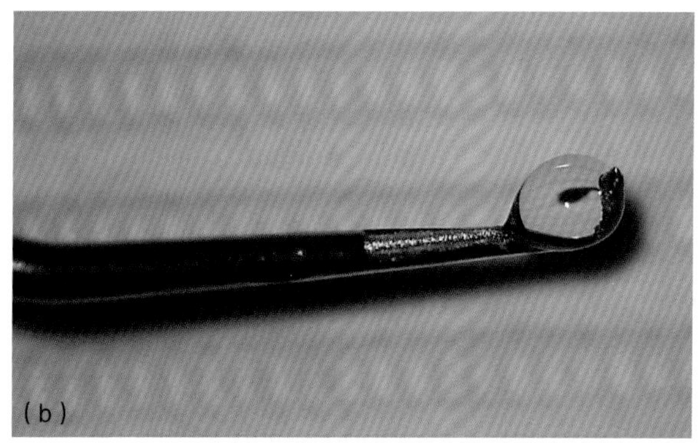

图2.19　KiS 1尖端长3mm，角度为80°。（a）尖端涂有氮化锆；（b）来自冲洗端口的水浸湿尖端。

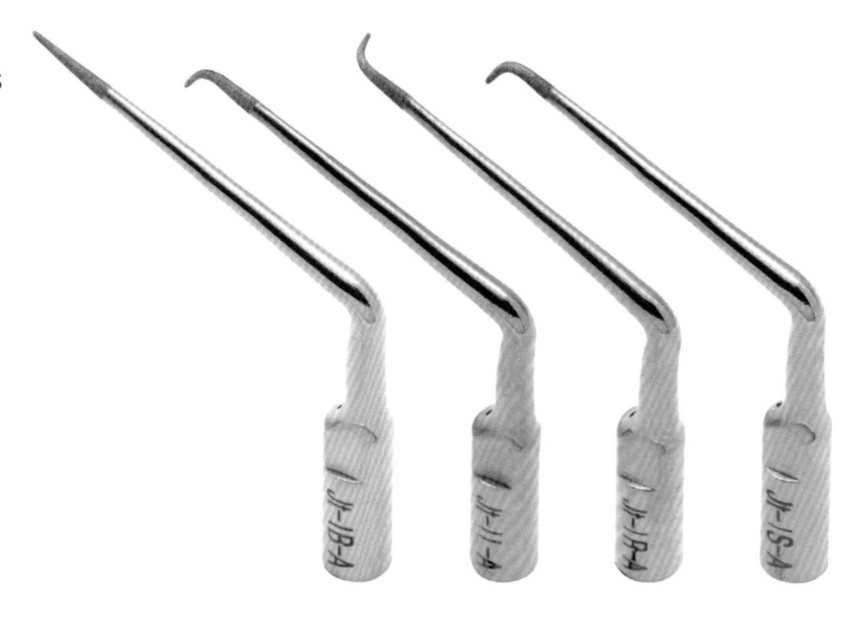

图2.20　JETips套装：JETip 1B、JETip 1L、JETip 1R和JETip 1S（图片由B&L BioTech提供）。

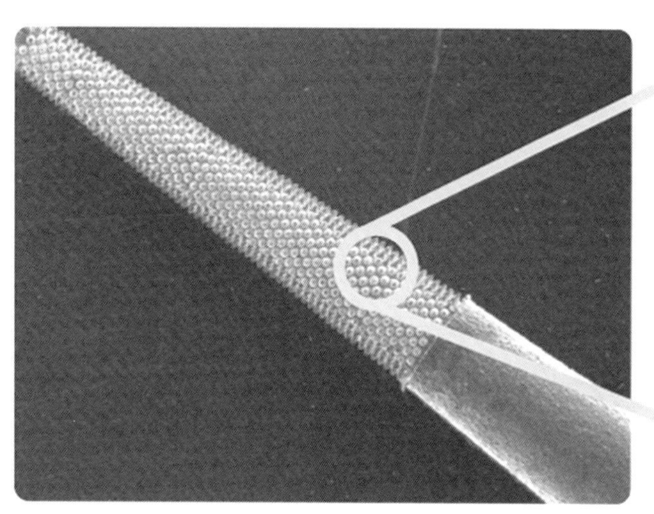
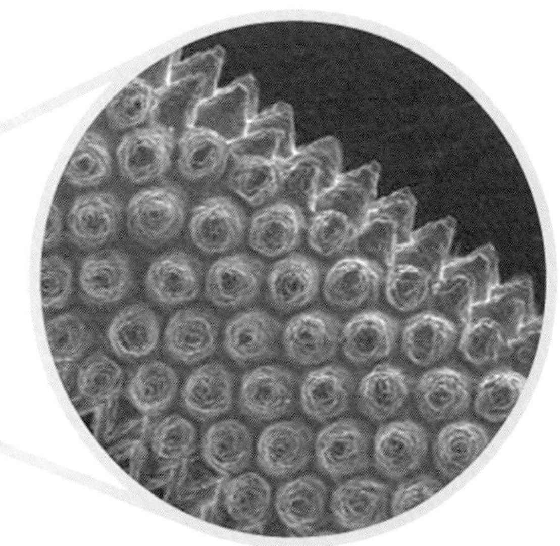

图2.21 带有金属微突起的JETip（放大面）。

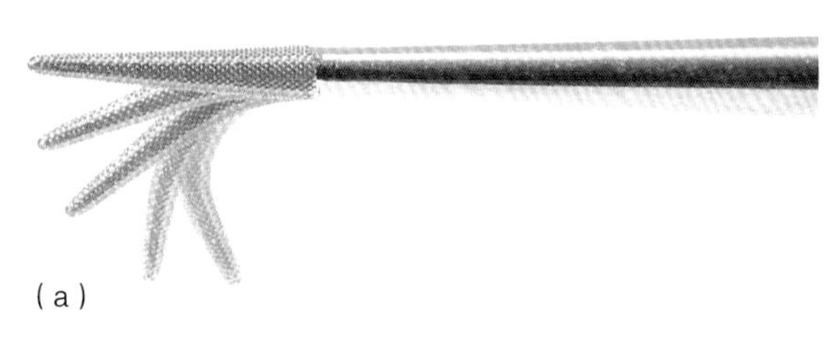

（a）

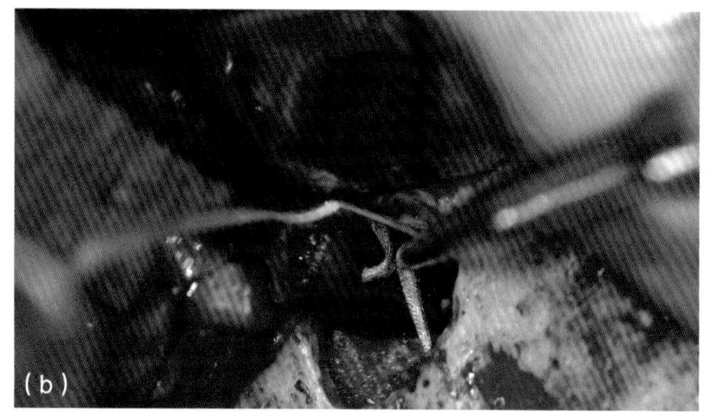

（b）

图2.22 （a）弯曲的JETips，提供特定弯曲角度；（b）用JETip倒预备。

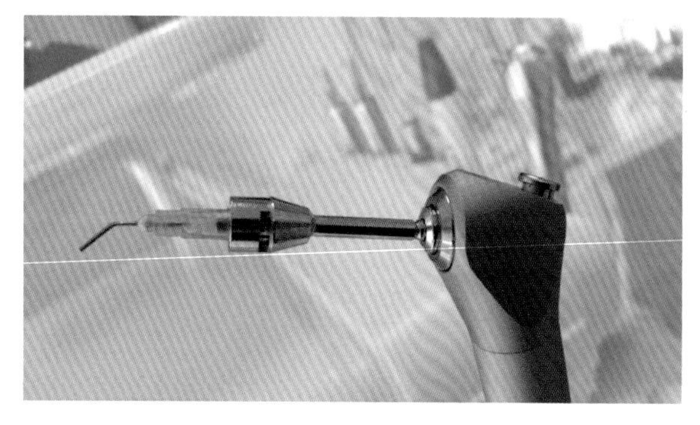

图2.23 Stropko冲洗器/干燥器。

法简便，且对冲洗和干燥倒预备及截断根面非常有效。它能取代纸尖干燥法，毕竟纸尖干燥法是一种不确定是否能完全干燥预备区的方法。

2.8 显微充填器械

将MTA或生物陶瓷腻子使用Lee刻刀放入根管倒预备洞型，充填材料需要轻轻加压以充填整个倒预备根管的3mm或更长的长度。这个过程使用显微充填器完成，细的直径为0.5mm（图2.24），粗的直径为1.0mm（图2.25），使用时根据根管倒预备的尺寸决定。

2.9 缝合器械

Laschal显微剪刀或任何小喙剪刀和Castroviejo持针器用于操作5-0或6-0合成缝线（图2.26）。之所以推荐这两款器械，是因为标准大喙剪刀操作不方便，且在显微手术环境中显得太大。另外，其他的持针器对于显微手术来说也太大。更小、更精致的Castroviejo持针器在刚开始使用时可能需要一些适应，但在精细和困难的场景中会以更轻松的缝合回报手术医

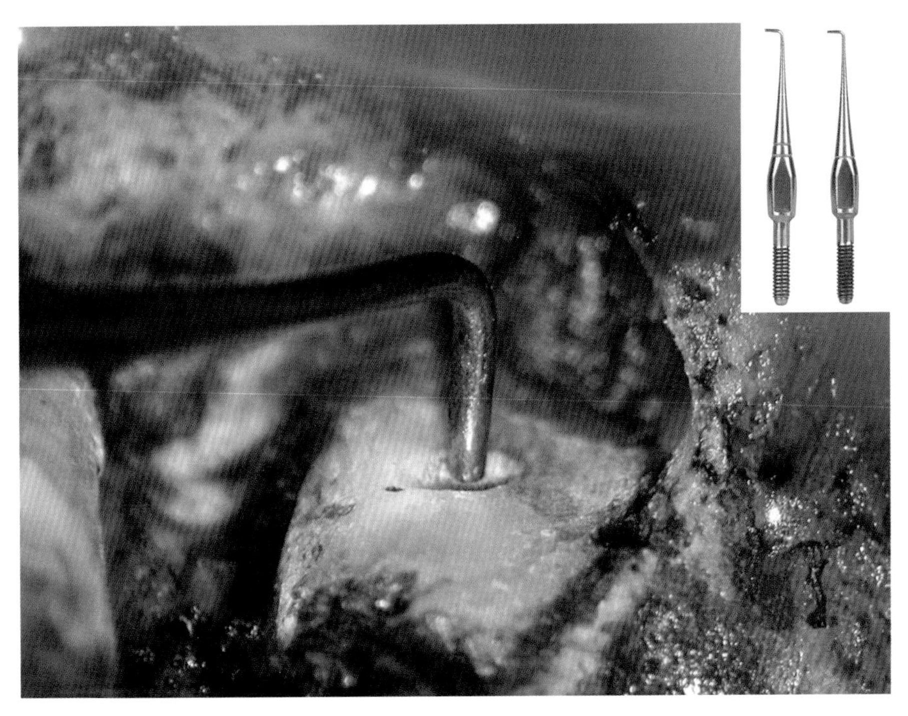

图2.24　使用中的小直径（0.5mm）显微充填器。

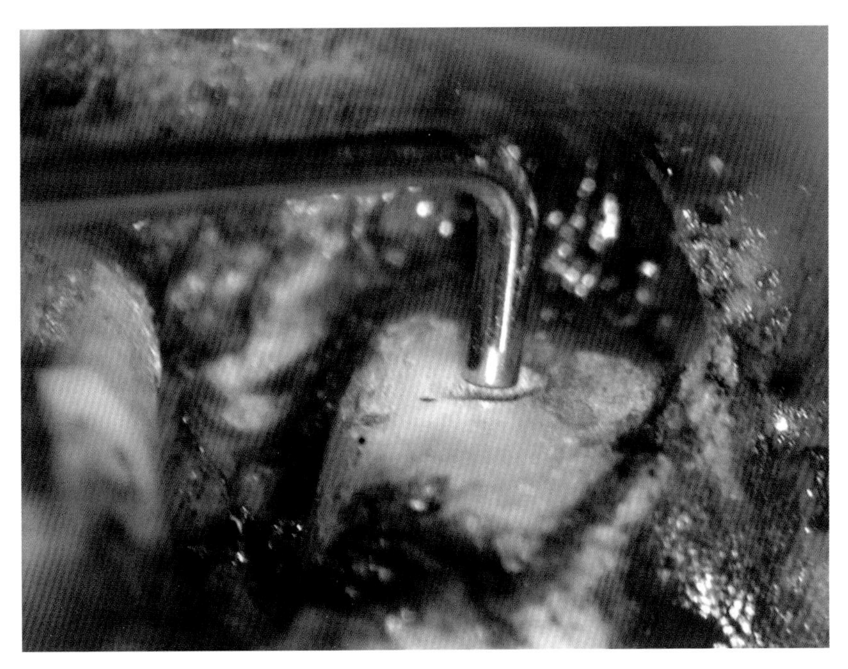

图2.25　较大直径（1.0mm）的显微充填器。

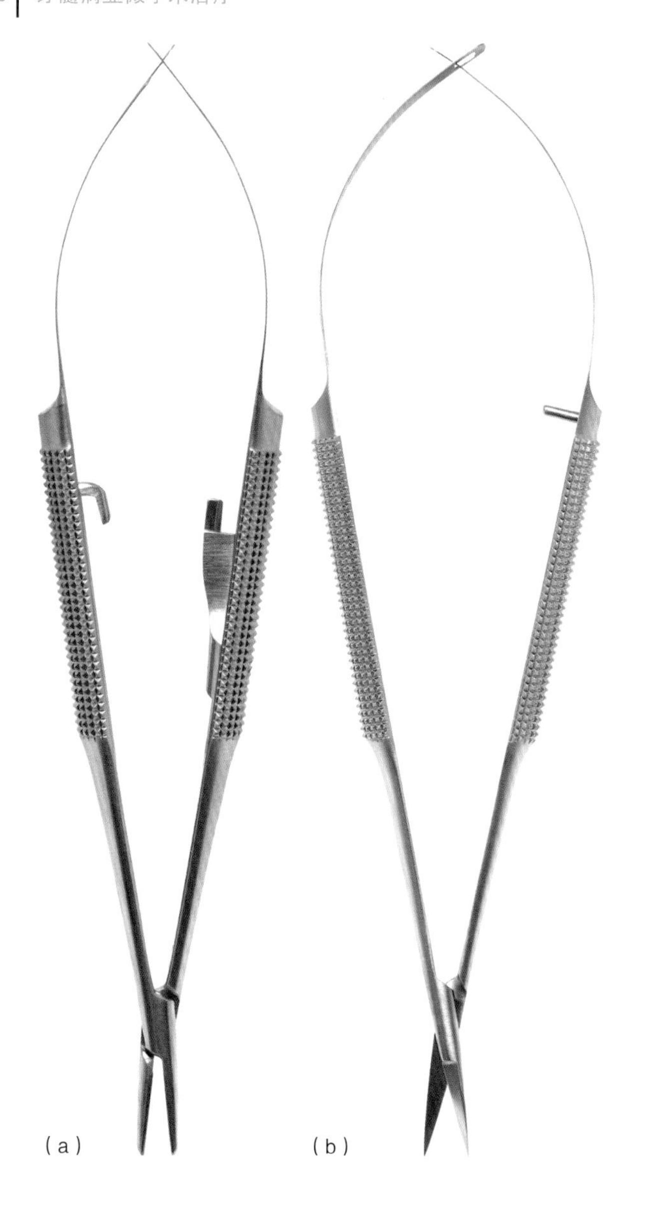

图2.26 (a)Castroviejo持针器;(b)用于显微缝合的Laschal显微剪刀(Mt Kisko,纽约)。

生。在显微手术出现之前,4-0丝线是牙髓病手术的标配,但现已不再推荐。因为丝线是编织的并且比较粗,牙菌斑、食物残渣和细菌很容易累积在上面,导致缝合部位的继发性炎症。

为了防止这种炎症和相关的愈合延迟,现在多使用5-0和6-0尼龙或聚丙烯单丝缝合线。同时,推荐使用具有三角形横截面的缝针以便穿透组织,缝针的曲率选用1/2和3/8曲率。

2.10 其他器械

许多器械被用于牙髓病显微手术(图2.27)。大球形磨光器,用于大面积根端材料加压,并可用于塑造骨代用品使其和骨表面外形适应。微型咬骨钳用于去除肉芽组织,这些咬骨钳的喙被微型化设计以适应骨腔深处难以到达的区域。骨锉用于打磨使根面和骨面平整。

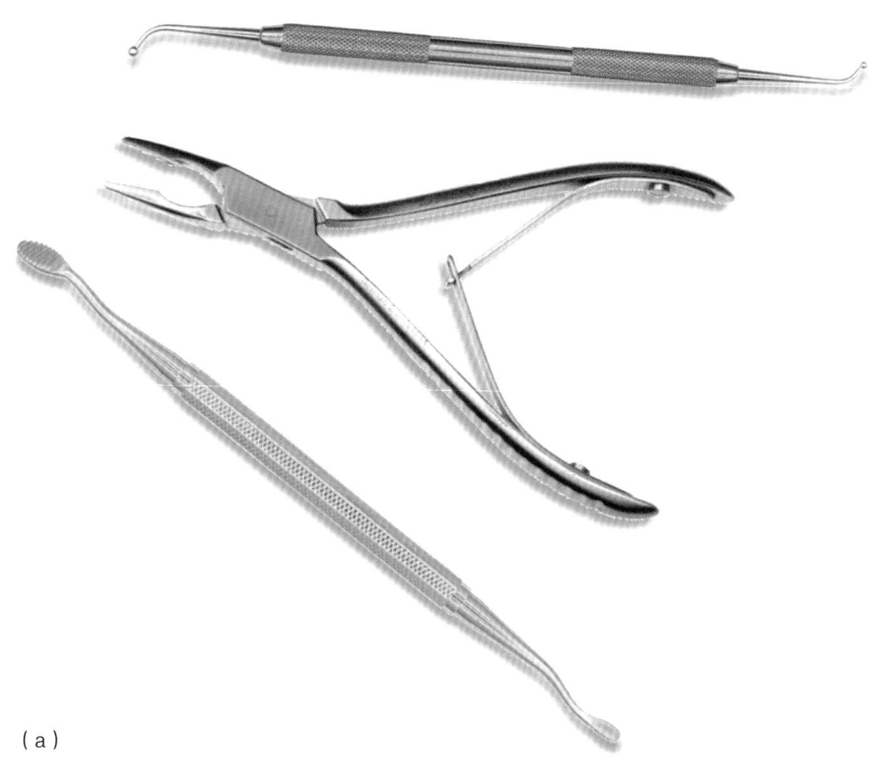

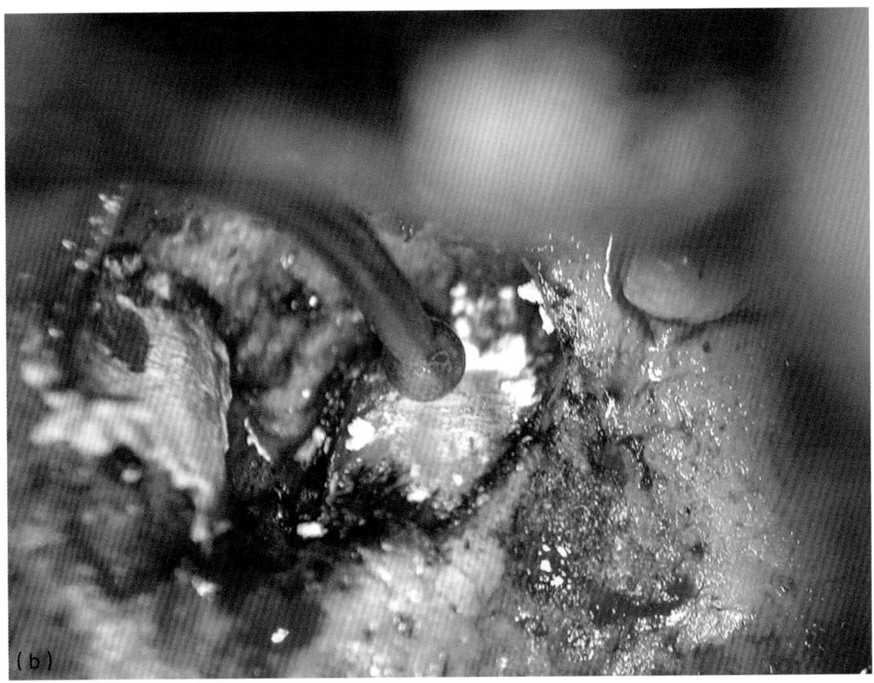

图2.27　（a）大球形磨光器，用于大面积根端材料加压；微型咬骨钳用于从骨腔中去除肉芽组织；骨锉用于打磨使根面和骨面平整。（b）使用中的大球形磨光器。

第三章

药物相关性颌骨坏死和牙髓病显微手术

Chafic Safi, Bekir Karabucak

主要概念

- 抗骨吸收和抗血管生成药物常用于管理、预防和治疗骨和癌症相关疾病。
- 这些药物具有一定的治疗作用，但可能诱发药物相关性颌骨坏死（MRONJ）。
- MRONJ是一种严重的疾病，常发生在暴露于继发性坏死、感染甚至死骨形成的上下颌骨部分，导致严重的病症。
- 对于使用抗骨吸收和/或抗血管生成药物治疗的患者，牙科操作（如牙髓病显微手术）会让患者面临巨大的MRONJ风险。
- 为了预防MRONJ的发生，对于高危患者的管理策略必不可少。

众所周知，双膦酸盐是一类抗骨吸收药物，与双膦酸盐相关性颌骨坏死（BRONJ）有密切关系。最近，新开发的抗骨吸收药物（Prolia：Amgen，千橡市，加利福尼亚州）和抗血管生成药物（Avastin：Genentech，旧金山，加利福尼亚州）与不断增长的颌骨坏死的数量相关（表3.1）。因此，美国口腔颌面外科协会将命名从BRONJ改成了药物相关性颌骨坏死（MRONJ）。

双膦酸盐和其他抗骨吸收药物常用于管理和治疗骨相关疾病（佩吉特病、骨质疏松症）以及预防和治疗癌症相关溶骨性病变。它们抑制破骨细胞的功能、成熟和存活。

抗血管生成药物能延缓新血管的形成，从而抑制肿瘤发展、减少其营养来源和限制其转移途径。它们作为抗体拮抗血管内皮生长因子（VEGF），可导致肿瘤血管系统退化并延缓疾病进展。

表3.1 市售抗骨吸收和抗血管生成药物

通用名	商业名称	给药途径	常见用途
Alendronate*	Fosamax	口服	骨质疏松症
Ibandronate*	Boniva	口服，静脉注射	骨质疏松症
Pamidronate*	Aredia	口服，静脉注射	癌症
Zolendronate*	Zometa/Reclast	静脉注射	癌症/骨质疏松症
Denosumab*	Prolia/Xgeva	皮下	骨质疏松症
Bevacizumab*	Avastin	静脉注射	癌症

*表示双膦酸盐抗骨吸收药物。

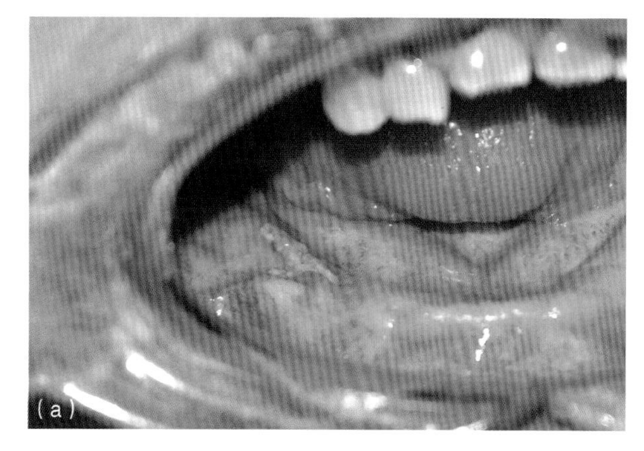

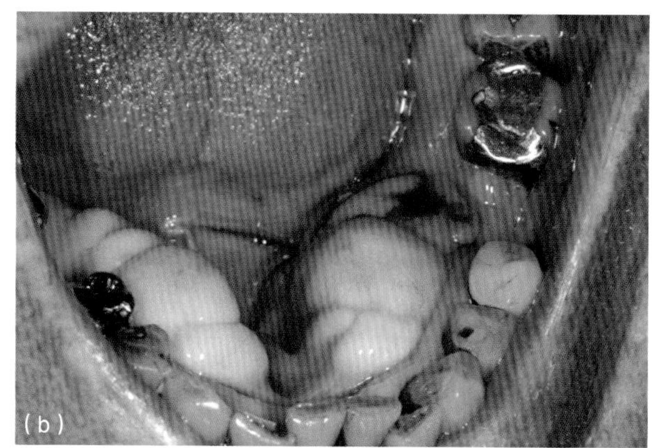

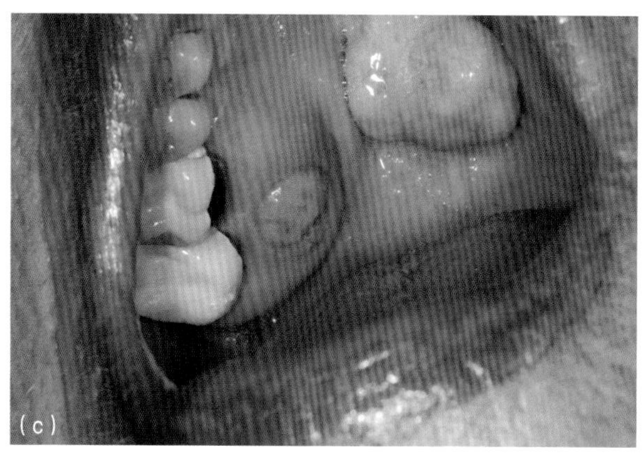

图3.1 （a～c）MRONJ患者的颌面部暴露出的骨组织，无论如何治疗都无法愈合（由Jose F. Lazaro医生提供）。

患有MRONJ的患者表现为无论如何治疗都无法愈合的颌面部骨暴露（图3.1）。暴露的骨组织经历缺血性坏死，某些情况下还可能被感染。根据疾病进展的程度，暴露区域可以波及牙槽骨之外的骨质，导致病理性骨折和口腔/鼻腔交通（图3.2）。MRONJ不可与其他类似的临床疾病混淆，如肉瘤或骨髓炎。当存在以下3种情况时，可以做出MRONJ的诊断：

（1）当前或既往曾行抗骨吸收或抗血管生成药物治疗。

（2）骨组织暴露或者通过颌面部口内或口外瘘管可探查到骨组织，持续时间超过8周（图3.3）。

（3）无颌骨放射治疗史。

正在接受抗骨吸收或抗血管生成药物治疗的同时发展成MRONJ的危险因素有若干，这些危险因素可以分为3组（表 3.2）：

（1）药物相关因素。

（2）局部因素。

（3）个人和系统性因素。

总体而言，MRONJ的风险非常低。尽管如此，制定一项策略以便能够提供安全的治疗，尤其是在涉及牙髓病显微手术的时候，显得尤为重要。一个清晰的预防MRONJ的策略是，考虑在使用抗骨吸收药物或抗血管生成药物治疗之前进行早期牙科咨询。这些患者的牙髓病治疗计划包括识别和处理（非手术和/或手术）急性感染部位或潜在感染部位。此外，抗骨吸收

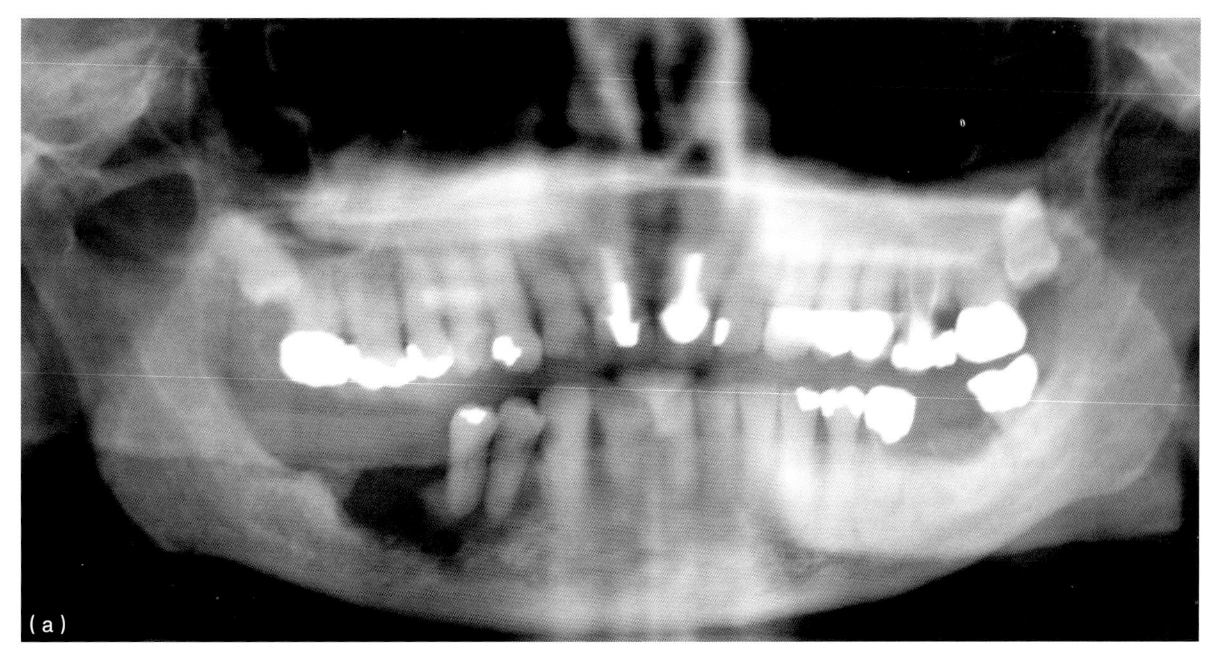

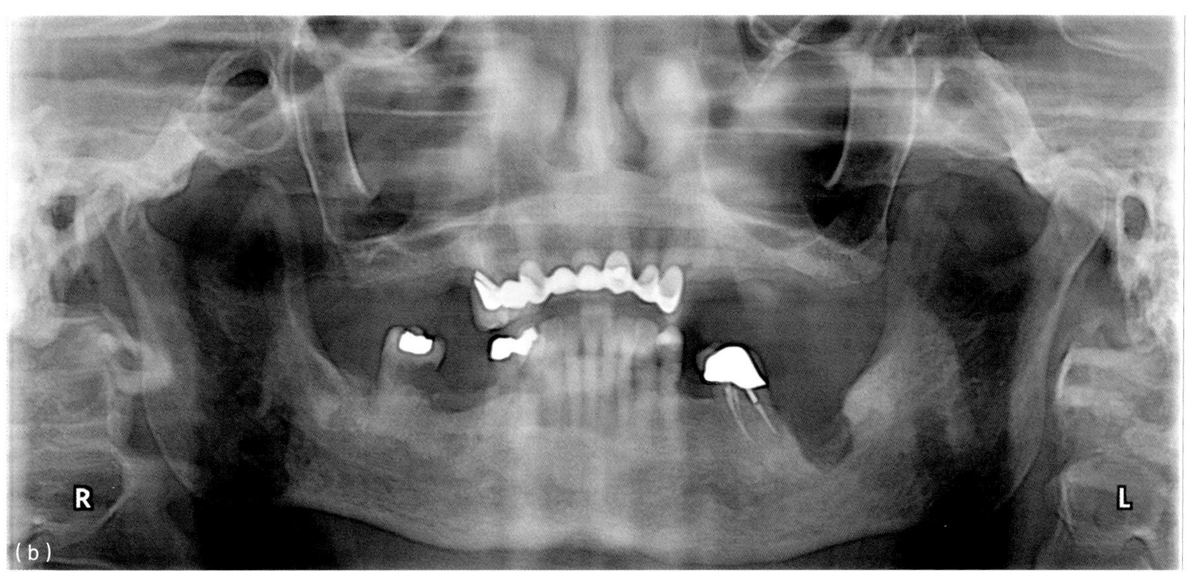

图3.2　（a，b）MRONJ患者的全景片显示疾病的程度。骨暴露的区域可以涉及牙槽骨之外，颌骨变得脆弱并容易发生病理性骨折（由Jose F. Lazaro医生提供）。

或抗血管生成治疗应推迟到拔牙/手术部位已黏膜化（14～21天）后。因此，如果系统条件允许并经处方医生同意，抗骨吸收和抗血管生成治疗应该推迟到口腔健康改善之后再开始。

一旦患者正在接受抗骨吸收或抗血管生成治疗，牙科和牙髓病治疗计划可能有所改变（表3.3）。

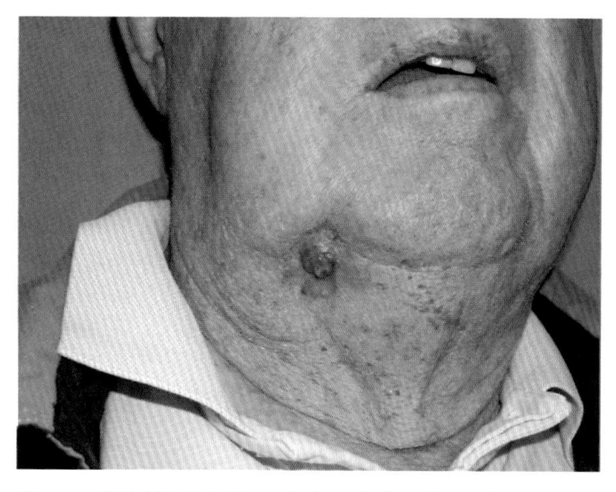

图3.3 通过颌面部的口内或口外瘘可探及骨组织（由Jose F. Lazaro医生提供）。

表3.2 与MRONJ发展相关的常见危险因素

风险因素	影响
治疗指征*	癌症 > 骨质疏松症
	静脉注射> 口服
持续治疗时间*	更长的持续时间 = 更高的风险
牙槽手术+	牙髓病手术=高风险
解剖学+	下颌骨 > 上颌骨
伴随口腔疾病+	牙周病=高风险
	根尖周病 = 高风险
伴随全身性疾病^	肥胖、类风湿性关节炎、糖尿病 = 高风险
	糖皮质激素 = 高风险
年龄^	老年患者 = 高风险

*表示与药物相关的因素。
+表示局部因素。
^表示个人和系统性因素。

表3.3 针对接受抗骨吸收或抗血管生成治疗的患者的牙髓病治疗计划建议

给药途径和药物类型	影响
静脉注射双膦酸盐 静脉注射抗血管生成剂	不建议手术 不可修复牙齿采用截冠的非手术治疗
口服或皮下注射抗骨吸收药小于4年 无其他药物/病症	无须更改治疗计划
口服双膦酸盐小于4年 同时服用糖皮质激素或抗血管生成药物	手术前2个月停止服用药物* 监测骨和黏膜愈合
口服或皮下注射抗骨吸收药超过4年 有或没有伴随药物治疗	手术前2个月停止服用药物* 监测骨和黏膜愈合

*表示全身条件允许。必须与内科治疗医生一起做出决定。

第四章

适应证和禁忌证

Bekir Karabucak, Garrett Guess

主要概念

- 与非手术治疗相比，牙髓病显微手术提供了一个预后更好、恢复性风险更少的单次治疗选择。
- X线片和CBCT成像都是评估手术治疗是否是最佳选择的重要工具。
- 制订显微手术计划时，对周围牙周组织的仔细评估，以及对患者的既往史和现病史的仔细审查至关重要。
- 既往牙髓病治疗的质量以及牙髓病治疗后的状况评估均有助于确定是建议非手术再治疗还是手术再治疗。

4.1 简介

牙髓病显微手术不仅是对根管治疗后迁延不愈的原因进行探查的一个可靠方法，也是一种消除顽固根尖周病变的有效手段。当一个治疗过的牙齿有持续的症状，并且患者想要保存牙齿，再次治疗时应考虑两种进入根尖和根尖周病变的途径：非手术途径经过牙冠进入或手术途径直接进入。研究表明两种方法都行之有效，经过这些方法治疗后，超过80%的病例最终实现了根尖周炎症的愈合。决定选择手术途径还是非手术途径去再治疗病例具有挑战性，甚至有时候还需要联合两种治疗方式以期获得根尖周炎症的最佳愈合。

4.2 决定手术成功的理想方案

显微手术是一种有效的治疗方案，该理想方案包括：

- 以良好的视野充分进入整个病变区域。
- 适当的切除量和斜角。
- 所有根面开口的超声预备。
- 放置适当的根尖充填材料。
- 手术部位的瓣复位和一级愈合。

4.3 病因学评估

在选择牙髓病显微手术作为治疗方案时，持续病变的病因确定必不可少：如果病因来源于牙髓本身，牙髓病显微手术的预后良好。而显微手术治疗反应不佳或预后存疑的病因可能以下几种情况：

- 不伴随根尖透射影的侧方放透射影，表明有带状穿孔或牙根纵裂（图4.1）。
- 原发性牙周病损（图4.2）。
- 牙周牙髓联合病损（图4.3）。

Microsurgery in Endodontics, First Edition. Syngcuk Kim and Samuel Kratchman.

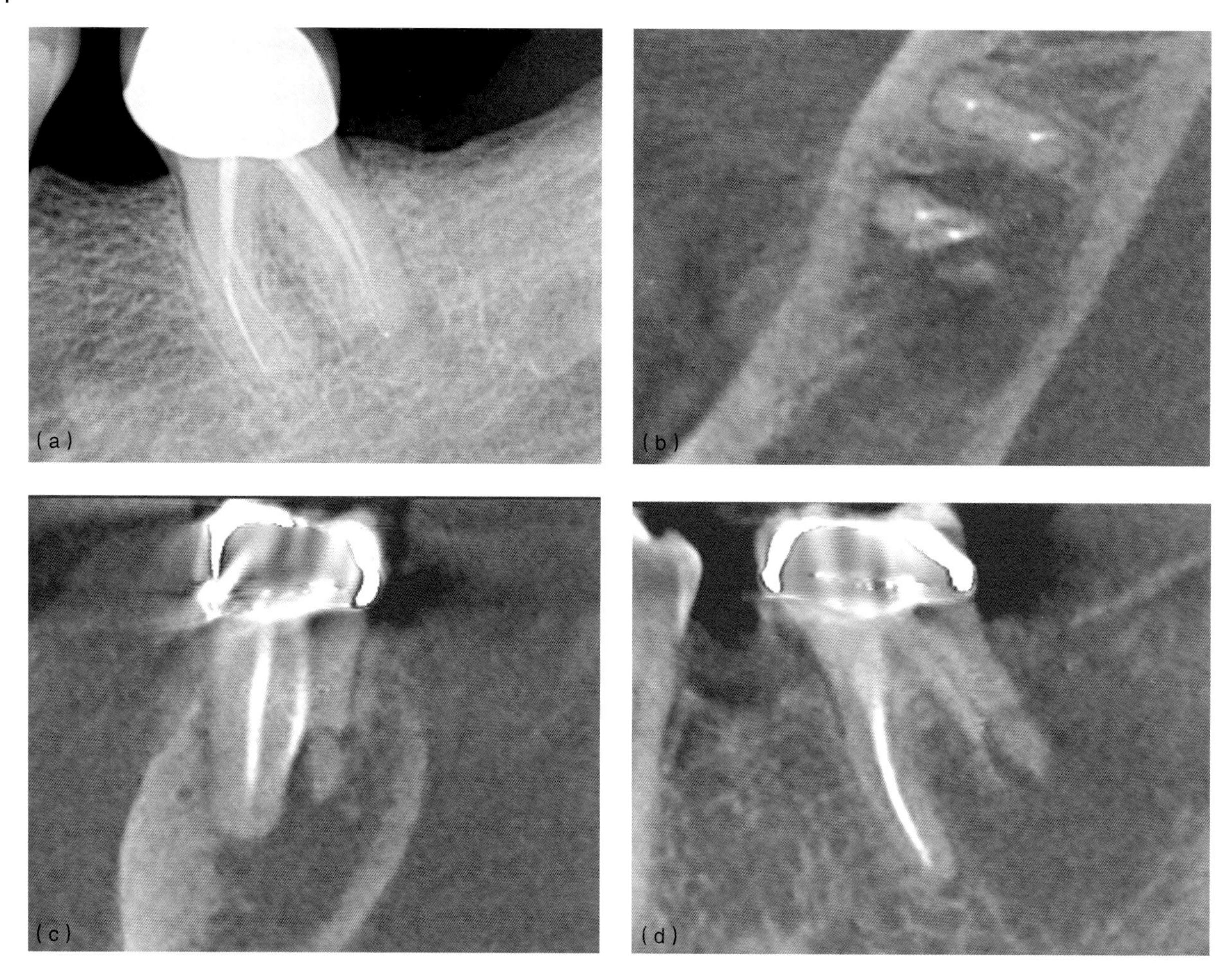

图4.1 既往治疗的下颌磨牙，存在器械分离。（a）根尖片；（b）、（c）和（d）分别显示轴向面、冠状面、矢状面。在CBCT图像上发现了远中根折，而定期检查的术前X线片未显示。最终选择拔除。

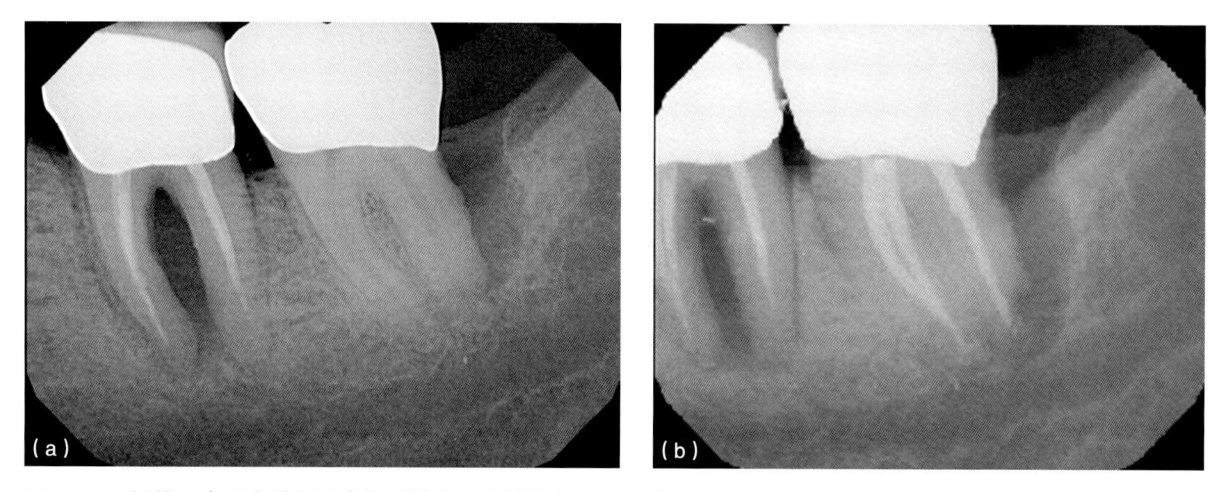

图4.2 下颌第二磨牙合并牙周病和牙髓病。诊断检查显示牙髓坏死。（a）X线片显示远中骨丢失的程度；（b）牙髓治疗后，骨缺损和牙周探诊没有改善，说明骨缺损主要是牙周病引起的。

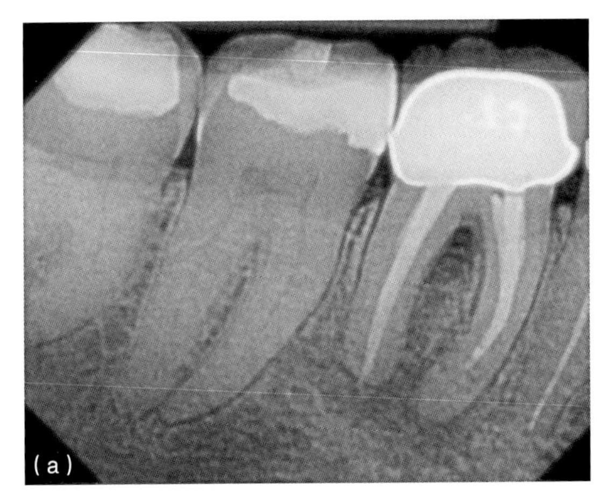

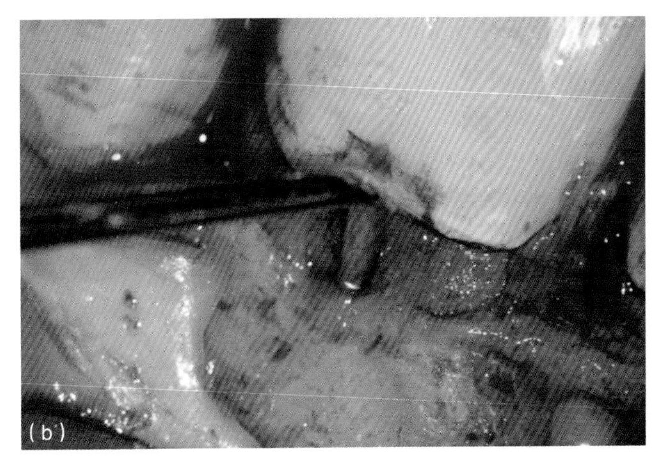

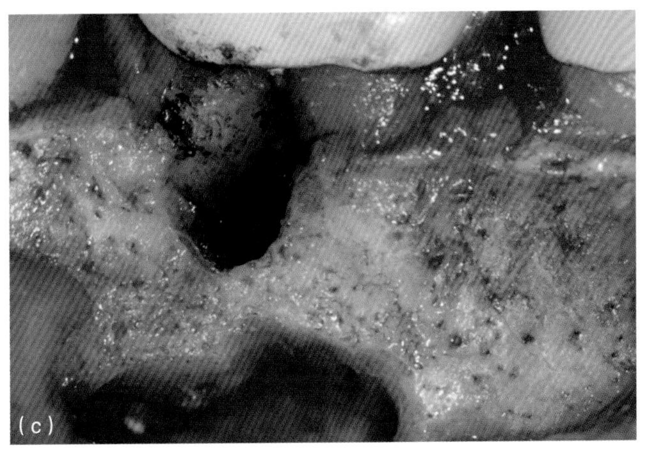

图4.3　既往治疗的下颌第一磨牙根尖周炎伴根分叉病变。术前探查基本正常。（a）根尖周X线片显示近中根管未充分填充以及根尖周射透影；（b）口腔内翻起龈瓣后图片显示牙周受累和牙周探诊深度；（c）根尖切除和肉芽组织清除术后行去骨术。

- 牙根吸收影响到牙根的中1/3或冠1/3（图4.4）。

4.4　牙周因素

牙髓病显微手术处理牙髓病非常有效，但单独使用手术治疗并不能改善牙齿的牙周状态，甚至有时会对牙周产生负面影响。任何牙齿的保留都需要稳定的牙周状态，因此对将要进行牙髓病显微外科手术的牙齿进行牙周状况评估显得尤为重要。以下牙周因素有助于评估选择手术的适当性：

- 充分的根尖切除对牙齿冠根比的影响（图4.5）。
- 牙周支持不足联合创伤性咬合时牙齿的稳定性。
- 术后颊侧骨板缺失和严重牙周缺损的风险（图4.6）。

4.5　患者相关因素

确定手术方案还是非手术方案何者为最好的治疗方案，对患者来说非常重要。牙髓病显微手术需要高倍率下的显著精确性，以便能在直视下到达、预备和充填非常小且难以到达的区域，并且不能允许差错。以下基于患者相关的因素会对成功进行牙髓病显微手术的可行性产生影响：

- 通过调整患者体位获得足够的手术入路。

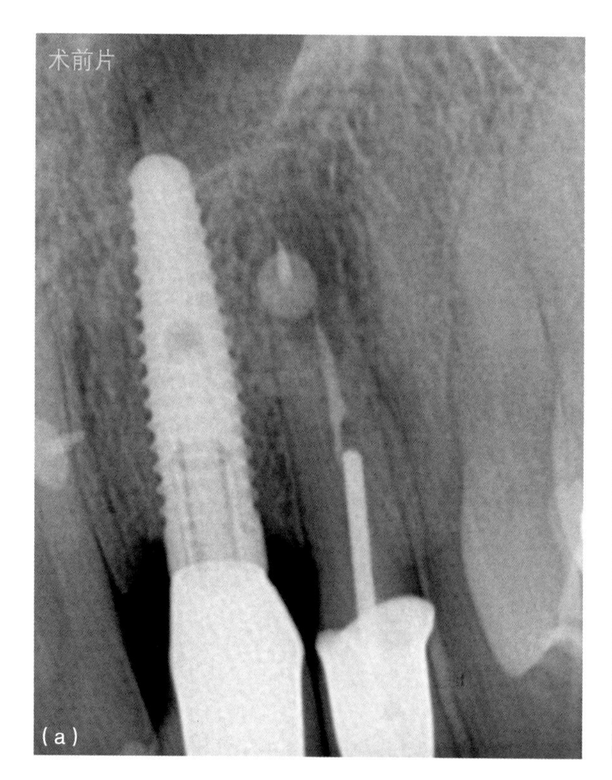

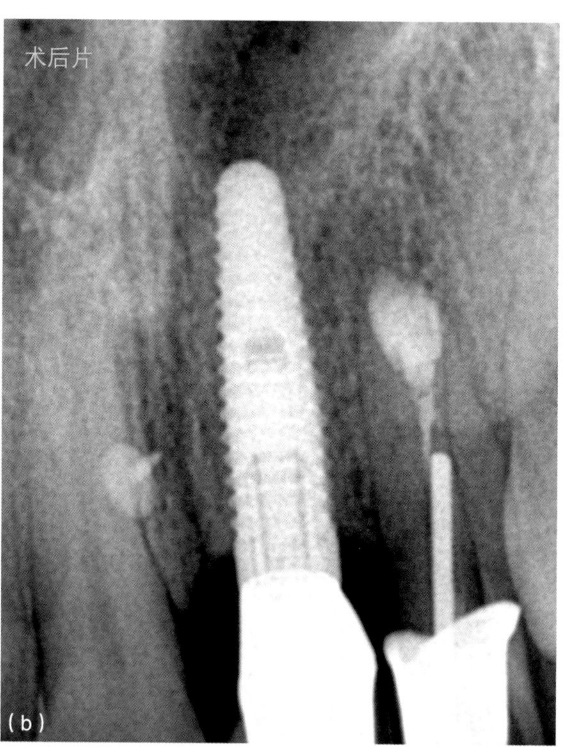

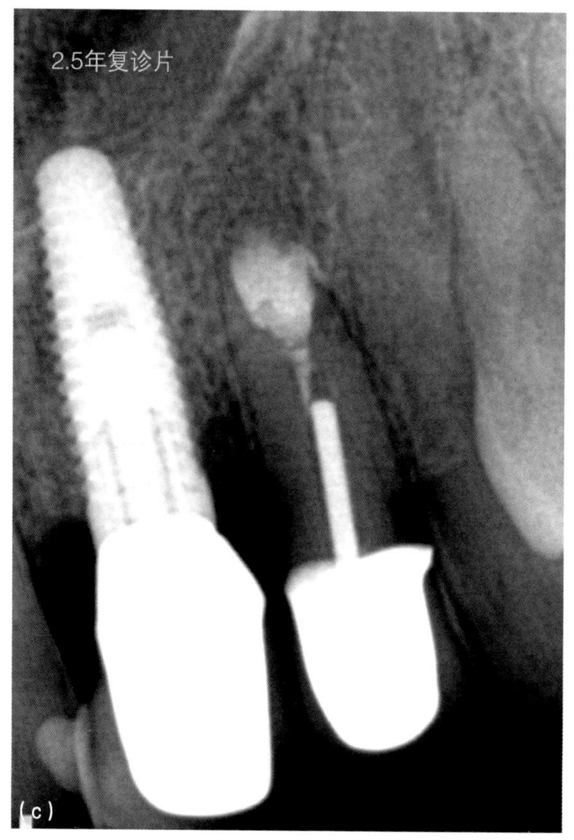

图4.4 用于稳定植骨膜的骨钉错位植入导致上颌侧切牙根尖吸收。（a）术前X线片显示根尖周炎和吸收缺损；（b）去除骨钉并进行根尖手术。用生物陶瓷根修复材料填充根端和吸收缺损；（c）2.5年的随访X线片显示的完全骨愈合。

- 手术期间尽量保持患者体位在最小运动范围之内。
- 能够从头到尾固定在椅位上进行长时间的治疗，中途不能被中止。

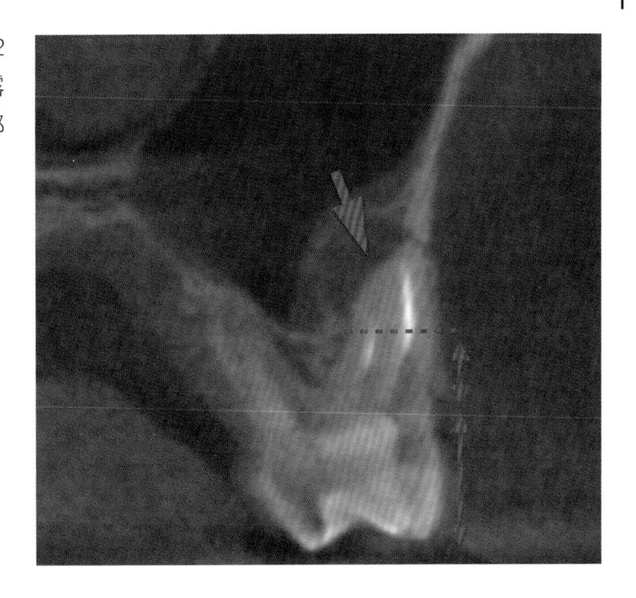

图4.5　上颌磨牙的冠状面显示MB周围的根尖周炎。MB2根管在根中份朝腭侧开口。在手术再治疗过程中，暴露MB2 根管需要切除超过3mm的根部，但超过3mm的根部切除会损害冠根比。因此，应考虑非手术再治疗。

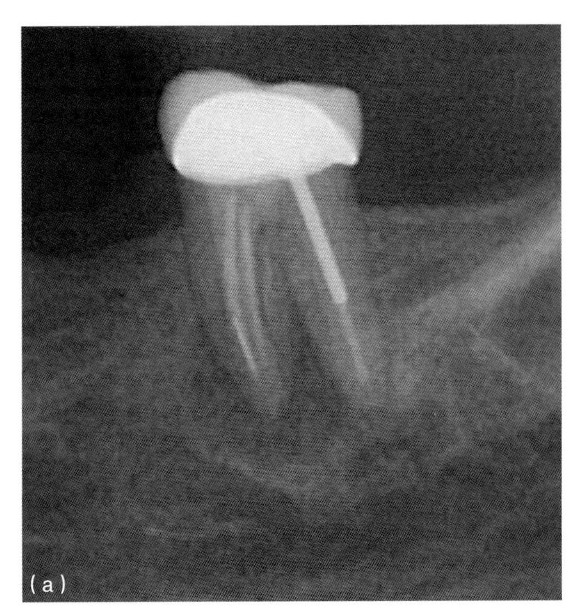

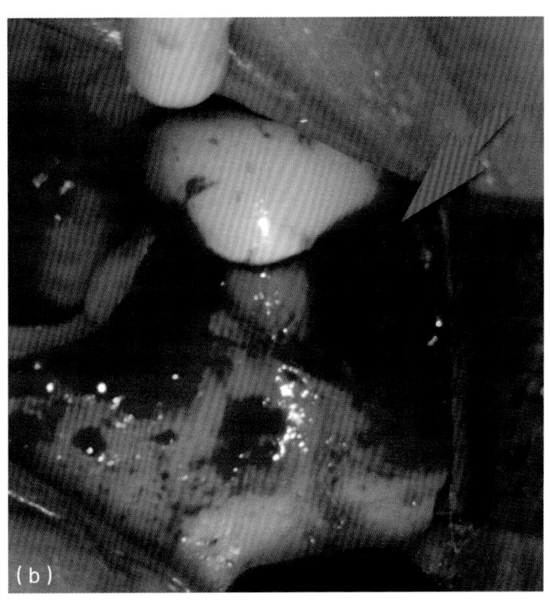

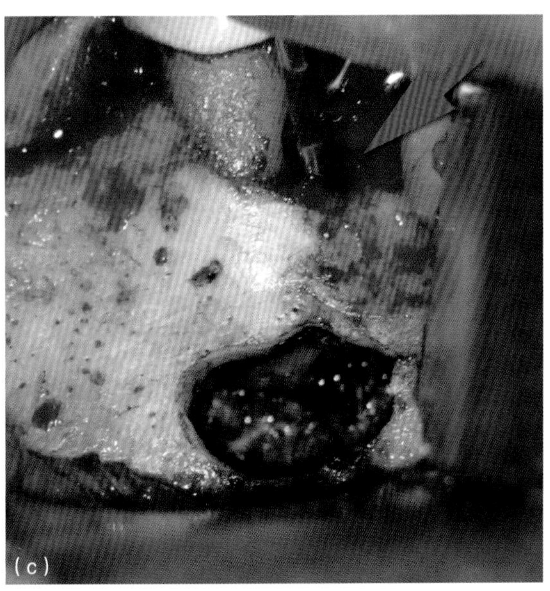

图4.6　（a，c）下颌磨牙远中牙根周围有深牙周袋；（b）骨缺损显示晚期牙周受累。由于根分叉处骨丢失，导致预后不佳。

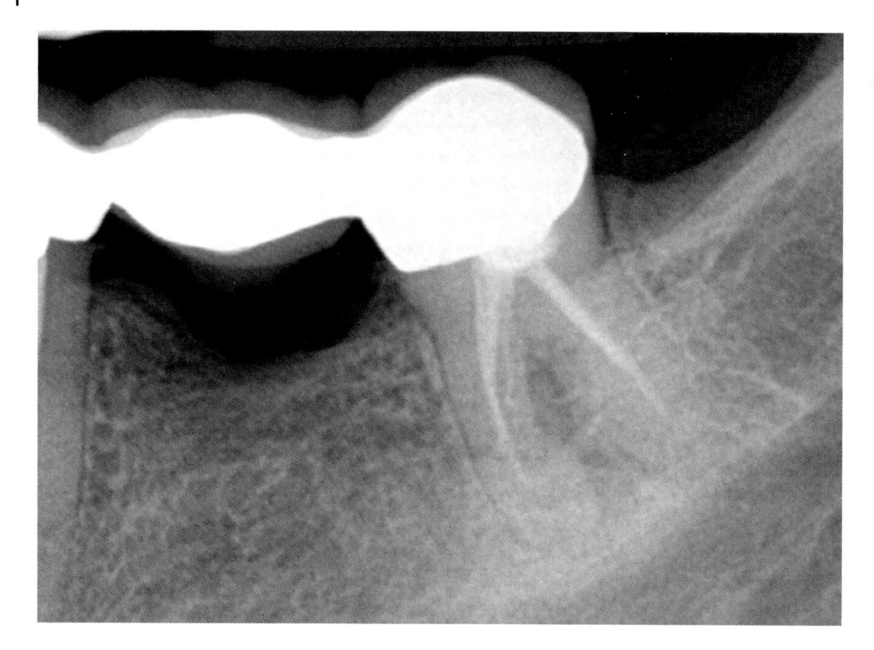

图4.7 既往牙髓病治疗质量差，可通过现有技术和方法加以改进。

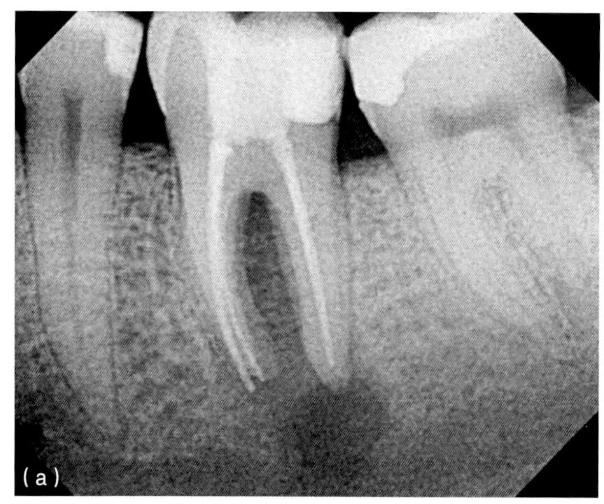

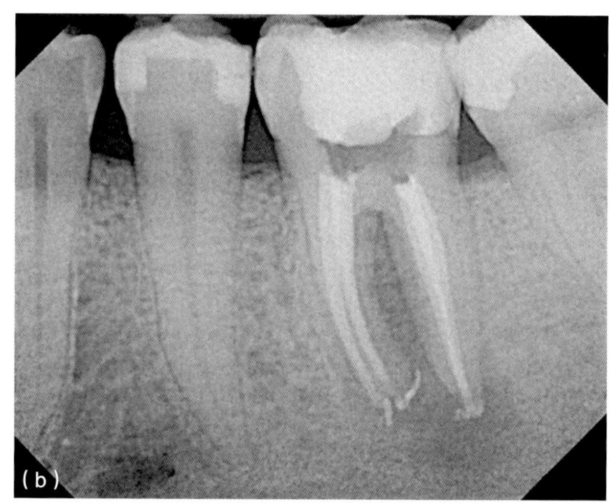

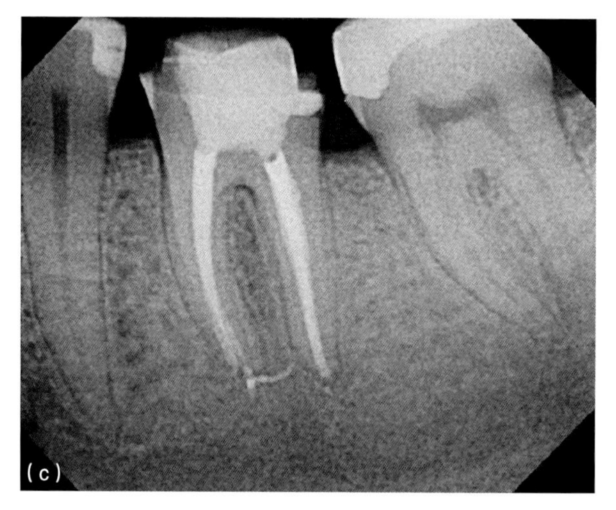

图4.8 修复质量差，修复不充分导致冠部渗漏。治疗根尖周炎时，非手术再治疗应结合新的冠修复。（a）根尖片显示根尖透射影和冠部封闭不足；（b）术后X线片；（c）6个月随访X线片显示根尖透射影完全消失。

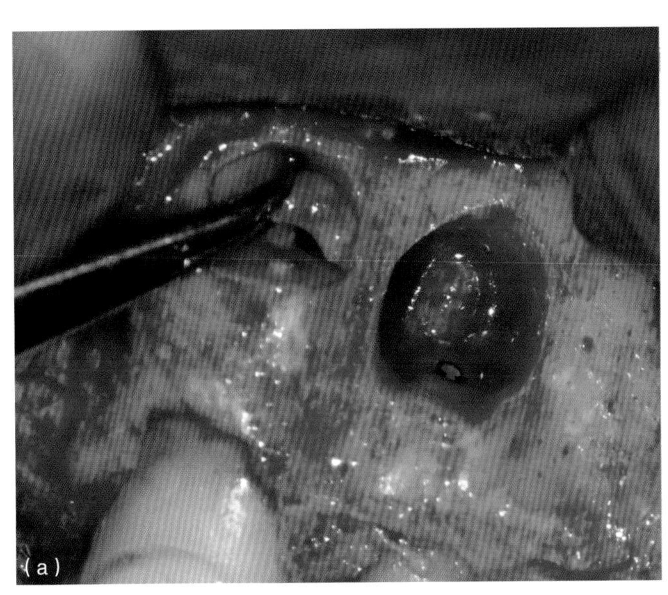

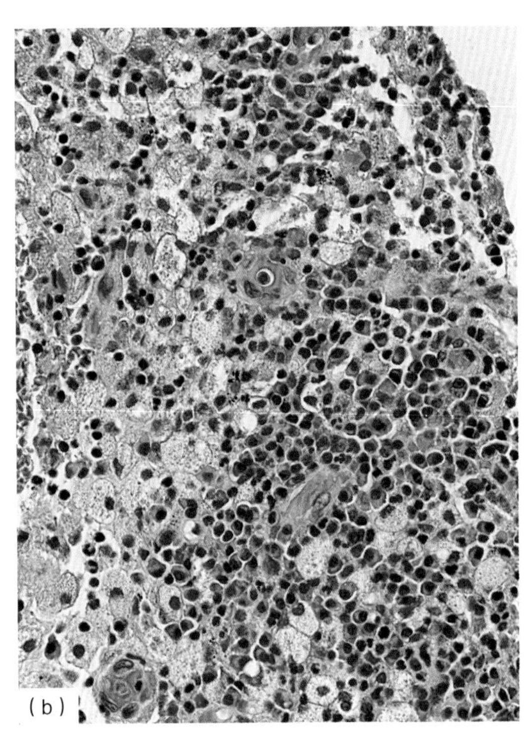

图4.9 非手术再治疗无法治愈根外面的持续感染。根尖周病变应手术切除，并应做病理检查。（a）显示去骨部位和活检组织切除的口内照；（b）活检报告证实为放线菌病。

- 与肾上腺素产生反应，对于充分止血很有必要。
- 必须服用的药物，可能会影响出血以及抑制术区有效止血。

4.6 既往牙髓病的治疗情况

从牙髓病学观点来看，牙齿的治疗史会基于以下因素影响决定手术治疗或非手术治疗：

- 既往牙髓病治疗质量差是否可以利用现有技术和操作进行改善（图4.7）。
- 是否为质量差或不充分的修复导致根管系统的感染（图4.8）。
- 是否存在无法通过非手术治疗到达的根外持续感染（图4.9）。
- 是否存在初始治疗不成功导致的并发症，诸如原发性或医源性根管堵塞或者根管移位之类（图4.10）。

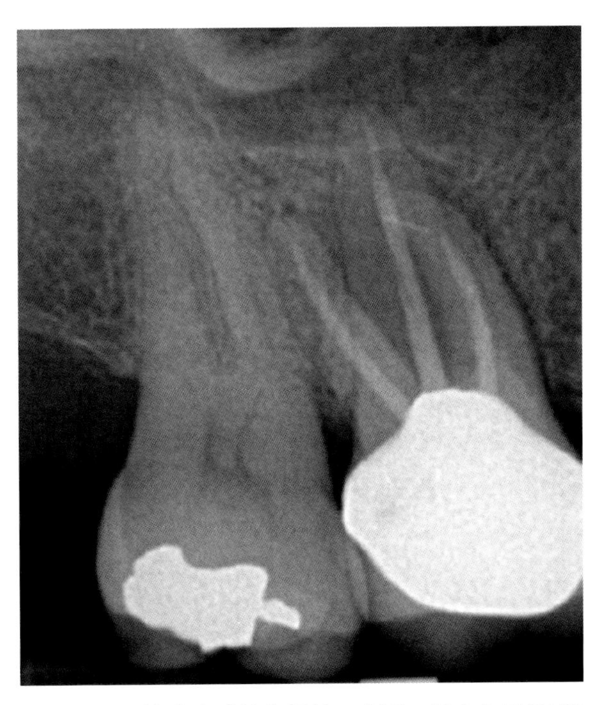

图4.10 既往治疗过的上颌第一磨牙。根尖片显示MB根管弯曲的根尖区域内有分离器械。应选择手术再治疗以保留牙齿结构，并防止在移除分离器械期间出现任何可能的操作不当。

除了大多数上颌与下颌的第二磨牙和第三磨牙，牙髓病显微手术几乎对牙弓上的每颗牙齿都可供选择。一般来说，对牙齿和患者而言，手术操作相关的风险都是最小的，并且由于无须后续修复过程，医疗成本也得以降低。虽然理论上为了再次处理整个根管空间，几乎所有情况都可以首选非手术根管再治疗，但这并不总是可行且没有任何风险。这就是为什么牙髓病显微手术的适应证是如此广的原因。当治疗目标能够达到最大成功率，且牙周和修复状态稳定时，为了消除导致非手术治疗无效的解剖学挑战，为了治愈根尖周病变时，牙髓病显微手术是预后最好的治疗方式之一。

临床医生每天都会遇到不同的病例需要牙髓病再治疗，并且需要给其推荐并提供最佳治疗方案以求得最好的结果。决定治疗方案时，除了基于现有的最佳科学证据，临床医生自身的经验、培训和技能也可能会影响到治疗决策。现代牙髓病治疗可以提供成功率很高的非手术治疗和手术治疗方案。权衡不同治疗方案的好处，并将这些提供给患者以达到最好的结果是临床医生的责任。

第五章

麻醉和止血

Siva Rethnam-Haug, Aleksander Iofin, Syngcuk Kim

主要概念

- 深度麻醉和有效止血是显微手术的先决条件。
- 含1：50000肾上腺素的2%利多卡因是首选的麻醉剂。
- 要达到深度麻醉和有效止血，颊侧、舌侧或腭侧注射均需进行。
- 肾上腺素棉球单独或与用硫酸铁溶液浸泡过的棉球合用是有效的术中局部止血方式。
- 真正的肾上腺素过敏极为罕见。
- 病史采集必不可少，特别是对于那些需要每天服用血液稀释剂和阿司匹林的人来说。

如果需要在手术前停止服药，咨询内科医生是非常必要的。

5.1 所需器械

- 下颌手术：27号针（1英寸和$1^5/_8$英寸）。
- 上颌手术：30号针（1英寸）。
- 2%利多卡因含1：50000肾上腺素。
- 显微镊。
- 肾上腺素棉球（Racellets）。
- 硫酸铁溶液（Cutrol或Stasis）。
- DentalVibe装置（DentalVibe Inc.）。

5.2 肾上腺素

充分的止血对于显微外科手术是必不可少的。在过去，实现有效止血是一个挑战。许多牙髓外科医生在一滩血水中进行手术，猜测解剖标志和结构。为了使牙髓病显微手术获得成功，手术医生需要用高倍率手术显微镜检查牙根表面。如果没有有效的止血，做到这一点几乎不可能。

牙髓病手术的首选麻醉剂是2%利多卡因含1：50000肾上腺素。这种高浓度的肾上腺素是手术的首选，因为它通过激活小动脉平滑肌中的α-肾上腺素能受体从而产生有效的、持久的血管收缩。这可以防止麻醉剂被微循环过早冲洗掉。

肾上腺素可以结合α-1、α-2、β-1和β-2肾上腺素能受体。肾上腺素可以引起血管收缩或血管舒张，这取决于它结合的受体：α-1、α-2和β-1受体负责血管收缩，而β-2受体引起血管舒张。肾上腺素主要通过刺激血管平滑肌上的膜结合α-受体引起口腔组织内的血管收缩。

牙科领域持久争议的一个问题是在局部麻醉时使用相对少量的肾上腺素会引起全身效应的潜在可能性。目前已经表明，黏膜下给予肾上腺素很少会或不会引起心血管系统反应。然而，当相同剂量的肾上腺素直接注射到血流中时，心率、每搏输出量和心排出量都会增加。为避免发生此类情况，应始终使用注射器回

Microsurgery in Endodontics, First Edition. Syngcuk Kim and Samuel Kratchman.

表5.1 用于局部麻醉的肾上腺素剂量

肾上腺素最大剂量				
mg/mL	比例	mg	mL	支
0.02	1：50000	0.2	10	$5^1/_2$
0.01	1：100000	0.2	20	11
0.005	1：200000	0.2	40	22

抽，以确保不会将肾上腺素意外注入血流。几乎所有与肾上腺素相关的不良反应都依赖于使用剂量和应用途径。注入血液的高剂量肾上腺素是致命的。目前推荐的局部麻醉剂中肾上腺素的最大剂量，如表5.1所示。

干净的视野是根尖显微手术成功的必要条件。1：100000肾上腺素的血管收缩作用不能提供足够的止血效果，这意味着外科医生必须反复中断手术进程以控制出血。这既令人沮丧又耗时。Buckley及其同事的一项针对10名需要行两侧后牙区牙周手术患者的临床研究给需要使用更高浓度肾上腺素的必要性提供了有力证据。与1：50000肾上腺素相比，1：100000肾上腺素麻醉患者的失血量几乎是其2倍。这些研究人员进一步观察到，1：50000肾上腺素降低了失血量使手术部位保持干净，从而减少了手术时间，术后止血效果也更好。

在我们针对临床人群的研究中，未发现1：50000肾上腺素的给药与根尖周手术期间的血压和脉搏读数之间存在相关性。大多数患者在注射后2分钟出现短暂的、统计学上不显著的脉率增加，数分钟内脉率恢复正常。

5.3 术前阶段

5.3.1 局部麻醉的管理

任何牙髓病手术都需要充分的局部麻醉，与牙髓病手术止血同样重要。如果施用得当，局部麻醉剂可以成功地实现这两个目标。为患者做好麻醉前的准备很重要，这可以显著减轻患者的焦虑。

第一步是让患者放心，我们会尽一切努力让他尽可能的舒适。第二步，应用5%的局部麻醉剂利多卡因软膏（美国药典标准）至少1分钟。已经有研究表明，麻醉不充分的患者在感到不适时会产生相当多的内源性儿茶酚胺，比麻醉溶液中所含的还要多。此外止血不充分会导致手术时间延长，手术过程更加难以控制。

除非很严重，否则心血管疾病不会成为使用含有肾上腺素的麻醉剂的禁忌证。咨询内科医生应该能让这个问题得到解答，并减轻患者可能有的任何担忧。一些患者可能会说他对普鲁卡因或肾上腺素过敏，或者在使用含肾上腺素的麻醉剂的手术后出现心悸。尽管应该承认患者的担忧，但仍强烈建议仅在可以使用含有血管收缩剂的麻醉剂时才进行手术。并应告知患者做出这种选择的原因。

5.3.2 注射技术

尽管下牙槽神经阻滞已被证明可以减少舌侧的血流量，从而增强手术部位的血管收缩作用，但止血的唯一方法仍然是将血管收缩剂直接注射到手术部位。无论使用何种注射技术进行麻醉，止血总是需要血管收缩剂浸润到手术部位。

在切开切口前20～30分钟，将含有血管收缩剂的麻醉剂（如2%利多卡因含1：50000肾上腺素）注射到手术部位的黏膜下组织中，可以实现充分止血。切开后再将血管收缩剂注射到软组织或骨组织中是没有用的，因为切口部位的血管舒张神经肽会掩盖任何血管收缩作用。

麻醉浸润部位应位于牙根尖附近牙槽黏膜的疏松结缔组织中。如果注射时没有抵到牙槽骨，而只是注射到基底骨的骨膜上深层组织，则很可能将麻醉剂注射到骨骼肌中去，而无法在手术部位提供止血效应。由于骨骼肌主要是

图5.1　DentalVibe 设备（DentalVibe Inc.，Boca Raton，FL.）。

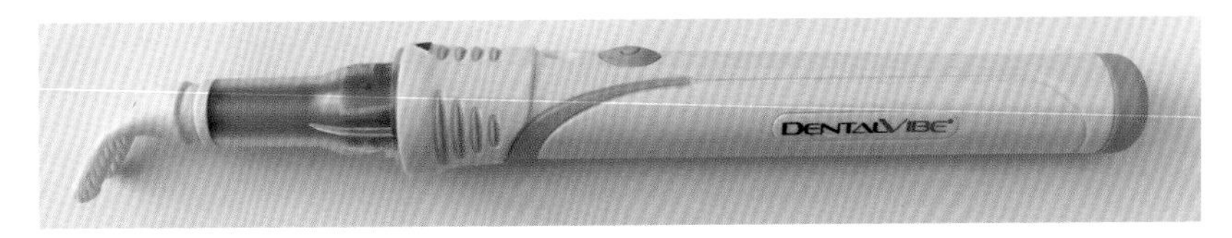

β－2受体，在这些部位注射肾上腺素会产生血管舒张而不是血管收缩，因此应避免此种情况。同时，如果将麻醉剂注射到肌肉中，不仅止血不充分，而且麻醉剂和血管收缩剂的吸收更快，增加了大量出血的可能性。

麻醉剂应通过多个浸润部位注射，使其遍布整个术区。注射必须缓慢且受控。快速注射使溶液在局部聚集，导致麻醉剂难以扩散到邻近组织，与微血管和神经的表面接触变少，从而引起止血效果不佳。注射后至少等待15分钟，直到整个手术部位的软组织发白，才开始进行手术切口。

5.3.3　表面麻醉

市场上的大多数表面麻醉剂是20%苯佐卡因凝胶。尽管它们通常被赋予各种口味而易于被患者接受，但在麻醉软组织方面并不是很有效。5%的利多卡因软膏或EMLA糊剂（利多卡因和丙胺卡因各2.5%）更有效。可以用棉棒将这些麻醉剂涂抹在注射部位1～2分钟。

对于腭部注射，表面麻醉剂应利用纱布覆盖，或者可以使用肾上腺素贴剂。

5.3.4　附加技术

有几种新装置可用于消除注射时的不适感，尤其是上腭注射时的不适感。DentalVibe注射舒适系统（图5.1）是一种手持设备，大小与电动牙刷相当，可产生振动以掩盖注射疼痛。注射的大部分不适来自注射麻醉剂时的组织扩张，而不是针头本身。由于腭黏膜很厚，黏膜和腭骨之间的空间很小，因此我们进行上腭注射可能是最痛苦的。DentalVibe有助于显著减少与牙科麻醉相关的不适和焦虑（图5.2）。

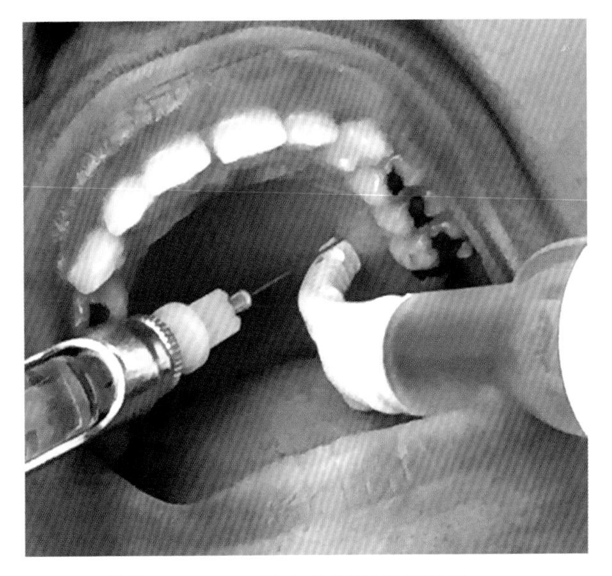

图5.2　使用DentalVibe设备行腭部浸润麻醉。

STA单牙麻醉系统（图5.3）依赖于计算机控制局部麻醉剂的输送，也有助于最大限度地减少注射不适。

如果患者高度焦虑，外科医生可能会考虑将一氧化二氮与局部麻醉剂结合使用。这确保了患者的舒适度，并且使患者更配合。

5.3.5　上颌麻醉

上颌牙根尖部黏膜皱襞和近远中区域的局部浸润是最有效的上颌牙麻醉方式。对于前牙手术，可以在切牙孔附近进行补充神经阻滞，以阻滞鼻腭神经（图5.4）。这种痛苦的注射技术最好是等待颊部浸润生效之后，再直接注射到2颗中切牙之间的龈乳头中，从颊部向腭部组织推进。作用1～2分钟后再行切牙孔浸润麻醉应该会使患者更舒适。对于后牙手术，可以在腭大孔附近注射麻醉剂以阻断腭大神经（图

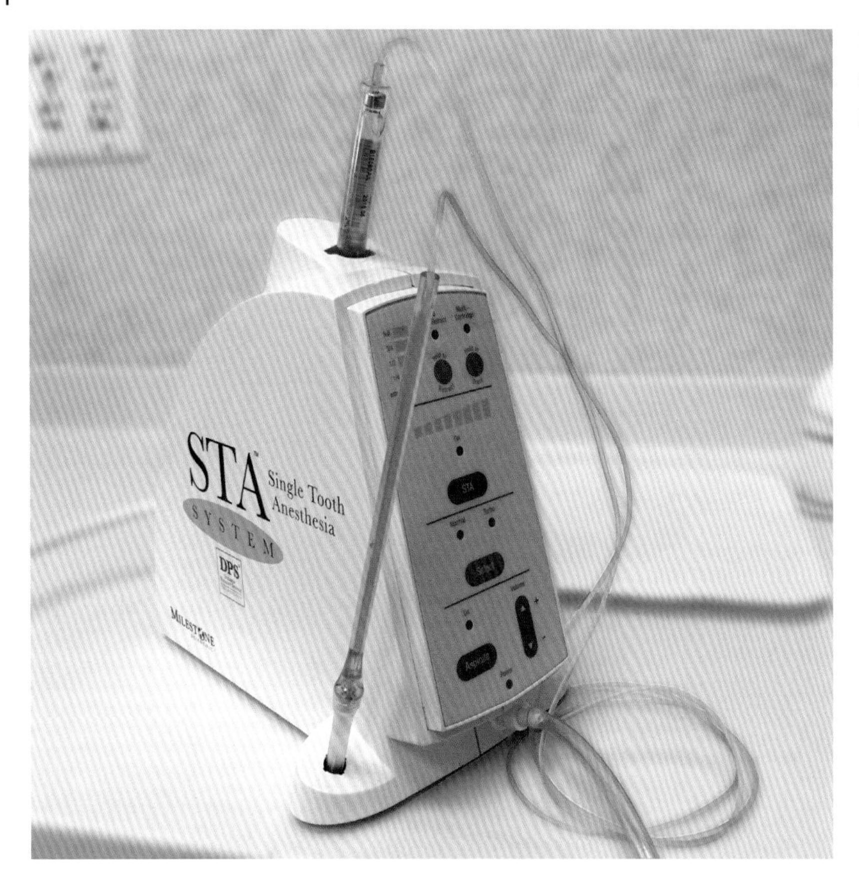

图5.3 STA单牙麻醉系统（Milestone Scientifc，Livingston，NJ）。

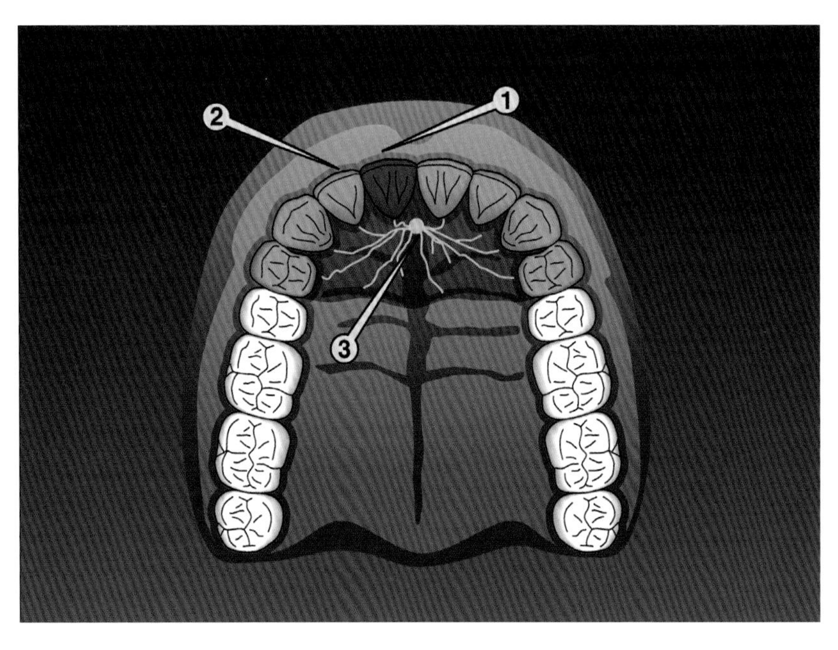

图5.4 上颌前牙注射。麻醉区域和牙齿以灰色显示。①手术牙位根尖部黏膜皱襞；②手术牙位近远中区域；③切牙孔。

5.5）。如果患者在尖牙和前磨牙区域有大的肿胀，眶下阻滞注射可以有效的在该区域获得完全、深度的麻醉。

使用表面麻醉剂后，将一整支含1:50000肾上腺素的利多卡因溶液（1.8mL）注射到牙齿的根尖区域，并将半支（0.9mL）注射到相邻的根尖区域，大约半支（0.9mL）注入腭部。注射应缓慢进行。

一个带有30号针（1英寸）短针的抽吸注射器用于防止麻醉溶液注入血管。分阶段给予的麻醉剂中高浓度的血管收缩剂不仅提供了深度麻醉，还提供了有效止血。

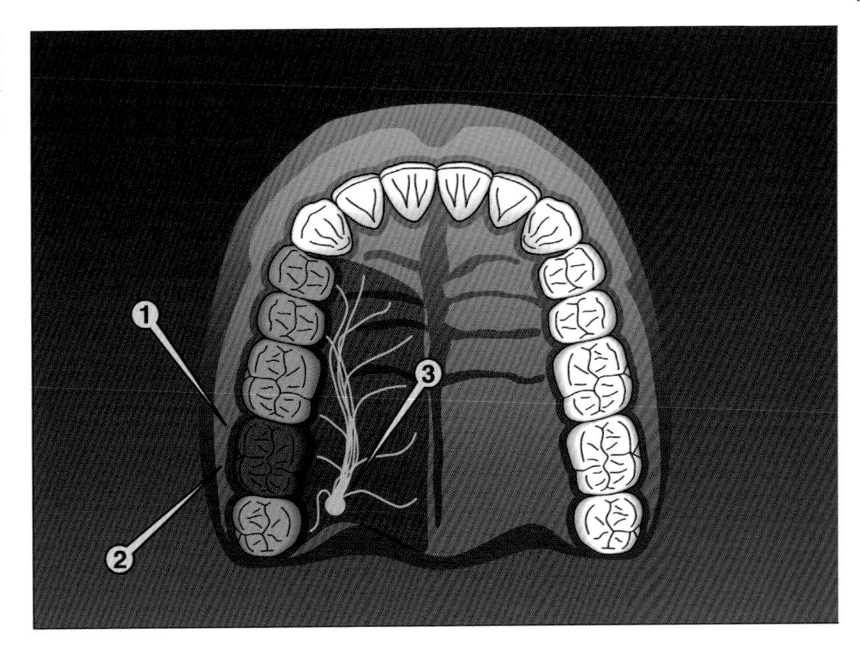

图5.5 上颌后部注射。麻醉区域和牙齿以灰色显示。①手术牙位的根尖部黏膜皱襞；②手术牙位相邻的根尖区域；③腭大孔。

等待20～30分钟，部分患者会担心麻醉是否已消散。因此，为了让患者宽心，可以补充注射半支。

5.3.6 下颌麻醉

在下颌手术中，最有效的方法是下颌神经和颊神经阻滞，在黏膜皱襞和舌侧黏膜中进行补充浸润（图5.6和图5.7）。使用27号、$1^5/_8$英寸长针头的抽吸式注射器注射一支含1：50000肾上腺素的2%利多卡因。研究表明，不同类型的局部麻醉剂之间下颌骨阻滞的成功率没有差异。在下颌骨阻滞之后，将另一支注射到牙齿的颊黏膜皱襞中以及牙齿的颊舌侧。10分钟后，再进行半支的浸润注射。

5.3.7 双侧下颌手术

在双侧下颌手术时，例如多颗前牙，不建议进行双侧下颌骨阻滞，以防止下颌骨完全失

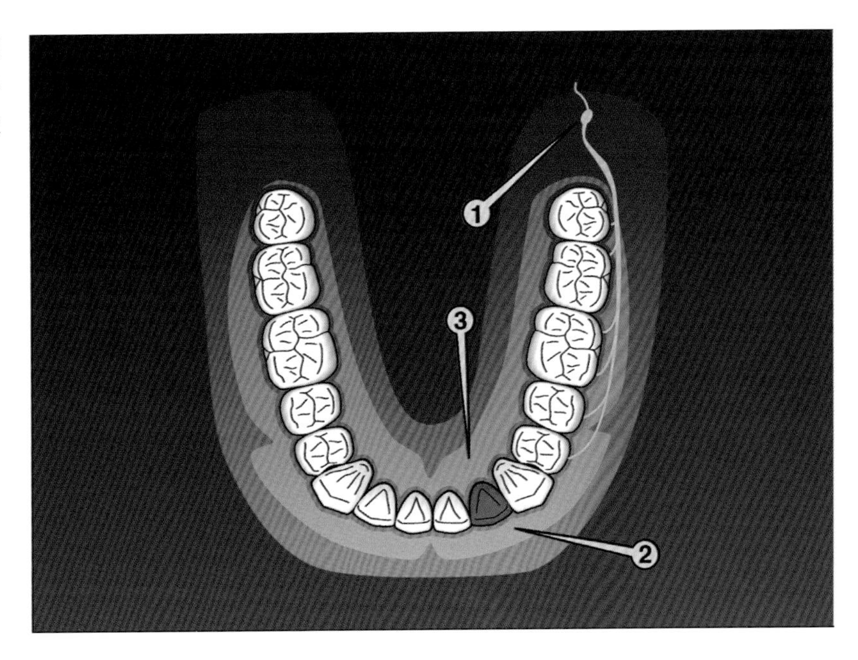

图5.6 下颌前区注射。麻醉区域和牙齿以灰色显示。①下颌孔；②手术牙位颊侧浸润区域；③手术牙位舌侧浸润区域。

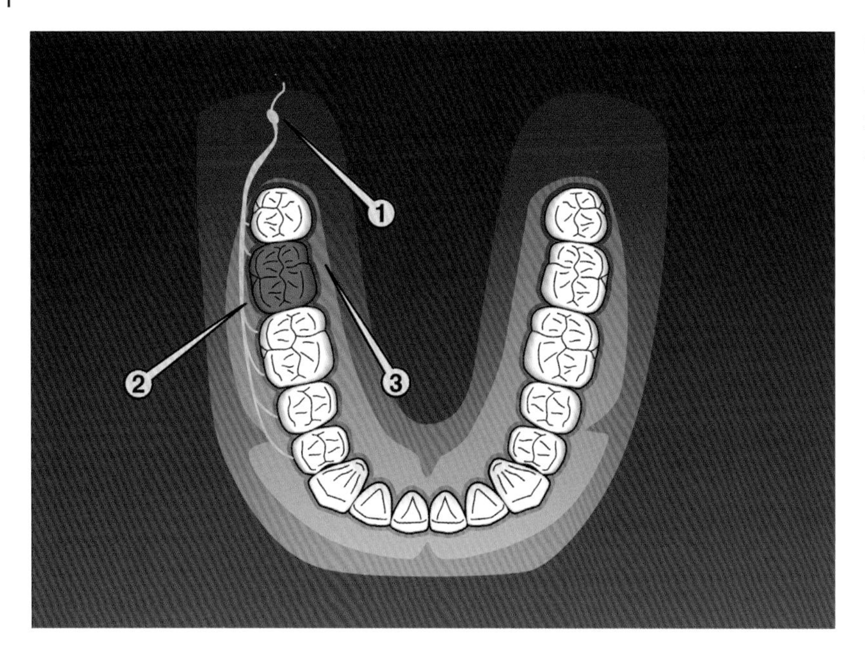

图5.7 下颌后部注射。麻醉区域和牙齿以灰色显示。①下颌孔；②手术牙位颊侧浸润区域；③手术牙位舌侧浸润区域。

去知觉引起的术后并发症。可以使用一侧或两侧的颏神经阻滞作为替代方案。成功的颏神经阻滞需要在根尖片或全景片或CBCT上清楚地观察到颏孔。一旦确定位置，通常可以在颊部用手指触摸颏孔。应用局部麻醉剂后，将30号针（1英寸）针弯曲近90°，然后将针缓慢从远中到近中插入颏孔附近。进针时将手指保持在孔上可作为有用的指导。麻醉剂应注射在颏孔附近。注意针头不要进入颏孔，以免损伤颏神经。

5.4 手术阶段

牙髓病手术中最常见的错误之一是在施用麻醉剂后过早开始手术。外科医生必须在开始手术前等待20～30分钟。这个等待时间对于麻醉剂渗入下颌骨髓腔以收缩位于该空间内的血管并实现止血来说至关重要。

出血会使任何外科手术具有很大的挑战。有效止血能让外科医生识别解剖标志，在牙髓病显微外科手术期间至关重要。因此，有效控制去骨部位和骨隐窝内的出血是第一要务。接下来的挑战是控制轻微的局部出血。如果出血持续存在，应考虑局部止血。

5.4.1 局部止血剂

止血剂有多种类型。本书列出的止血剂按其作用方式大致分类如表5.2所示。

在所有止血剂中，最强烈推荐的两种是肾上腺素和硫酸铁。

表5.2 局部止血剂

物理制剂
骨蜡™（Ethicon, Somerville, NJ）
硫酸钙
化学药剂
肾上腺素
硫酸铁
生物制剂
凝血酶 USP™（凝血酶抑制剂、凝血酶原）
可吸收止血剂
内在作用
Gelfoam™（Upjohn Co., Kalamazoo, MI）
可吸收胶原蛋白
微纤维胶原止血剂
外在作用
Surgicel™（Johnson&Johnson，New Brunswick, NJ）
机械作用
硫酸钙 Surgiplast™（ClassImplant，Rome，意大利）

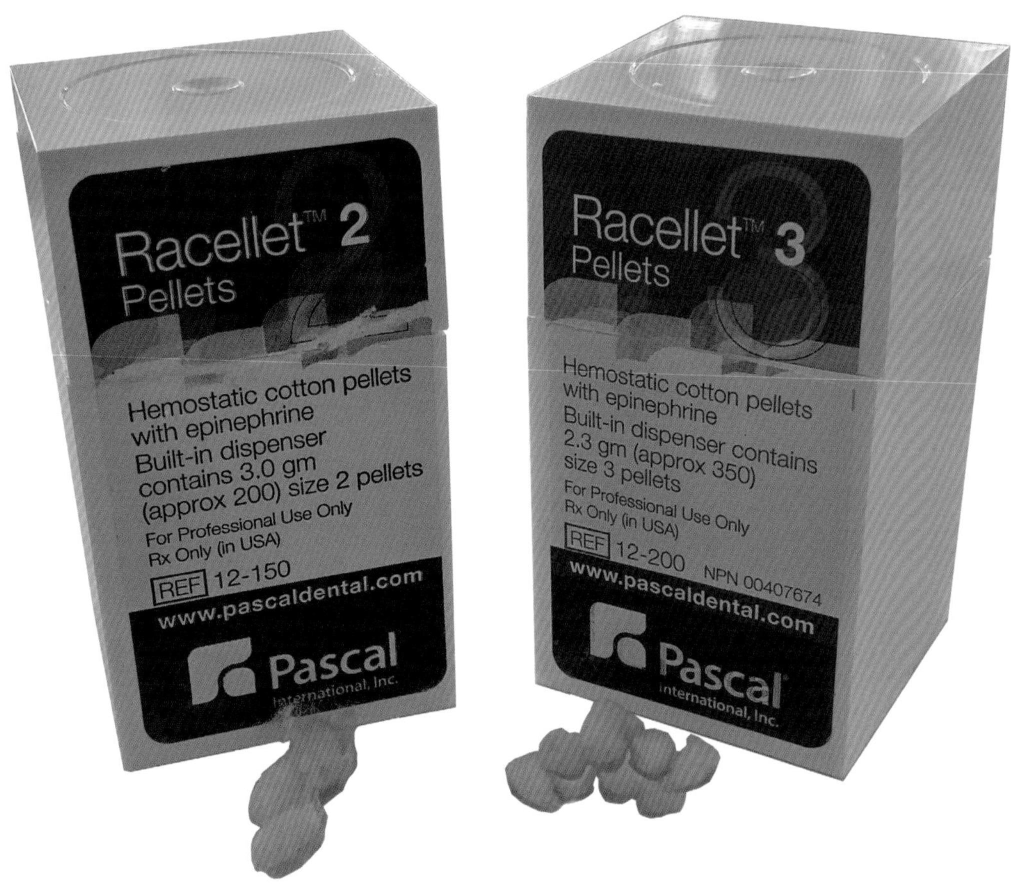

图5.8　Racellet肾上腺素棉球（Pascal International, Bellevue, WA）。

5.4.1.1　肾上腺素棉球

Racellet是含有外消旋肾上腺素的棉球（图5.8）。每个棉球中的肾上腺素量根据盒子上标识的号数不同而不同。例如，每个Racellet 2号棉球平均含有1.55mg外消旋肾上腺素，而每个Racellet 3号棉球平均含有0.55mg外消旋肾上腺素。研究表明，将Racellet 2号棉球压入骨腔4分钟后，患者的脉搏率没有变化。这个结果是合理的，因为局部应用肾上腺素会立即引起局部血管收缩，而只有极少量被吸收进入体循环。

将Racellet棉球放置在骨腔中，并紧靠着骨壁进行堆积。快速并连续地在第一个棉球上堆叠多个棉球，直至填满整个骨腔（图5.9）。使用钝器对这些棉球施加压力1~2分钟。

这也是让患者、助手和医生休息的好机会。取下拉钩，按摩患者的脸颊，让患者重新调整颈部位置，同时允许龈瓣再恢复血流。

当拉钩复位时，除剩下一个肾上腺素棉球外，其他所有棉球都被移除（图5.10）。这种技术能成功阻止哪怕是最持久的出血。为了避免收缩闭合的血管重新打开，应注意将肾上腺素棉球留在去骨术预备的骨腔内。肾上腺素和压力的组合具有协同作用，导致骨腔中的血管深度收缩。在手术部位行最终冲洗和缝合之前，肾上腺素棉球必须取出。

5.4.1.2　硫酸铁

用于止血的另一种化学制剂是硫酸铁（FS）。硫酸铁是长期以来一直用于牙科修复的一种止血剂，与其他止血剂不同，硫酸铁通过与血液发生化学反应来实现止血。虽然其机制尚不清楚，但血液蛋白质的凝集是由于血液与铁离子和硫酸根离子以及酸性溶液（pH2.1）发生反应。凝集的蛋白质形成堵塞毛细血管孔

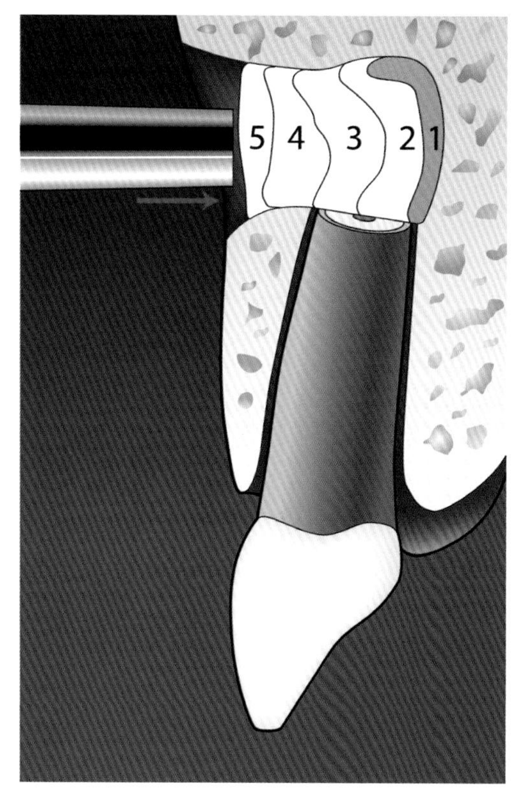

图5.9 几个止血球塞在去骨部位并加压1～2分钟。

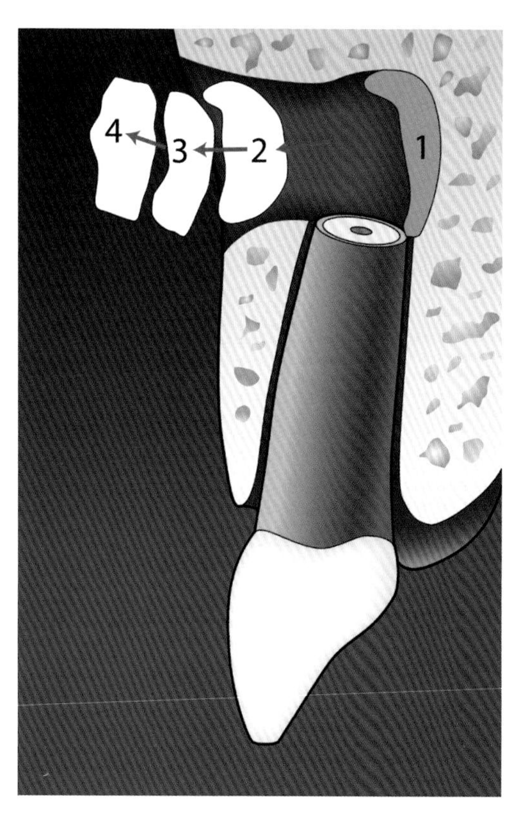

图5.10 从去骨部位一粒一粒取出的止血棉球；最后一个留下以便持续止血。

口的栓塞。FS是一种极好的表面止血剂，适用于颊侧骨板微小而缓慢的出血情况。FS应用简单，也很容易通过冲洗去除。淡黄色的FS液体与血液和肾上腺素接触后立即变成深褐色或绿褐色的凝块。颜色差异可用于识别任何持续出血的来源。有许多FS溶剂可用，包括Cutrol（50% FS）、Monsel Sol（70% FS）和Stasis（21% FS）。

已知FS具有细胞毒性并导致组织坏死，但不太可能引起全身吸收，因为凝固物将其与血管床隔离。除此之外，还发现FS在大量使用和留在原位时会损伤骨组织并延迟愈合。然而，一旦完全去除FS凝块并在闭合前用盐水彻底冲洗手术部位时，就不会发生不良反应。FS用于去骨部位内部或周围的小出血点非常有效（图5.11）。完全止血在倒充填过程中绝对是至关重要的。在放置倒充填材料之前，将FS刷到骨腔四周的颊侧表面将确保止血。

5.4.2 术中止血技巧总结

实现良好止血的第一步也是最重要的一步是获得有效的局部麻醉。如果达到了深度麻醉，在手术过程中实现良好止血将是一项简单的任务。

推荐的步骤是：

（1）使用2%利多卡因和1：50000肾上腺素进行局部麻醉。

（2）快速地、全面地去除所有肉芽组织，并经常冲洗去骨部位。

（3）在去骨术中使用肾上腺素棉球进行额外的止血控制。

（4）如果在肾上腺素棉球止血技术后出血继续，应用FS。

5.5 术后阶段

即使在手术后也必须保持止血。缝合龈瓣

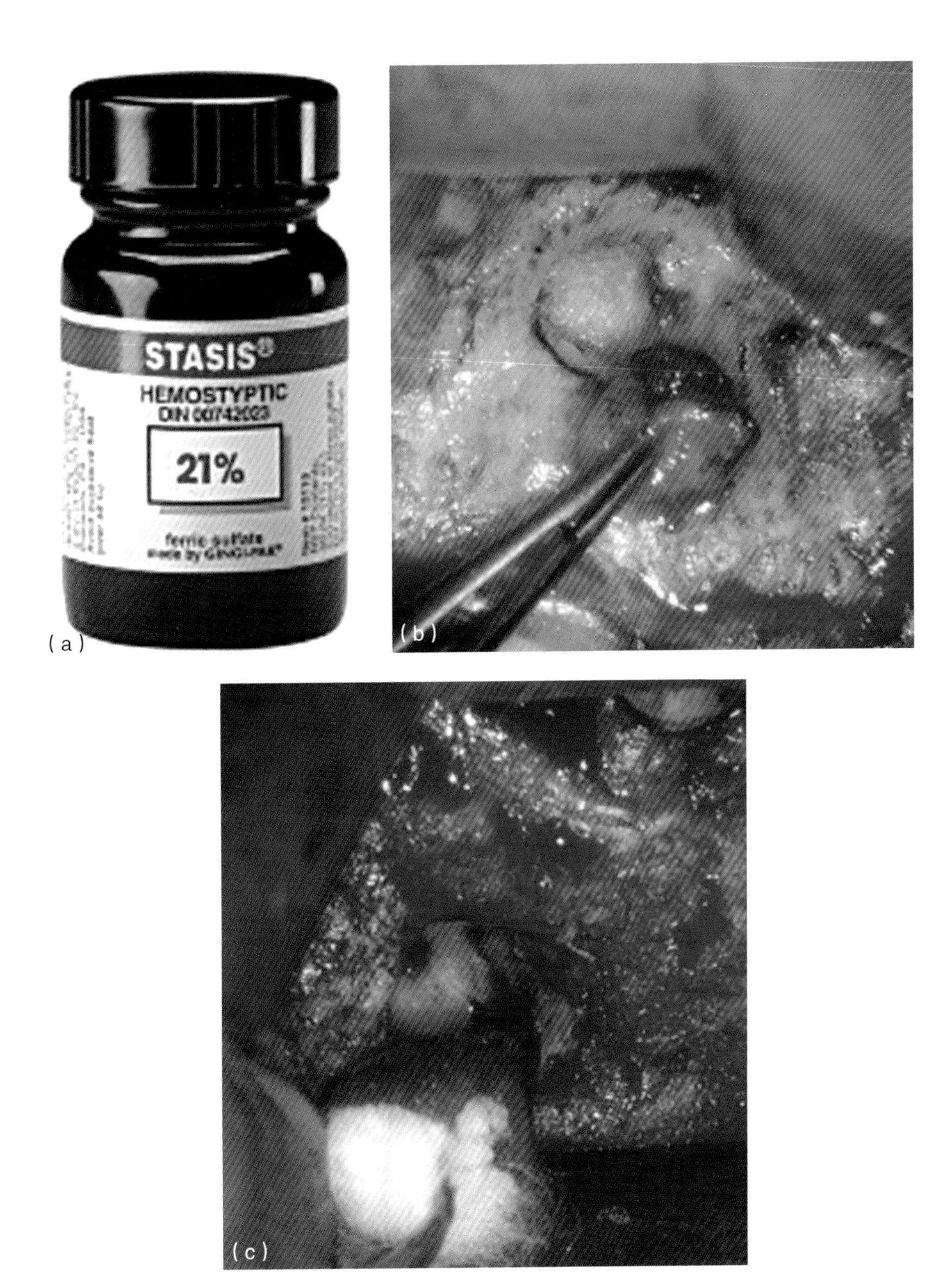

图5.11　用于手术中持续性小出血点止血的硫酸铁（FS）：（a）21% FS（GingiPak, Camarillo, CA）；（b）用小棉球涂抹FS；（c）止血后，骨腔内视野清晰。

后，将湿润的无菌纱布放在缝合线上，以控制术后手术部位的血液渗出并帮助稳定龈瓣。纱布应保留在黏膜皱襞中至少30分钟，并应使用冰袋频繁敷在脸颊上。必须预先告知患者，即使在手术后数小时，手术部位仍可能出现反弹性出血。如果发生这种情况，患者应将湿茶包放在手术部位，然后将冰袋轻轻敷在相应的脸颊上。茶叶中的单宁是一种收敛剂。结合冰袋的温和压力和外周血管收缩，应该可以止血。

在治疗老年（50～70岁）白皮肤女性时，必须特别告知她们术后手术部位同侧皮肤可能变色。这种术后现象称为瘀斑，会在2～3周消失，并且这种变色没有相关的并发症（图5.12）。

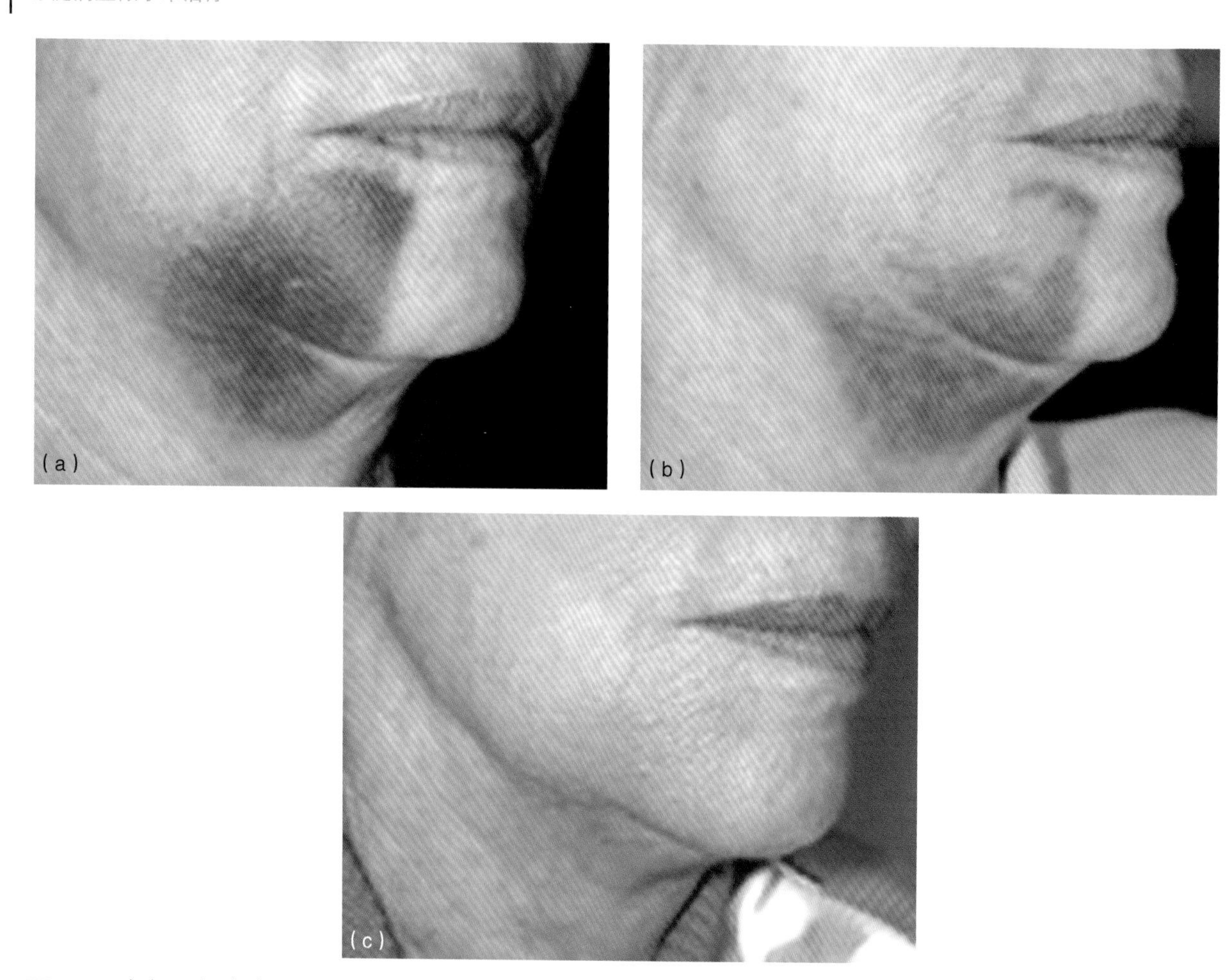

图5.12 瘀斑。（a）术后4天；（b）术后1周；（c）术后3周。

第六章

龈瓣设计

Francesco Maggiore, Frank Setzer

主要概念

- 龈瓣设计的两大类包括以美学为导向的龈缘下切口和以功能为导向的龈沟内切口。
- 三角形或矩形的龈瓣轮廓取决于牙根的长度、相邻的解剖结构以及到达所治疗牙齿根尖区域的便利性。
- 牙槽黏膜的垂直切口应与骨膜血管的方向平行，位于两个牙根隆起之间的凹处，从而保持足够的血液供应，并防止软组织坏死的潜在风险。
- 扇形龈缘下切口应沿牙冠边缘在附着龈中进行。

6.1 所需器械

- 手术刀片：15C，BB369。
- 手术刀手柄。
- 翻瓣器械。

适当的龈瓣设计和软组织管理对于正确执行牙髓病显微外科手术很重要。龈瓣设计和翻起的主要目的是为其下的骨和牙根结构提供足够的手术通路，并促进软组织的无疤痕愈合。此操作应防止对相邻解剖结构造成任何损伤。美学和功能是牙科中的两个主要概念，它们还指导着牙髓病外科手术中的龈瓣设计和软组织管理。在牙髓病外科手术中，存在两大类龈瓣：

（1）在口腔前部区域进行的美学导向龈瓣，由一个水平龈缘下切口和一个或两个垂直松解切口组成。

（2）在口腔后部区域或在其他适宜情况下进行的功能导向龈瓣，由一个水平的龈沟内切口和一个或两个垂直松解切口组成。

在前牙区，手术直接进入根尖病变的路径依赖于牙根和牙根尖的位置。此外，手术应优先考虑软组织的美学效果。在磨牙区，软组织的美学位居其次，重点是手术要方便和充分地进入根尖区，从而实现更快且无并发症的牙髓病手术。

6.2 龈瓣外形

牙髓病显微手术中主要有以下4种龈瓣设计（图6.1）：

（1）龈缘下矩形瓣。

（2）龈缘下三角瓣。

（3）龈沟内矩形瓣。

（4）龈沟内三角瓣。

龈瓣的轮廓，无论是矩形还是三角形，主要取决于牙根的长度、相邻的解剖结构以及到达治疗牙齿或牙齿根尖区域的便利性。矩形瓣由两个垂直松解切口组成，垂直切口通常放置

Microsurgery in Endodontics, First Edition. Syngcuk Kim and Samuel Kratchman.

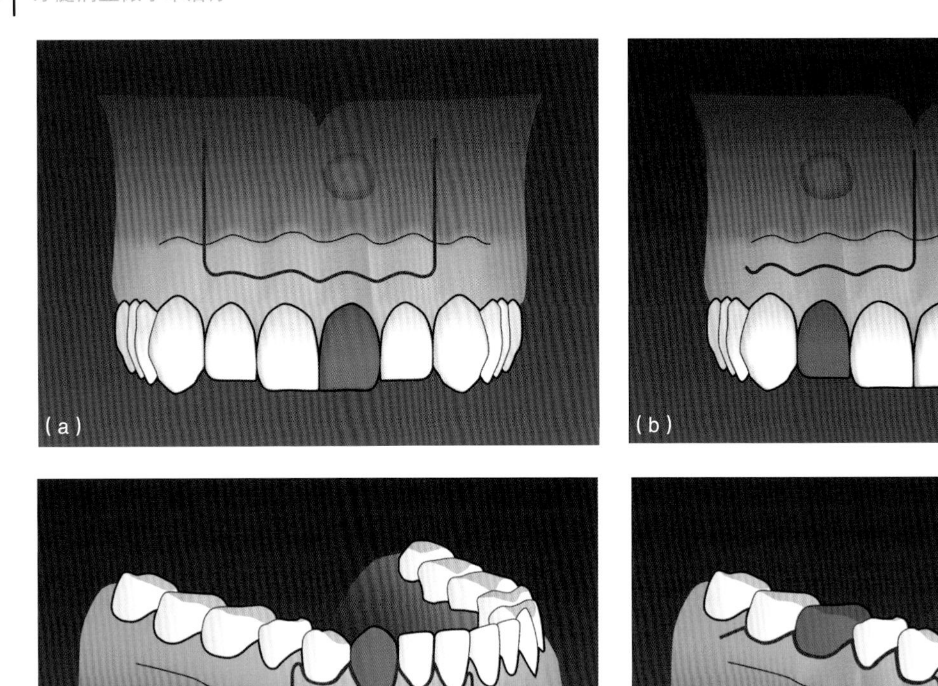

图6.1 目前牙髓病显微手术中的龈瓣设计。（a）龈缘下矩形瓣；（b）龈缘下三角瓣；（c）龈沟内矩形瓣；（d）龈沟内三角瓣。

在被治疗牙齿的邻牙的近中和远中。矩形瓣通常用于治疗前牙区域的1颗或多颗牙齿，或者牙根很长时，例如上尖牙（图6.1a）。

当需要首先考虑美学问题时，例如存在冠修复的前牙（图6.2），通常是龈缘下矩形瓣的适应证。在附着龈内进行水平龈缘下切口（图6.3）。为了正确评估附着龈，建议在局部麻醉后对受累牙齿进行牙周探查。当软组织被适当麻醉时，可以更准确地评估龈沟的深度和附着

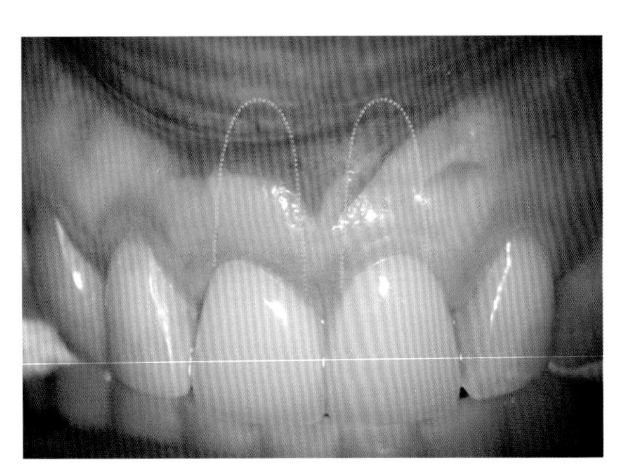

图6.2 2颗前牙上有全瓷冠表明需要一个龈缘下矩形瓣。

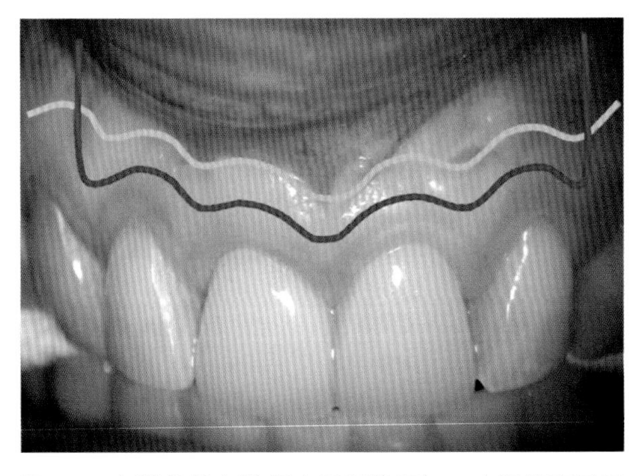

图6.3 在附着龈内进行水平龈缘下切口（红线表示切口；灰线表示膜龈交界）。垂直松解切口应平行对齐，并且在底部绝对不能更宽，以避免疤痕生成并为周围的所有软组织提供适当的血液供应。

龈的宽度。

龈缘下三角龈瓣设计适用于治疗短根的有冠修复的前牙。当只需通过一个垂直切口切开即可方便到达治疗牙齿的根尖区域时，使用三角瓣（图6.1b）。存在冠修复的牙齿，翻瓣采取的龈缘下瓣被正确切开并复位时，其愈合通常为一期愈合（图6.4）。

当牙齿没有冠修复时，或者当需要完全暴露牙根的颊侧以检查潜在的纵折或穿孔时，通常适用龈沟内矩形切口（图6.1c）。切口通过将刀片插入龈沟来完成，将牙周膜的纤维一直切断到牙槽骨。刀片完全切开龈乳头，切口应向舌侧延伸至邻间隙的龈谷中部区域。

当牙齿没有冠修复或位于后牙区时，通常会使用龈沟内三角瓣（图6.1d）。在治疗下颌磨牙和前磨牙时，垂直切口必须依据牙根和骨膜血管的长度和方向，并向颏孔近中移动一个或多个牙位（图6.5）。当龈沟内龈瓣被正确切开

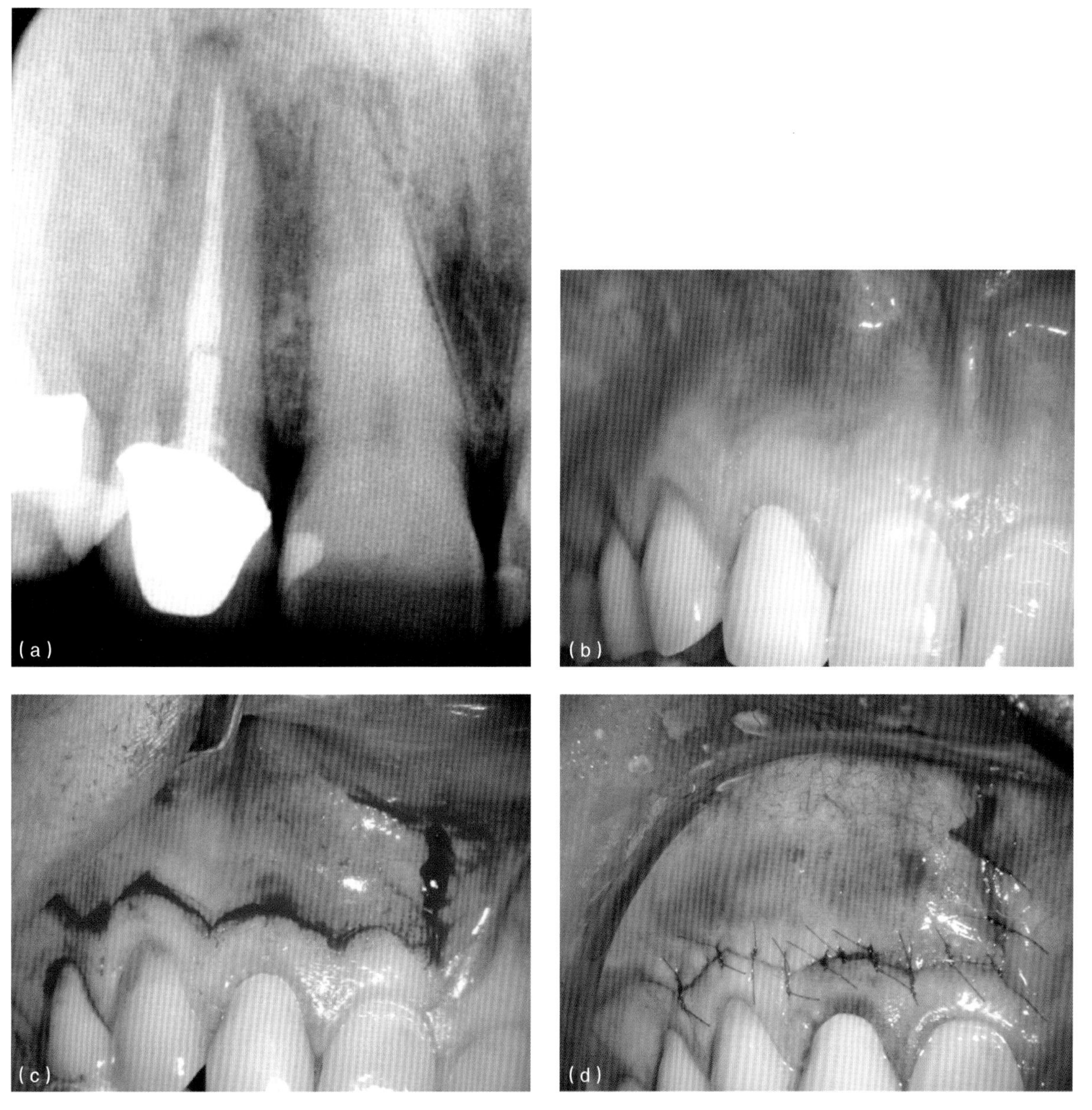

图6.4　右上颌侧切牙显微手术龈缘下三角瓣翻瓣后软组织愈合过程。（a）术前X线片；（b）术前临床情况；（c）切口；（d）缝合。

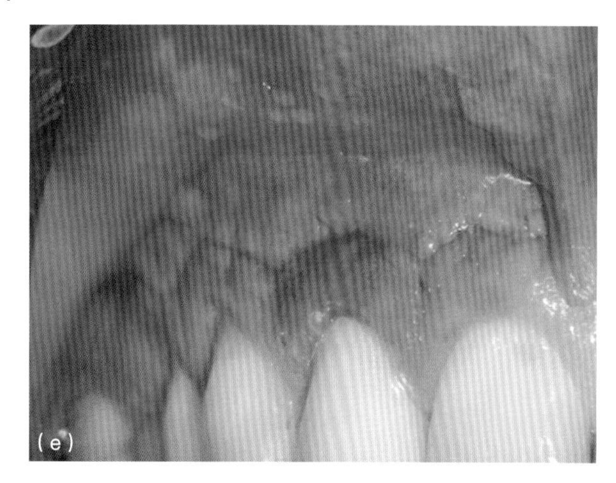

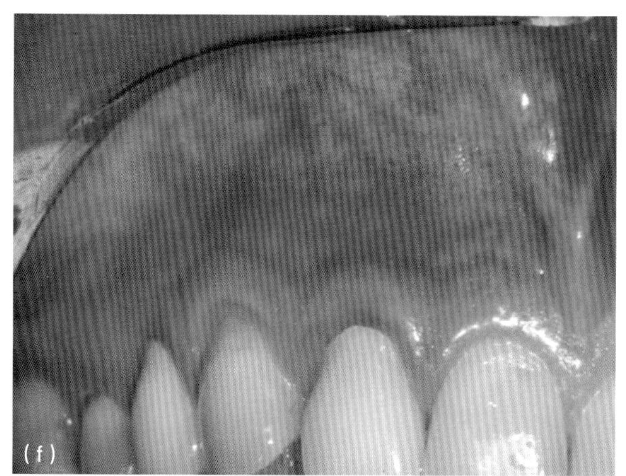

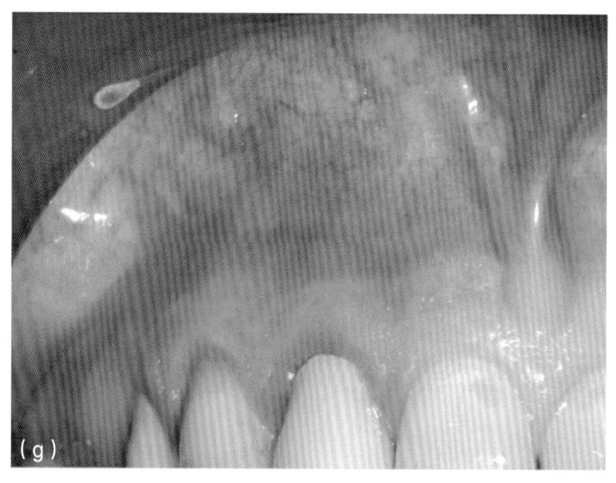

图6.4（续） （e）术后3天拆线；（f）术后2周随访；（g）术后8周随访。

并复位时，其愈合依赖于一期愈合（图6.6）。

必须特别注意具有高微笑线和薄扇形牙周生物型与厚扁平牙周生物型的患者的美学状况。

6.3 龈乳头管理

当龈乳头包含在切口中时，正确管理龈乳头至关重要。对于龈沟内龈瓣设计，垂直切口应与龈乳头外侧的水平切口成90°角（图6.7）。垂直和水平切口之间的这种连接确保翻开和附着的组织都能获得足够的血液供应，从而防止龈乳头萎缩。

龈乳头切口应尽可能靠近舌侧，并使用专用器械仔细解剖和翻起。这有利于防止在乳头内形成疤痕，这种现象被称为双龈乳头形成。

完全翻起的龈乳头愈合时通常不会出现并发症，并且可以预见到牙间软组织的重建。当牙龈组织角化不良、存在非常薄的龈乳头或软

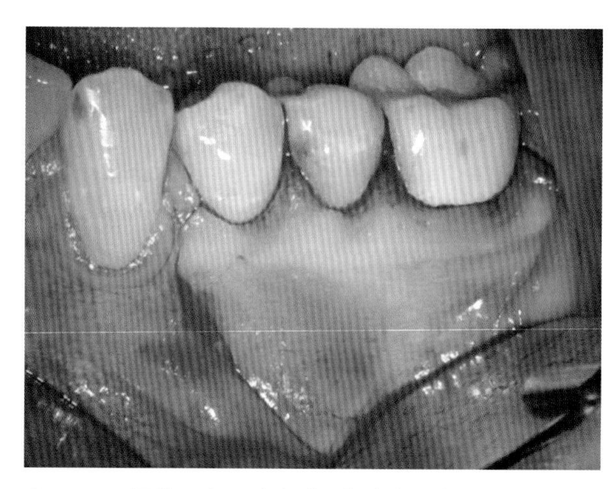

图6.5 下颌第一磨牙手术采用龈沟内三角瓣。

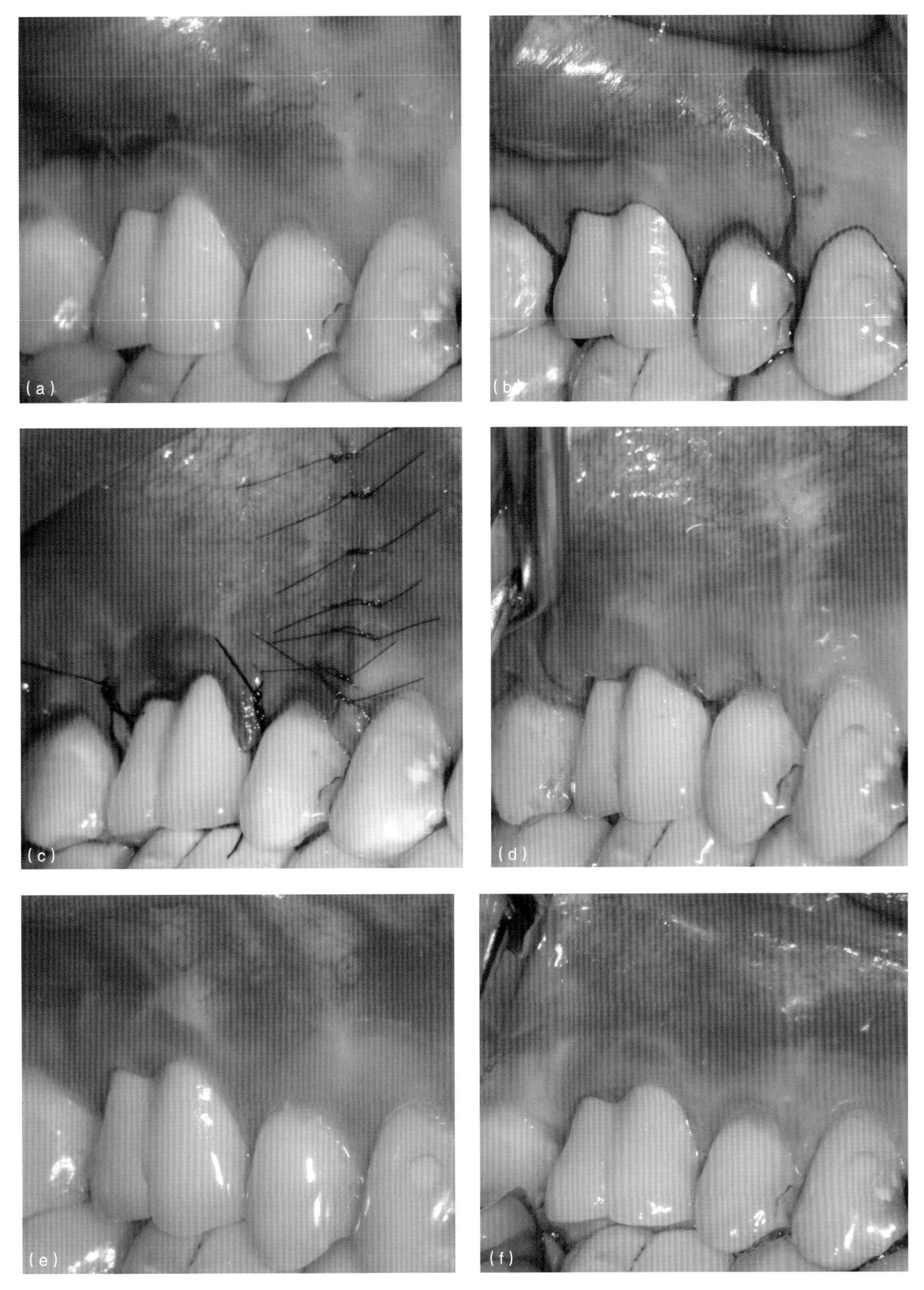

图6.6　上颌第一磨牙显微手术行龈沟内切口后软组织愈合过程。（a）术前临床情况；（b）切口；（c）缝合；（d）术后3天拆线；（e）术后8周随访；（f）术后1年随访；注意不存在牙龈退缩的临床症状。

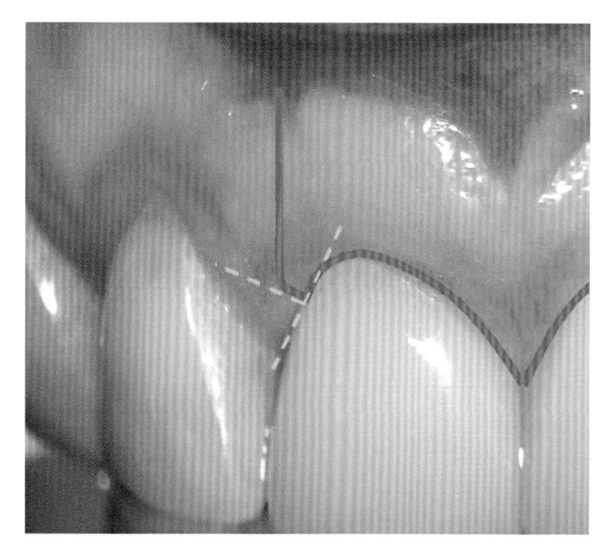

图6.7 对于龈沟内切口，垂直切口与龈乳头基部外侧的水平切口成90°角。

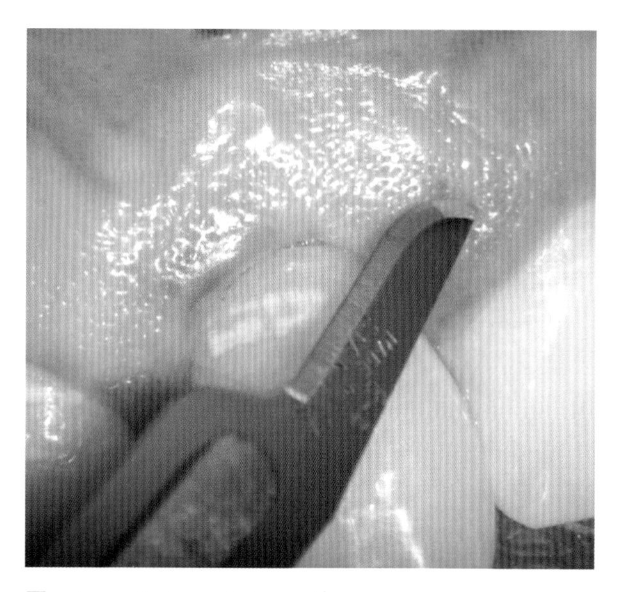

图6.8 15C Bard-Parker刀片。

组织没有得到充分处理时，可能会发生龈乳头退缩。

6.4 切口

为了获得合适的龈瓣外形，任何切口都必须朝向骨面完全切开附着龈、黏膜和骨膜。理想情况下，应该一刀即可实现这种切开。刀片的前2mm产生实际的切割作用，并直接接触骨面。

通常使用15C Bard-Parker刀片进行沟内水平切口和垂直切口（图6.8）。根据龈乳头的宽度和大小，使用15C Bard-Parker刀片或BB369显微刀片进行龈缘下切口和龈乳头水平切口（图6.9）。显微刀片的优点是可以最大限度地减少创伤，特别是在存在薄或角化程度差的软组织时，这在薄扇形牙周生物型中尤为常见（图6.10）。使用显微刀片结合适当的复位和伤口缝合可实现无疤痕愈合。如前所述，这对于前牙手术或当美学起主导作用时尤为重要。

6.5 翻瓣

软组织的正确管理还包括准确翻起和小心牵拉。一旦软组织被切开，龈瓣的翻起则通过使用将黏膜下层与骨膜分开的专用器械来进行。软组织的翻起应遵循其下面的皮质骨外

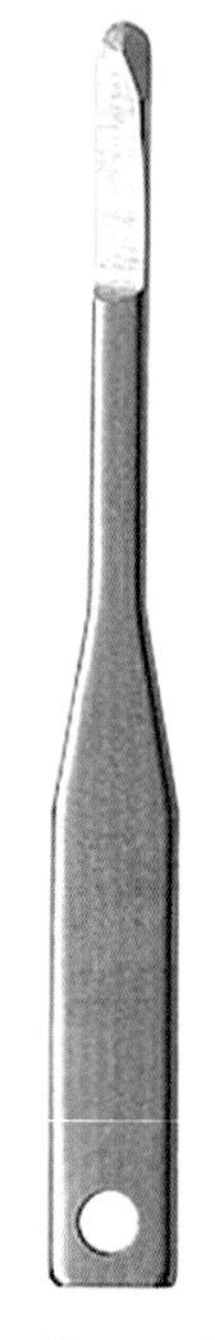

图6.9 显微刀片在美学区或存在角化程度差的软组织上使用。

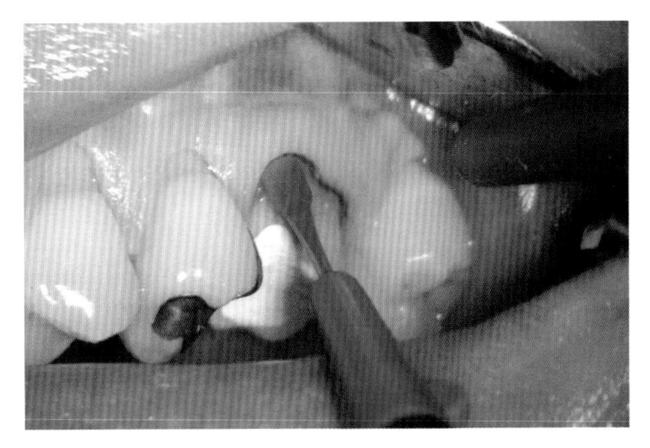

图6.10　使用显微刀片切开薄的或角化不良的组织。

形，从近中到远中，在水平方向上缓慢地、往复地进行。这需要非常小心地将器械的凹部朝向骨面，将器械的凸部面朝向黏膜下层（图6.11）。

翻起龈乳头时必须特别注意。建议使用小而锋利的翻瓣器械。小的翻瓣器械可以从龈乳头侧面进入，并在手术刀切开后允许向舌侧延展。一旦龈乳头完全翻起，器械就可向根尖方向和远中方向移动。

6.6　龈瓣牵拉

翻起龈瓣的牵拉由外科医生和助手执行。温和的牵拉可最大限度地减少术后水肿，促成无并发症的术后状态，并有助于美学愈合。在非常接近颏神经的情况下，小心操作拉钩还可以最大限度地减少对神经组织的压力创伤，这种创伤有可能导致暂时的感觉异常以及周围软

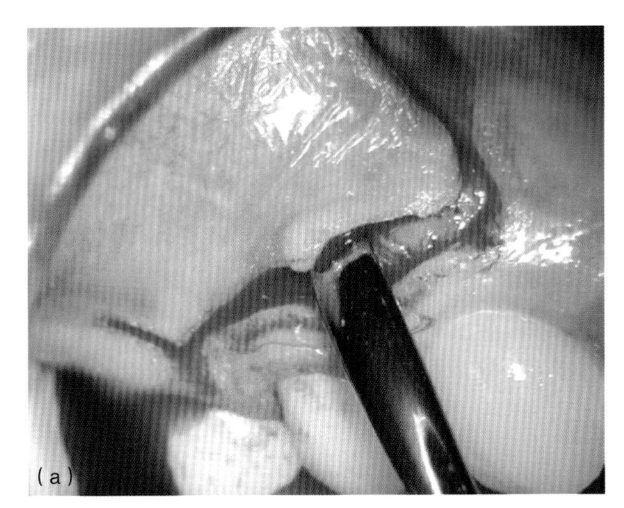

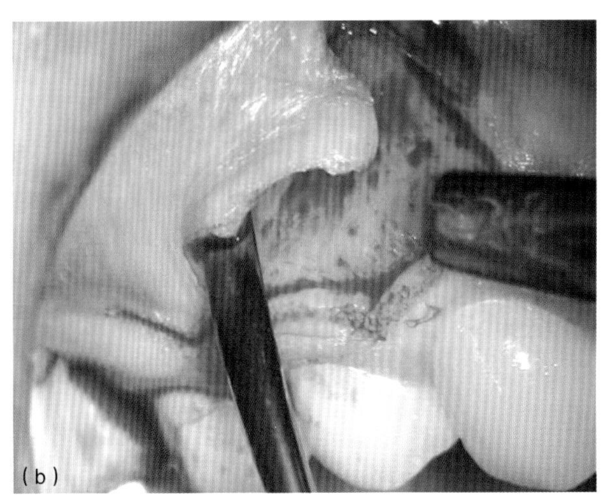

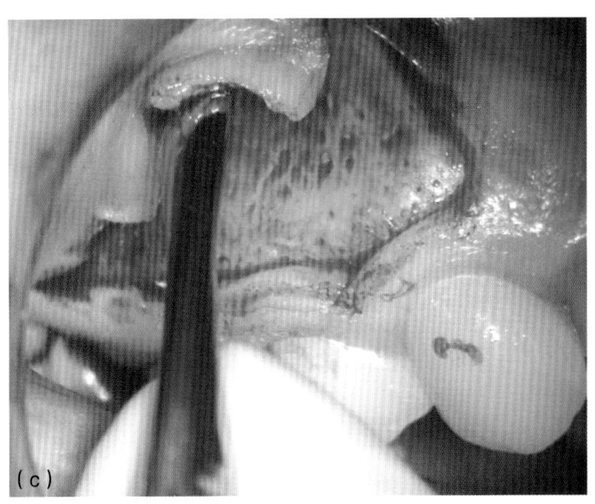

图6.11　（a～c）软组织翻起的过程。

组织的水肿。

拉钩应与骨组织的解剖外形良好适应。解剖拉钩的特点在于其拥有细锯齿的工作边缘，这个边缘是根据骨的外形设计的，包括骨的隆起和凹陷。将拉钩正确放置在健康的骨组织上可以减少术者和助手的疲劳，并创造一个更有效和更安全的操作环境。

第七章

去骨术

Francesco Maggiore, Syngcuk Kim

主要概念

- 去骨范围应该足够大以容纳超声工作尖，但直径不能大于4mm。
- CBCT的使用是确定去骨位置和大小的重要辅助手段。
- 应在最低放大倍率（如4×）下进行去骨术。

7.1 所需器械

- CBCT。
- Lindemann去骨钻针。
- 45°外科手机。
- 显微口镜。
- 显微探针。
- 手术刮匙。
- 亚甲蓝染料。

7.2 去骨术

去骨术，即去除皮质骨板以暴露根尖，操作时必须小心谨慎地接近根尖，以便在根尖准确地进行去骨。

以前为了确定根尖与邻牙根尖、颏孔、下颌神经和上颌窦的毗邻关系，需要从两个不同的角度拍摄垂直于牙根的X线片，以确定牙根的长度、曲率、根尖相对于牙尖尖端的位置以及牙根的数量。然而现在，这一切都可依赖于CBCT（图7.1）。一旦龈瓣被翻起，X线片的图像应该“投射”到皮质骨板上。

手术医生一旦确定根尖的确切位置，即可在低放大倍率伴大量水雾条件下缓慢而小心地去除皮质骨。Lindemann去骨钻针和45°外科手机最适合进行去骨术（图7.2）。去骨钻针专门设计用于去除骨组织，同时最大限度地减少摩擦热。与传统车针相比，它的凹槽更少，从而减少堵塞并提高切割效率。45°外科手机的优点是水沿车针轴引导，而空气从机头背面喷出。与传统手机相比，产生的飞溅更少，并减少了气肿发生的可能性。45°角也为术者提供了更好的直接视野。

7.2.1 如何区分骨与根尖

去骨术中使用显微口镜的目的是清楚的区分根尖和周围的骨质。根部颜色较深，呈黄色，并且很硬，而骨头是白色的、柔软的，用探针刮擦时会流血。当根尖与其周围无法区分时，去骨部位用亚甲蓝染色，亚甲蓝会优先染色牙周膜（见第十章）。在中等放大倍率（10×～12×）下如果没有明显的牙周膜染色表明相对于去骨术去除的骨组织而言，暴露的牙根尖还非常小。手术医生必须非常注意骨中即使是最小的不规则性物体，因为这通常就是

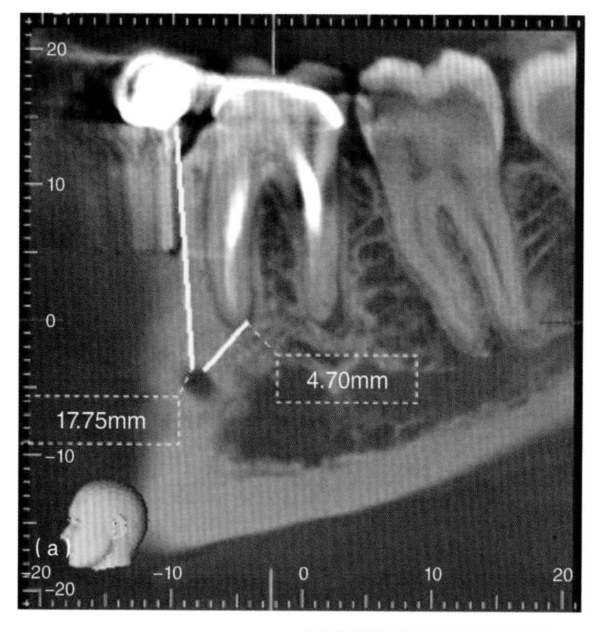

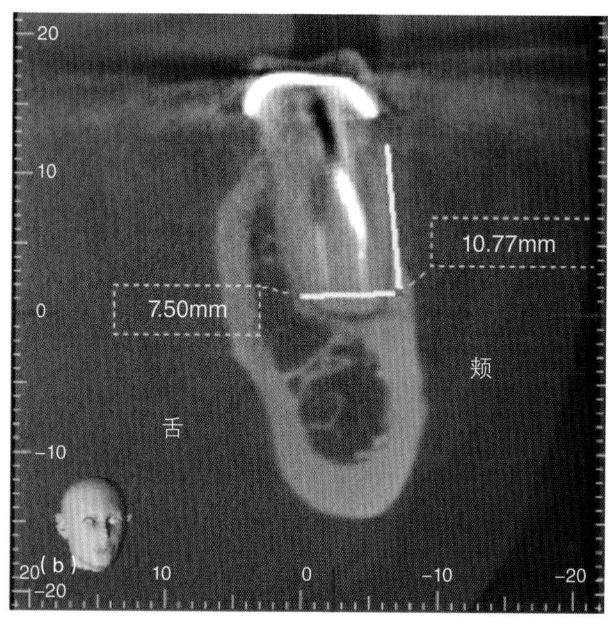

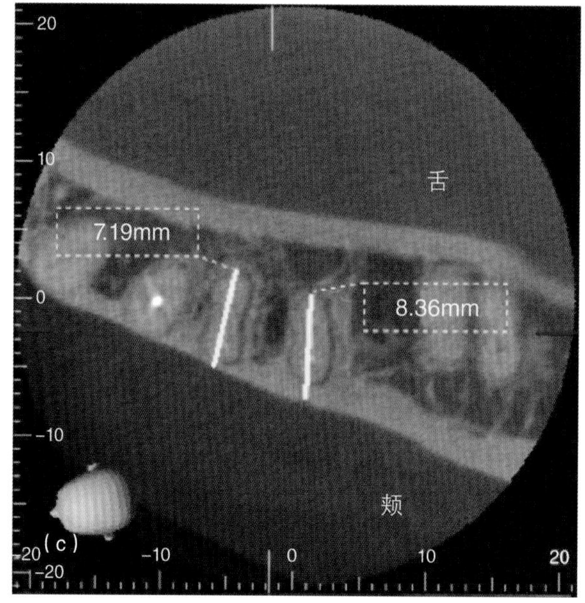

图7.1 CBCT的使用。（a）#19牙CBCT图像的矢状面，测量根尖与颏孔的距离；（b）#19牙CBCT图像的冠状面，测量从颊板到牙根舌面的距离；（c）#19牙CBCT图像的轴向面，测量从颊板到近中和远中牙根舌面的距离。

根尖。在此过程中使用显微口镜的优点是对健康骨结构的去除量最少。这种更保守的去骨术通常会使愈合加快，从而提高患者的舒适度。在显微口镜下进行去骨术的步骤如图7.3所示。在这个阶段使用显微口镜的主要原因是能识别根尖，从而最大限度地减少不必要的皮质骨去除。这个过程完美地说明了显微手术的主要原则：以最少的去骨量或对健康组织结构的最低损害来完全去除病变组织。

7.2.2 牙髓病显微手术的临床状况

牙髓病显微手术最常见的3种临床状况如下：

（1）完整的皮质骨板，根尖周病变很小或没有。

（2）完整的皮质骨板，具有明显的根尖周病变。

（3）皮质骨板开窗通向根尖。

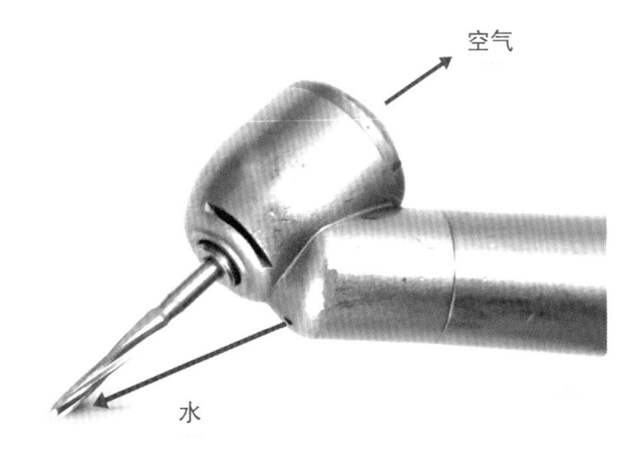

图7.2 带有Lindemann去骨钻针的45°外科手机（Brasseler，USA）。

前两个临床状况属于根尖手术A类、B类、C类，第三个临床状况可能属于D类、E类、F类。（具体分类见第二十一章推荐阅读5和6）。

7.3 无根尖周病变的完整皮质骨板

如果在X线片或CBCT上没有根尖周病的表现时，通常不会进行手术。一个例外是患者在牙髓治疗后不适感未减轻或因操作失误而非手术治疗无法矫正时，则需要考虑手术治疗。在大多数情况下，对于诊断为根尖周病的牙齿，持续不适和对叩诊触诊敏感的表现同样重要。CBCT的应用对于发现此类病变是有必要的。

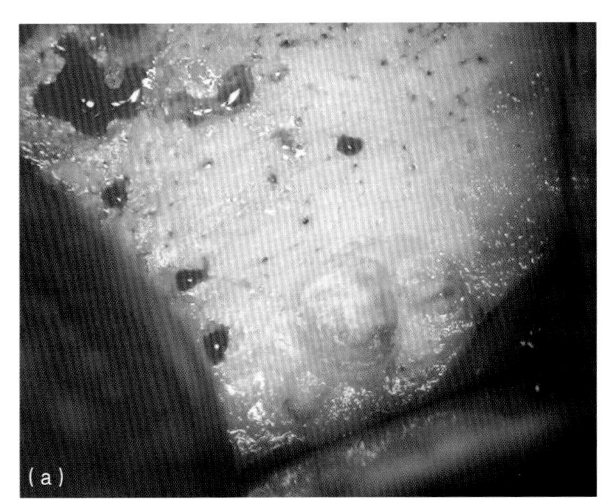

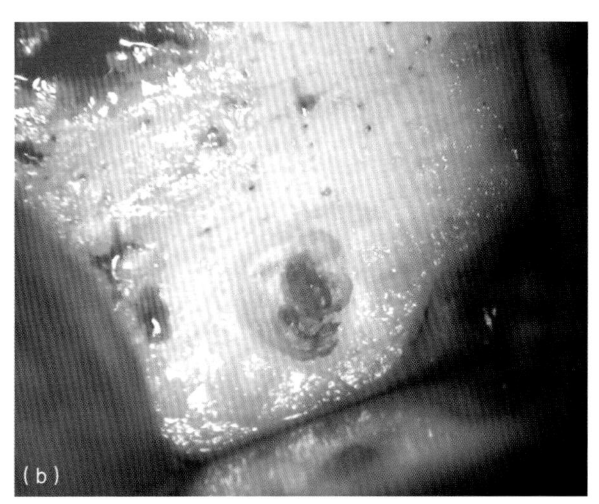

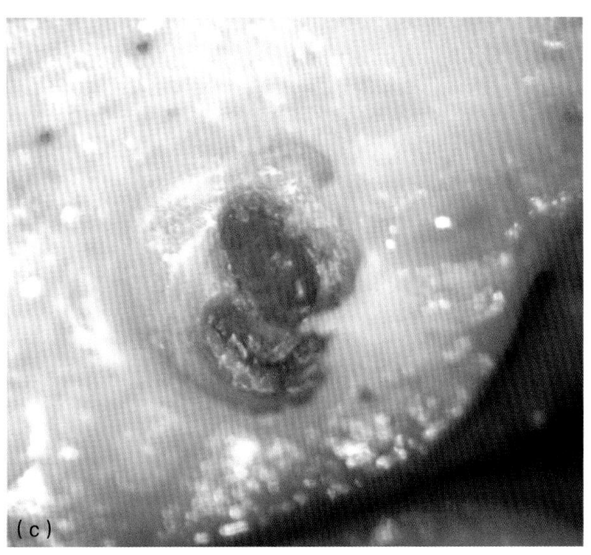

图7.3 去骨术。（a）放大倍率2×，初始的少量去骨，基本看不见根尖所在；（b）根部颜色较深、呈黄色且较硬，而骨头为白色；（c）根尖清晰可见。

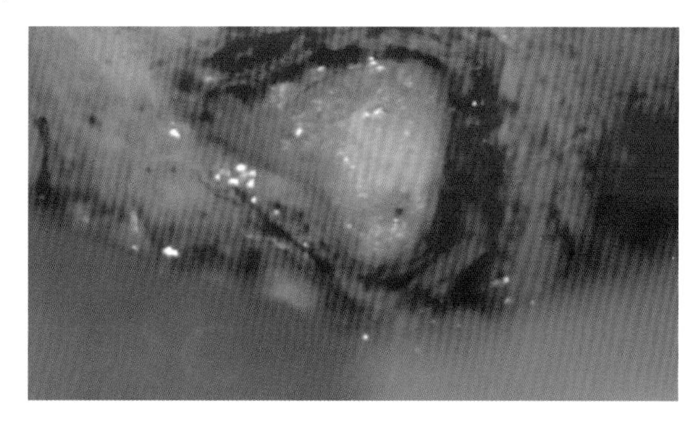

图7.4 根尖开窗。根尖伸出皮质骨外。

从手术的角度来看，下颌磨牙区域的根尖手术最具挑战性，因为手术医生必须确定根尖的确切位置。确定根尖位置的过程，就像一个潜水员通过泥泞的水域下降到达目标区域。由于难以识别根尖，过度去骨的情况并不少见。如上一节所述，使用CBCT、多角度X线片和阻射标记以及亚甲蓝染色是准确确定根尖位置和进行保守去骨术的重要辅助手段。在进行去骨术之前，应通过CBCT确定牙根长度，以及根尖相对于牙尖和相邻牙根的位置（图7.1）。

7.4 带有根尖周病变的完整皮质骨板

带有根尖周病变的完整皮质骨板是牙髓病外科手术中最常见的情况。在许多情况下，探针可以穿透变薄的皮质骨到达病变区，再用微型咬骨钳或刮匙去除这个薄皮质骨板。随后，用45°外科手机确定病变的边界，同时用大量水冷却，并去除软组织。有时，覆盖病变的皮质骨板很厚，看起来完好无损。用45°外科手机与Lindemann去骨钻针刺穿骨板将提供一个重要的标志，从这个标志可以扩大去骨范围。皮质骨病变的尺寸总是小于整个病变在X线片上显示的尺寸。这种现象是由于病变从松质骨开始并进展到皮质骨，因此皮质骨损伤较小。

7.5 皮质骨板开窗至根尖

如果瘘管直接存在于病变牙根部，则开窗的操作变得很简单。通过跟随瘘管并扩大去骨范围以暴露病变区，可以快速地准确地进行去骨术，并为截根术提供通路（图7.4）。然而，在许多情况下，瘘管不是在病变位置处出现，

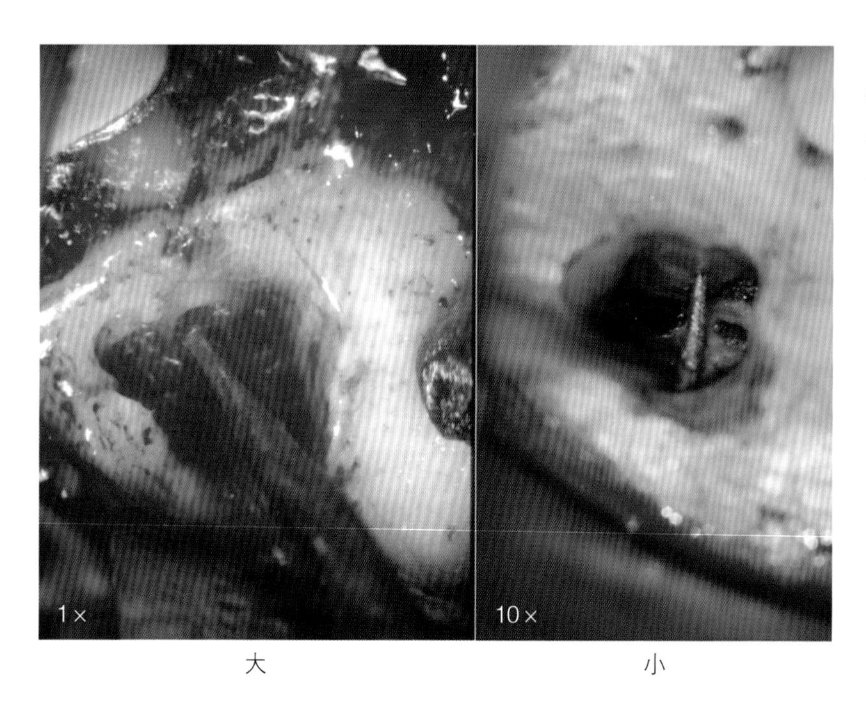

图7.5 标准手术器械（左，1×）和显微手术器械（右，10×）去骨后的比较。新技术的去骨范围明显比标准手术器械的小。

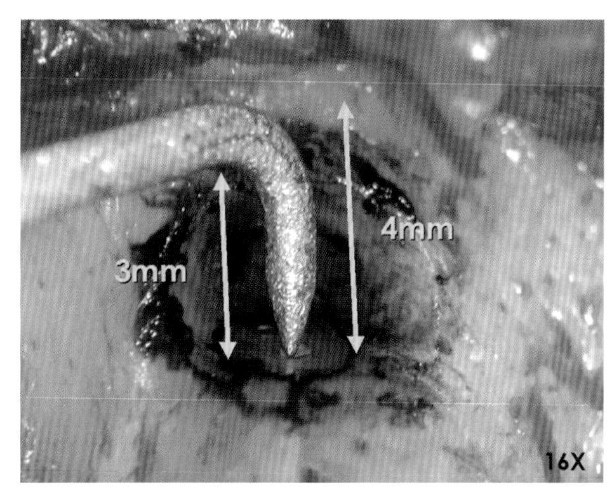

图7.6　理想的去骨术直径约为4mm，以适应骨腔中3mm长的超声工作尖。去骨腔虽小，但足以容纳超声工作尖。

而是在邻近牙齿附近开口。在这种情况下，为了避免过度去除健康骨组织，需要使用CBCT进行仔细测量，为在病变牙根位置直接进行去骨术做准备。

7.5.1　最佳去骨尺寸

去骨的尺寸主要取决于器械的尺寸。传统的牙髓病手术使用相对较大的器械（图7.5），因此去骨术的尺寸会很大——直径大约为10mm，以便外科医生可以使用标准口镜和高速手机查看并治疗根尖。去除这么多健康的颊侧骨板的代价是：愈合总是较慢且痛苦，甚至不完全愈合而导致术后并发症的发生。

显微口镜的出现改变了牙髓病手术需要去除较多骨质以获得足够空间的观念。即使很小的去骨量在更高的放大倍率（8×～16×）下看起来也很大，因此有希望去除更少的骨量而获得足够空间。随着显微外科器械的出现，去骨术的尺寸标准是足以在骨腔内自由操作超声工作尖的最小尺寸。由于超声工作尖的长度为3mm，去骨术的理想直径约为4mm，如此预备的空间足够超声工作尖和显微器械在其范围内进行操作（图7.6）。

7.5.2　去骨孔关键处的修整

某些病例，尤其是在对前牙进行根尖手术时，需要倒预备进入根管超过3mm。此时，可以使用长达9mm的倒预备超声工作尖进行此类预备（图7.7）。作者建议的4mm去骨量不适用于此类操作。为了能产生足够的空间来放置工作尖，本着去除最少量骨组织的原则，可以通过在根尖方向上创建狭窄的垂直延伸去骨术来对去骨孔进行关键的修整（图7.8）。

7.5.3　骨开窗技术

如果没有明显的颊侧皮质骨板开窗，或预

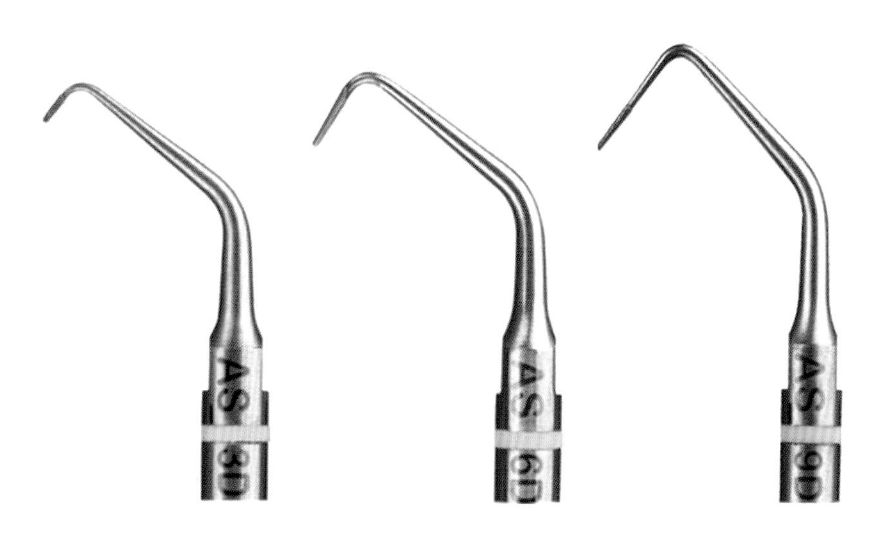

图7.7　不同长度的超声工作尖：3mm、6mm和 9mm。

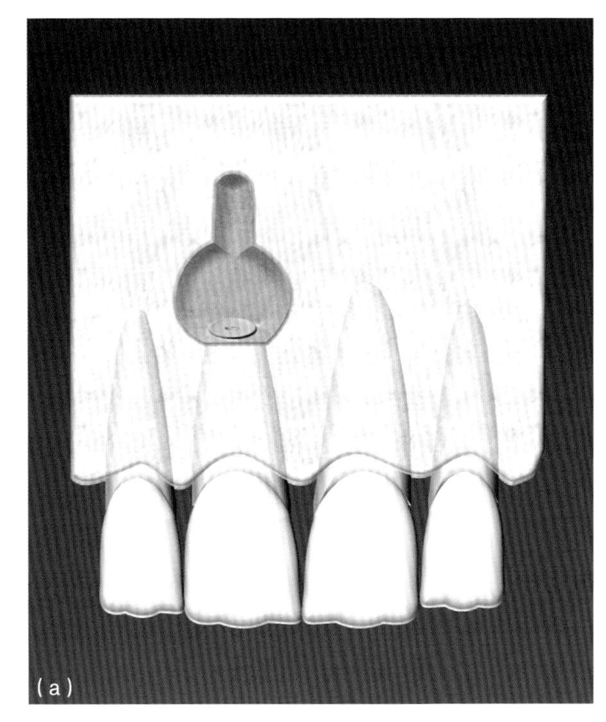

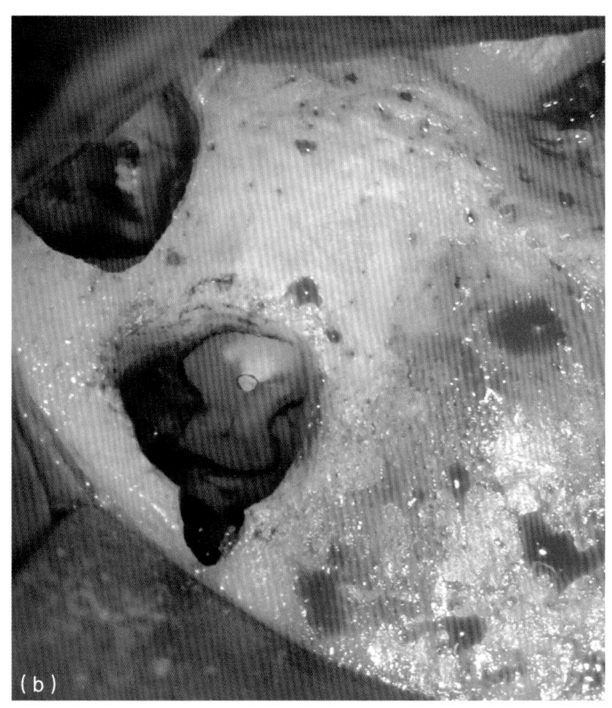

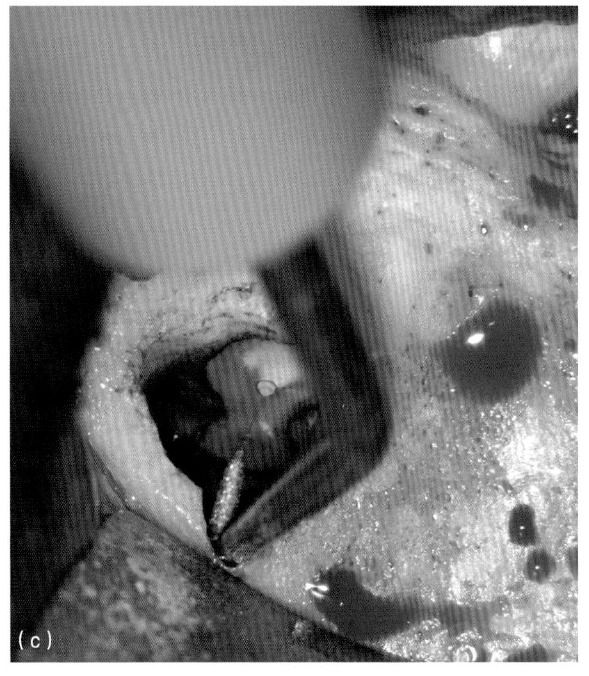

图7.8　去骨孔的修整（a）说明了钥匙孔样的去骨范围修改以适应更长的尖端而不用扩大去骨尺寸。（b，c）#30牙的近中根去骨术的锁孔状调整。该形状利于超声工作尖接近根部，而不会过度牺牲任何额外的骨结构［（b，c）由Kaname Yokota医生提供］。

计皮质骨板很厚，笔者提出了一种新技术，旨在保护颊侧皮质骨板并促进更快愈合。使用超声骨刀（W&H Piezomed，奥地利），可高精度切除骨组织，同时不损伤周围软组织。新设计的10mm长细齿锯尖用于创建矩形骨窗口，以暴露病变区域和根尖（图7.9）。切割颊侧皮质骨板时，应使它们从外表面向内表面汇聚，形成一个“静止”位置，防止骨板在复位时向内部移位。移除骨板之前，在骨板上创建两个小圆孔，这些圆孔随后将有助于保持手术部位的良好血液循环（图7.10）。

将骨开窗块置于Hank's平衡液溶液（HBSS）

图7.9　W&H Piezomed器械。细齿锯可进行8mm和10mm深度的精细切割，在采集骨块时几乎没有骨质丢失。

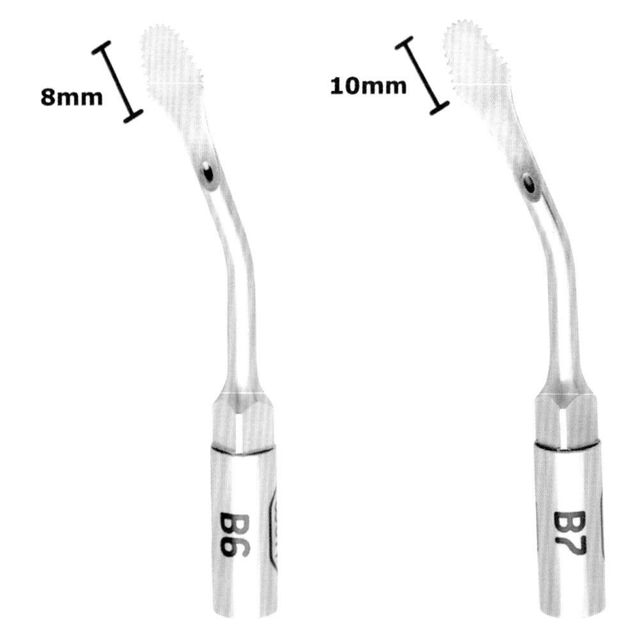

图7.10　使用超声骨刀在颊侧皮质骨板上切出一个矩形窗口。制备两个孔以促进愈合过程中的血液循环。

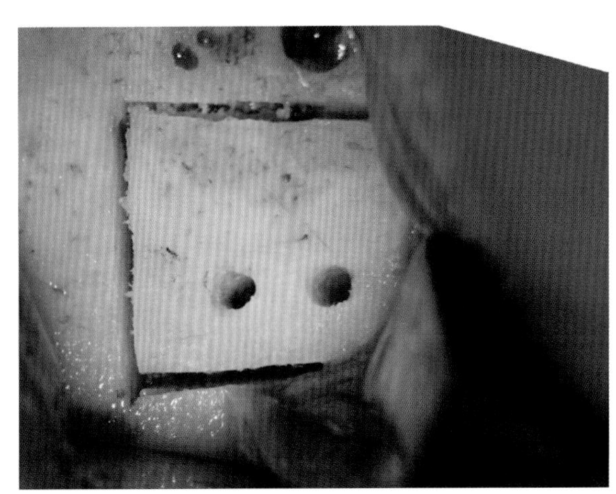

图7.11　取出的骨块保存在Hank's平衡液溶液（HBSS）中，直至手术结束。

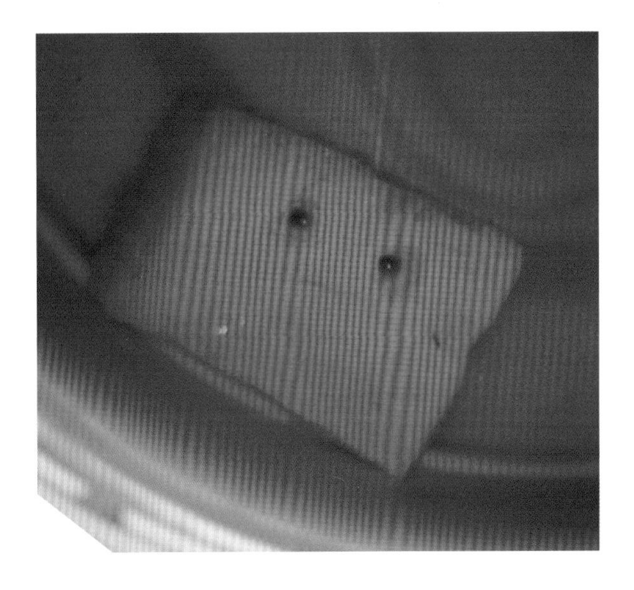

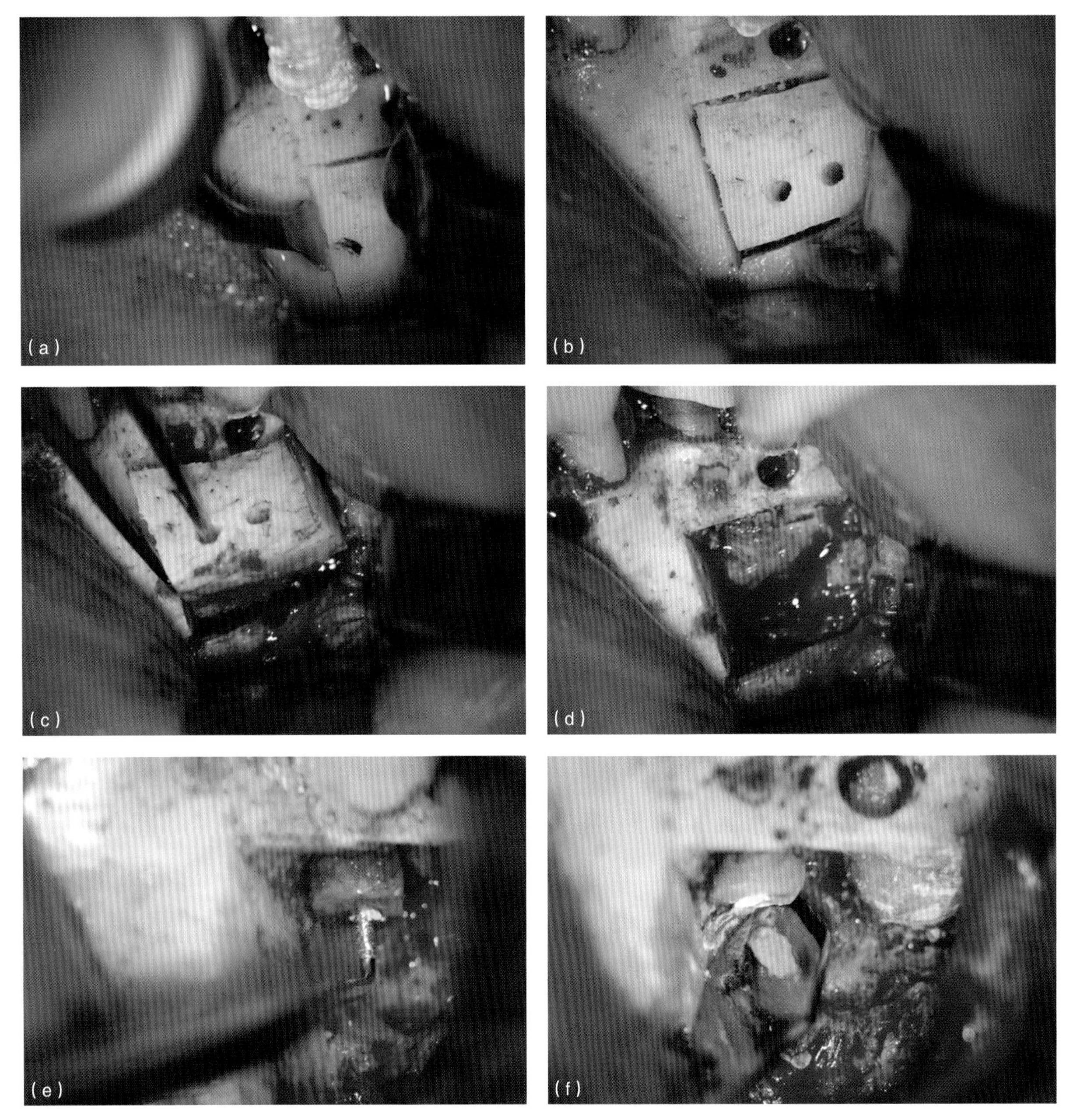

图7.12 骨开窗制备流程。(a)骨锯预备开窗；(b)完成骨开窗；(c)骨窗被移除；(d)肉芽组织暴露；(e)切除根尖后超声预备；(f)生物陶瓷根端充填。

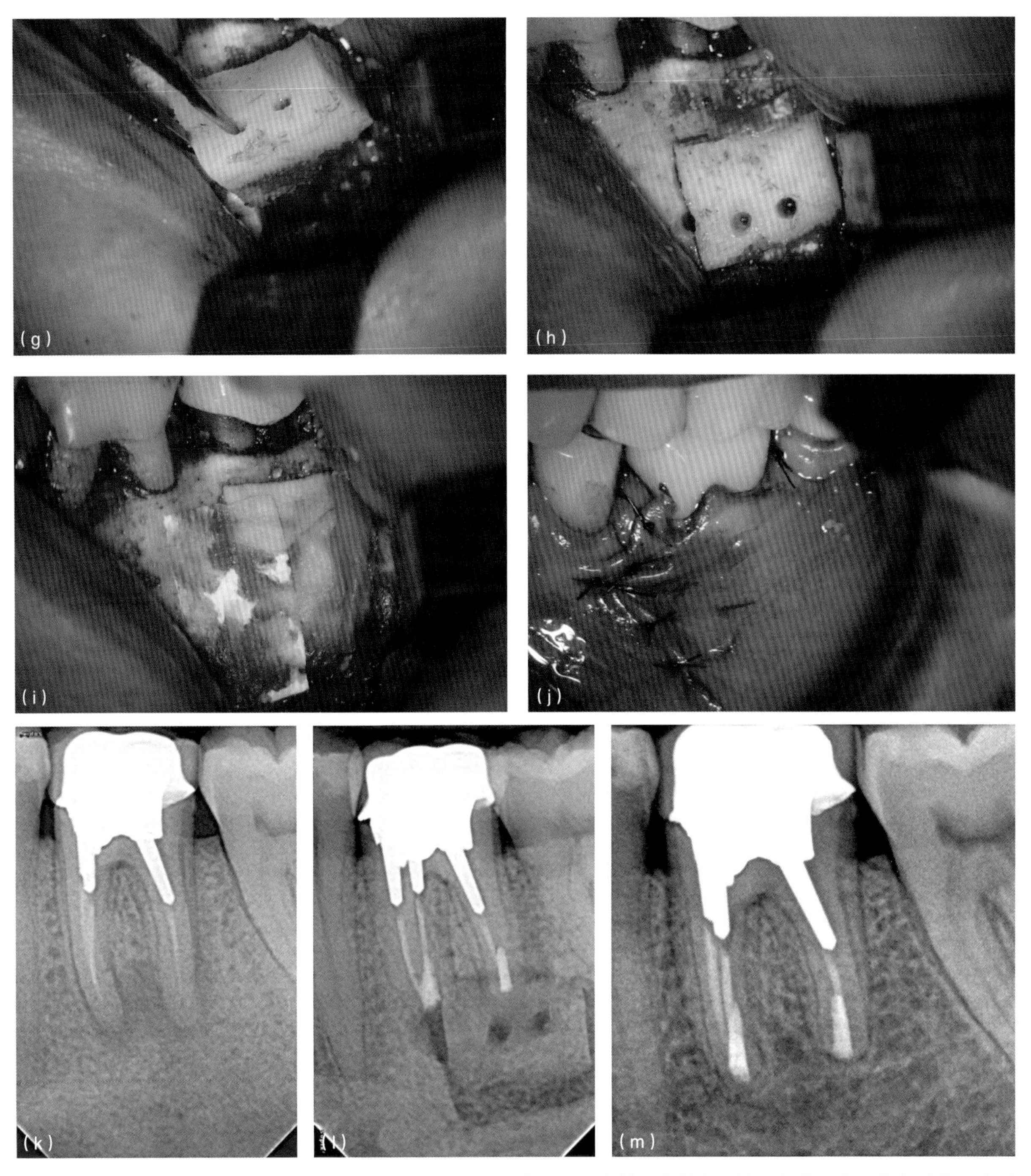

图7.12（续） （g）骨窗重新置入；（h）骨窗周围楔入胶原；（i）放置在骨窗上的两个胶原膜；（j）缝合；（k）术前X线片；（l）术后X线片；（m）3年回访X线片。

（Lonza Walkersville Inc., Maryland）中，直至手术结束（图7.11）。完成根尖手术后，复位颊侧骨板，使用胶原膜进行固定，并在瓣复位之前用可吸收膜覆盖。请注意患者在愈合期间不要按压骨开窗位置（图7.12）。

第八章

根尖切除

Spyros Floratos, Fouad Al-Malki, Syngcuk Kim

主要概念

- 应沿着垂直于牙根长轴的方向切除根尖3mm。
- 应在中等放大倍率下完成（如10×）根尖切除。
- 根尖切除的斜角应为浅斜面，例如0°～10°。
- 根尖刮除术仅针对病变的症状，而不是病因本身。

8.1 所需器械

- 45°外科手机：NSK（Brasseler，美国）和Morita。
- Lindemann去骨钻针。
- 显微刮匙。
- 亚甲蓝染料。

8.2 根尖切除

一旦肉芽组织被清除到可以清楚识别根尖的程度（图8.1），便可在垂直于牙根长轴的方向上切除3mm的根尖。为有效执行此操作，应将Lindemann去骨钻针安装在45°外科手机（TwinPower Turbine 45，Morita，日本）、N45S（Brasseler，美国）上或其他包含大量喷水功能的类似角度手机。根尖切除时有个实用的技巧，Lindemann去骨钻针宽度的2倍大约就是3mm的根尖切除量（图8.2）。

因为根尖后面通常有剩余的肉芽组织，切除根尖后，有利于完全去除所有肉芽组织。

过去20年的牙髓病科文献支持在根尖手术中切除根尖部分的几个理由如下：

- 去除病变组织。
- 去除解剖变异（根尖分歧区域、副根管、根尖分叉、严重弯曲）。

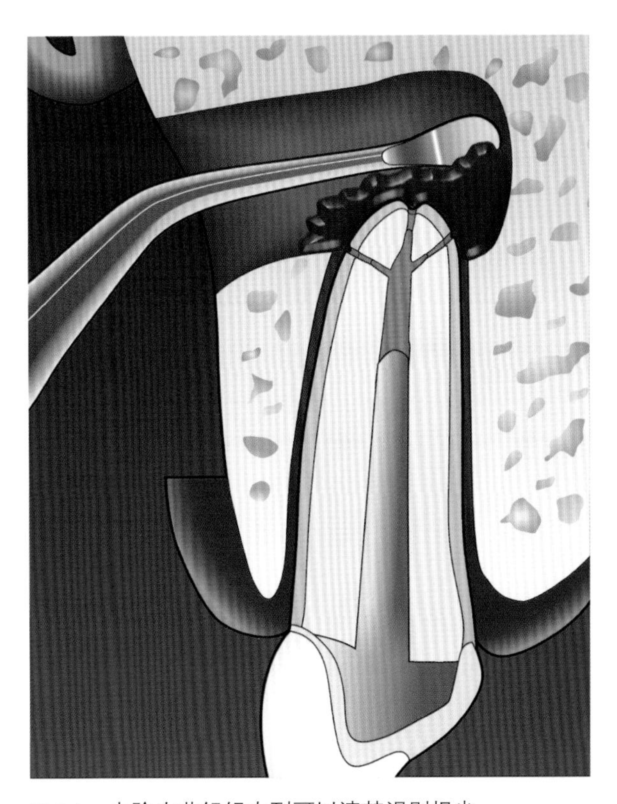

图8.1 去除肉芽组织直到可以清楚识别根尖。

Microsurgery in Endodontics, First Edition. Syngcuk Kim and Samuel Kratchman.

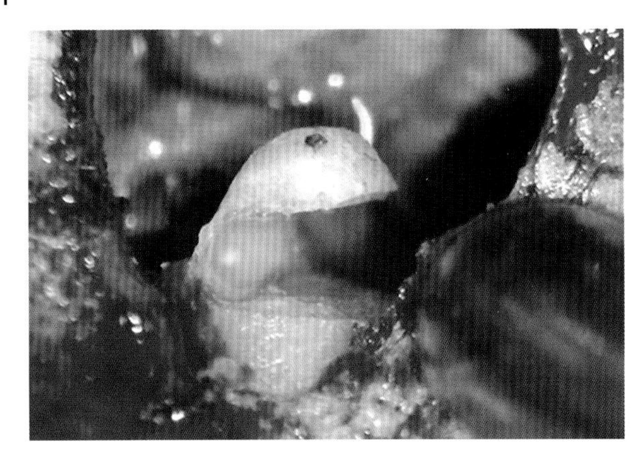

图8.2 #6牙根尖3mm被切除（放大倍率10×）（由Francesco Maggiore医生提供）。

- 去除医源性事故（台阶、阻塞），穿孔，带状穿孔，器械分离。
- 深度清除肉芽组织。
- 当从冠部进入根管系统受限或当非手术再治疗的冠部入路被认为不可行、耗时且破坏性太大时，可建立直达根管系统的通路。
- 建立根尖封闭。
- 评估根尖封闭。
- 切除因骨开窗外露的根尖。根尖外露主要发生在上颌前磨牙和上颌第一磨牙，但也可以发生在牙列的任何牙位，通常与开窗部位触诊的压痛症状有关。在这种情况下，将外露的根尖切除到骨水平，以便整个牙根周围都被骨包裹，促进根部在愈合后完全被骨覆盖，可以消除术前的触诊压痛症状。
- 评估完全或不完全的垂直根折。根折的存在通常可表现为：根管充填在放射学上被判断为良好，但临床症状持续存在。通过根尖切除，用染料染色，例如亚甲蓝（Vista Dental，Racine，WI，美国），然后检查牙根截面将发现这些在术前X线片上未检测到的根折（见第九章）。

关于根尖应该切除的量并没有一个共识。美国宾夕法尼亚大学对根尖解剖进行的研究表明，必须去除至少3mm的根尖，以减少98%的根尖分歧和93%的侧支根管（图8.3）。

根尖切除的3mm规则不适用于某些必须评估多个变量的情况。例如，根尖靠近下颌管、颏神经或上颌窦膜时，可能需要更多的根尖切除量以免伤及这些解剖结构。

向舌侧倾斜的牙根也可能需要切除超过3mm的牙根末端，以便观察到所有解剖结构。该种情况也适用于具有皮质骨开窗的牙根，主要是上颌前磨牙和磨牙。其他因素，例如牙根的形状、切除水平处是否存在多个副根管、牙本质壁的厚度、穿孔台阶或分离器械存在的位置、桩或任何硬质材料距离根尖的距离等都可能影响根尖切除水平的最后决定（图8.4）。

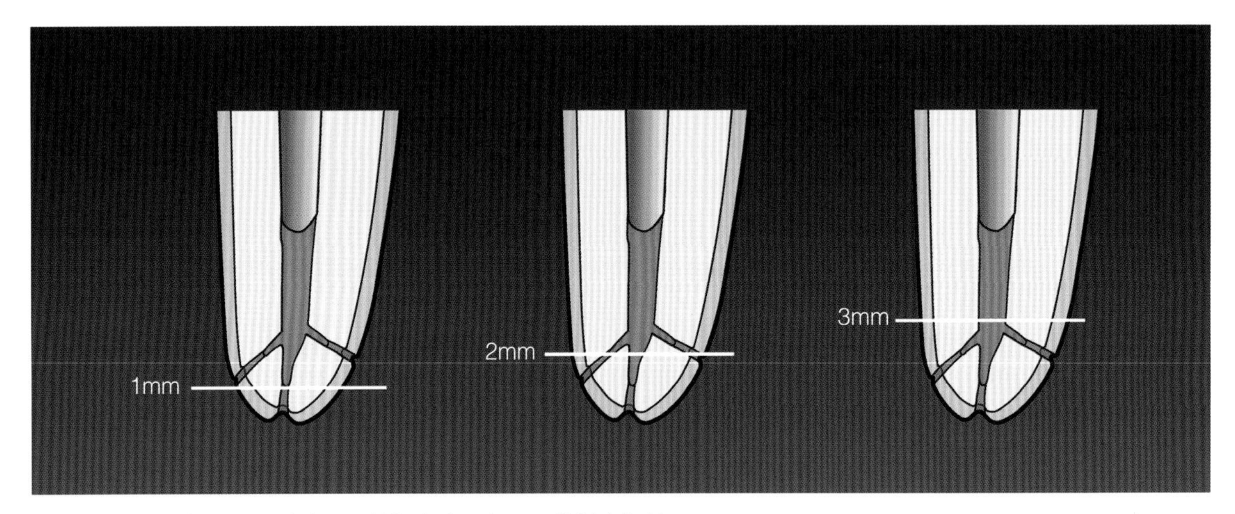

图8.3 去除根尖3mm可消除98%的根尖分叉和93%的侧支根管。

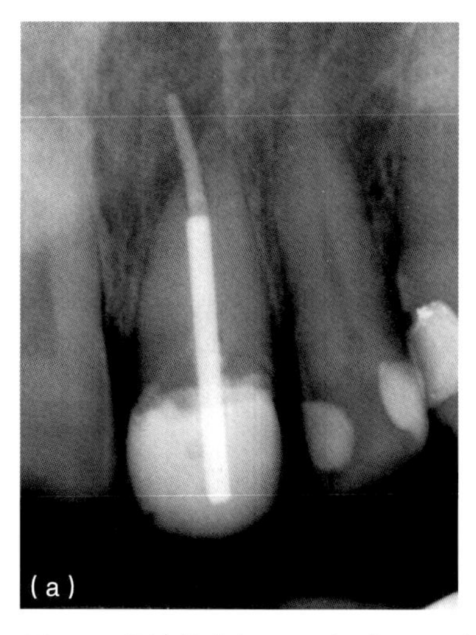

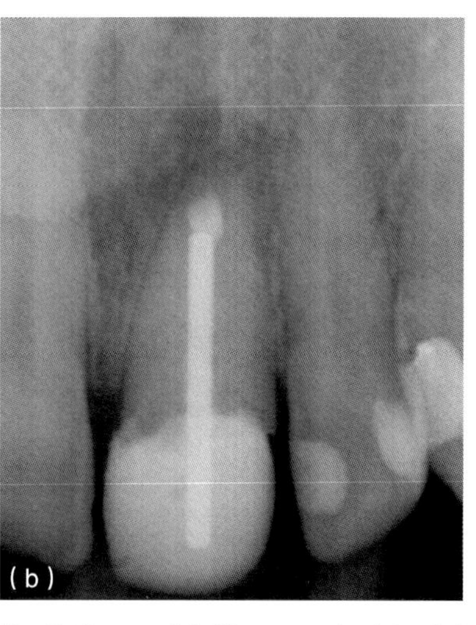

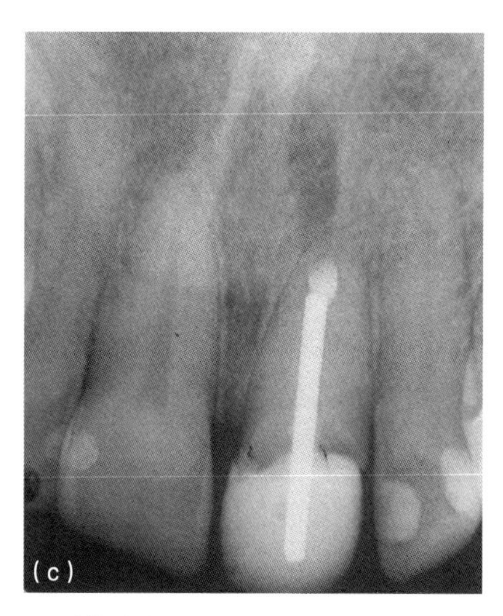

图8.4 超填的中切牙。(a)#9牙术前X线片，牙胶超填。3mm根尖切除将上行到桩的水平。因此，1.5mm的根尖被切除。(b)术后X线片显示MTA根端充填。(c)治疗后 6 个月拍摄的X线片，显示骨完全愈合。

在决定根尖切除水平之前，还应考虑牙槽嵴的水平和有无牙周缺损。最后，为消除不完全的牙根纵裂线也可能需要切除超过3mm的牙根（见第九章）。

为了确定根尖是否完全切除，牙根表面要用亚甲蓝染色，并在中等放大倍率（10×～12×）下检查是否存在牙周膜（PDL）（见第九章中9.2部分内容）。完整的根尖切除后，PDL显示为围绕根表面的不间断环形线（图8.5）。存在部分中断的线则表示仅切除了部分根部（图8.6）。

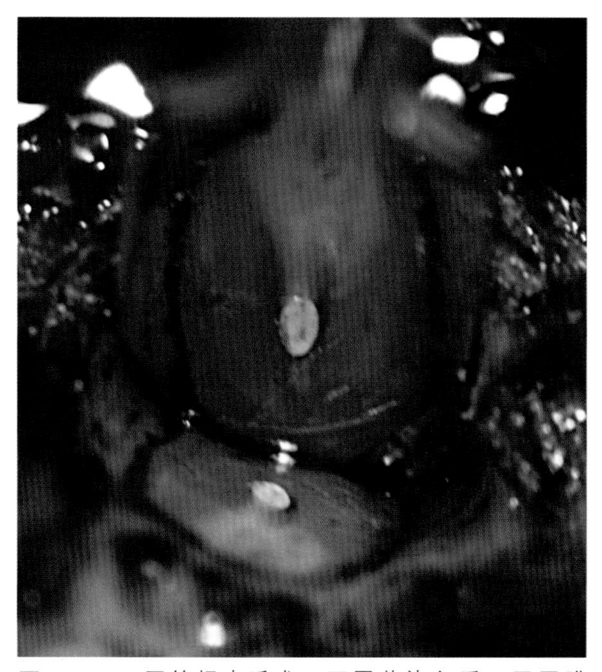

图8.5 #7牙的根尖手术。亚甲蓝染色后，牙周膜（PDL）表现为围绕根表面的不间断圆形线（放大倍率16×）。

在这种情况下，根尖切除必须向舌侧更深处延伸，也可能向冠方延伸。牙根切除不完全是手术失败的最常见原因之一。CBCT能很好地显示距根尖3mm水平处牙根的深度和厚度。

8.3 陡斜面 vs 浅斜面

传统的手术技术，建议根尖切除的角度应与牙根长轴朝向颊侧或面部成45°～60°角。这种陡峭斜面的唯一目的是便于对切割牙根表面的直视，并有利于手术医生利用高速或慢速角度手机里的车针进行根管倒预备。然而，在切除的牙根末端形成陡峭的斜面没有生物学上的理由。斜面越陡，就越可能发生以下并发症：

- 颊侧支撑骨的损坏或不必要的去除。手术失败的一个常见原因是去骨量过大以及形成锐角和由此产生的牙髓-牙周交通。随着现代显微外科器械和外科手术显微镜的使用，这种过度去除健康骨的需求已不再合理。
- 根部切除不完全（图8.7）。可能导致遗漏主根管或遗漏侧支根管或遗漏分支，这种情况

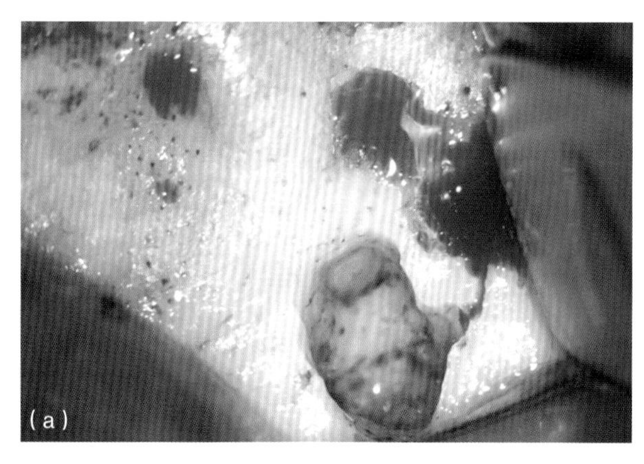

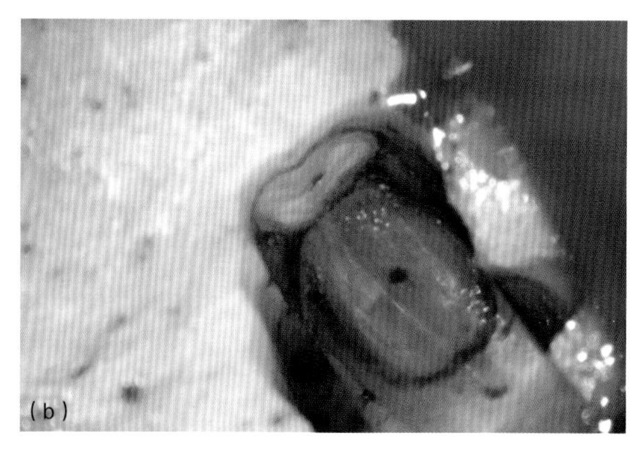

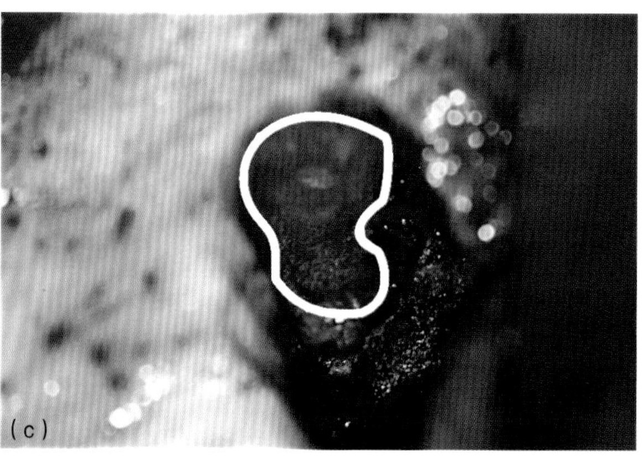

图8.6 #19 牙根尖手术。（a）近中根部分切除（放大倍率8×）；（b）切除的牙根表面用亚甲蓝染色并检查。牙周膜（PDL）的轮廓在牙根的舌侧不完整。提示只有颊根管被染色，因此需要在舌侧进一步切除（放大倍率16×）；（c）根端充填的直接面显示了根周的完整性（放大倍率16×）。

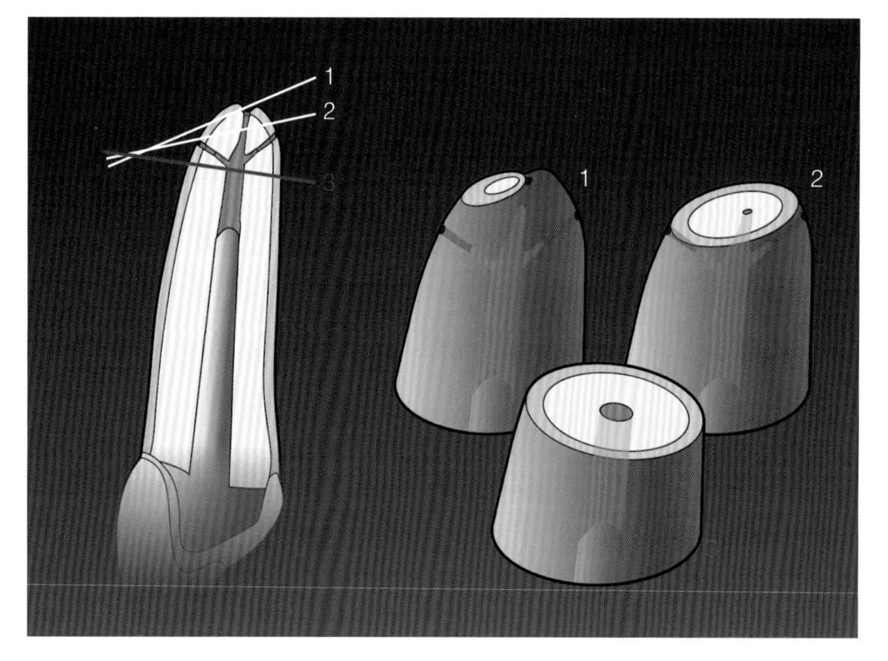

图8.7 在1和2情况下可见不完全根部切除。

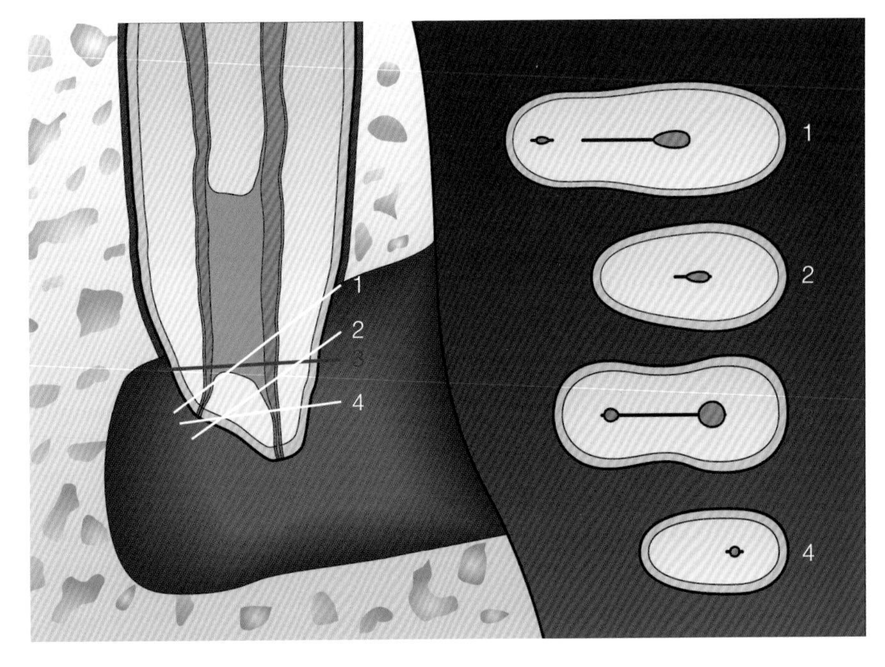

图8.8 通常，在宽阔或椭圆形牙根上的45° 斜面可能会显露颊侧根管（切面1），但可能会遗漏从主根管向舌侧方向延伸的舌侧根管或副根管。理想截根平面应该是没有斜角的（切面3，红色）。

多发生在向舌侧弯曲的牙根，例如下颌磨牙的牙根。

- 根的舌侧或腭侧遗漏了重要的根管解剖结构。通常，在宽阔或椭圆形牙根上的45°角斜面可能会显露颊侧根管，但可能会遗漏从主根管向舌侧方向延伸的舌侧根管或副根管（图8.8）。
- 长斜面可能会引起术者对根管系统真正长轴的方向缺乏定位，从而迷失方向。这增加了在根管倒预备期间舌侧或腭侧牙本质壁穿孔的风险（见第十章10.3部分内容）。
- 切除牙根表面所暴露的牙本质小管过多。这增加了术后细菌微渗漏风险（图8.9）。

与之相反，显微手术技术建议采用0°角，垂直于牙齿的长轴进行根尖切除（图8.10）。

0°角可以满足以下要求：

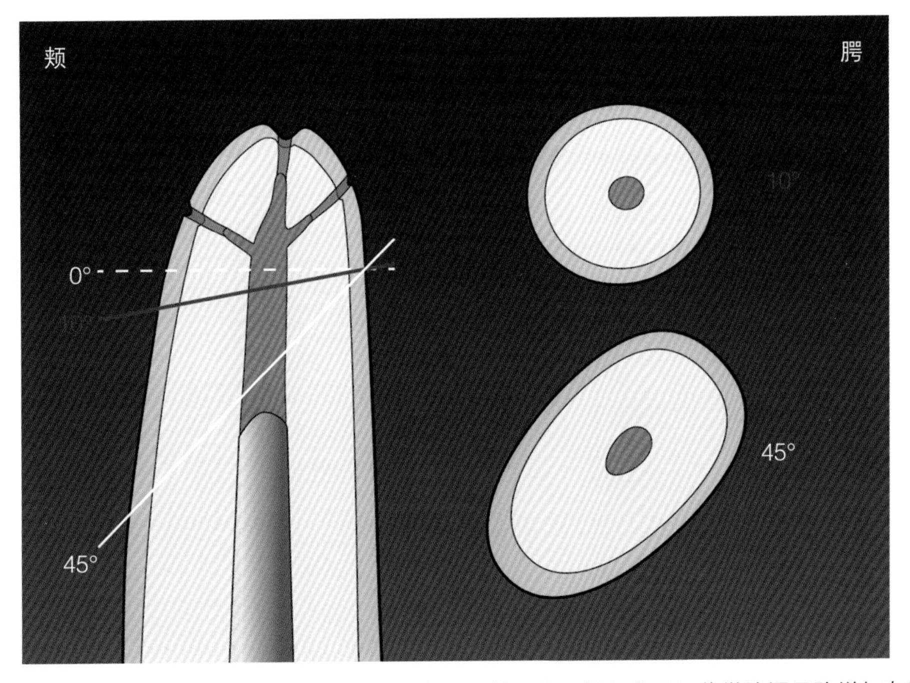

图8.9 45°斜面形成根截面暴露更多牙本质小管，这可能与术后细菌微渗漏风险增加有关。

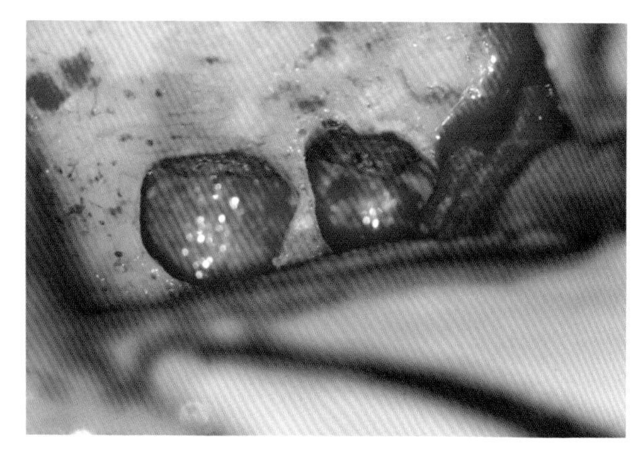

图8.10 #30牙根尖手术。近中牙根根尖切除角度为5°角，便于显微镜下直接观察切除面，远中牙根为0°角，垂直于牙齿长轴。

- 保留牙根长度。
- 遗漏舌侧解剖结构和侧副根管的可能性较小。
- 根尖完全切除。
- 牙本质小管暴露较少。因为牙本质小管垂直于牙齿的长轴，短斜面暴露牙本质小管更少。
- 与牙根同轴更容易进行牙根管倒预备。牙根管倒预备应保持在牙根的长轴内，以避免穿孔的风险。斜面越长，进行牙齿同轴定位和预备工作就越困难（见第十章 10.3部分内容）。

据报道，非手术根管再治疗联合根尖切除术而未行根管倒充填术，是一种可接受的替代治疗方案。但该报道的有效性必须受到质疑。通过根尖周刮除术去除病变的根尖周组织只能消除渗漏的结果，而非原因。起初可能会出现症状停止和影像学改善，但这只是暂时的。因此，单独消除根尖周病灶可能会导致病灶复发。

第九章

检查截根平面：峡区的重要性

Spyros Floratos, Jorge Vera, Fouad Al-Malki, Syngcuk Kim

主要概念

- 检查截根平面是显微手术的关键步骤，也是传统手术技术中缺少的一个重要步骤。
- 在检查过程中，截根平面用Stropko冲洗器干燥并用亚甲蓝染色以显示所有解剖结构和病变结构。
- 解剖结构包括根管峡区、鳍部、侧支根管和副根管。
- 病变结构包括微裂、穿孔、根管充填材料中的微间隙以及既往根管倒充填材料的裂缝。
- 亚甲蓝染色后，必须在高倍率（16×～25×）下进行检查。
- 下颌磨牙的近中根和上颌磨牙的近颊根中峡区较为常见。
- 未经治疗的峡区经常导致治疗失败；因此，它们必须像根管一样被仔细识别、清洁、成形和充填。

9.1 所需器械

- 显微口镜：圆形和矩形。
- 显微探针。
- Stropko冲洗器/干燥器。
- 亚甲蓝染料。

在进行小范围去骨、完全根尖切除并去除所有肉芽组织后，骨腔需要重新达到止血状态。尽管麻醉剂具有血管收缩作用，但仍可能发生出血。术者必须保持对手术环境的完全控制。为此，在完成一个步骤之后，才能进行下一个步骤。一旦达到充分止血，截根的表面就可以在手术显微镜下以高倍率进行仔细检查。

高倍镜下检查是显微外科手术的关键步骤，这是传统外科技术所缺少的。它涉及正确识别解剖细节、异常情况和医源性错误，对手术的成功至关重要。换句话说，仔细检查将确定非手术治疗失败的可能原因。检查应在手术显微镜提供的高倍率和照明下进行。在传统的手术技术中，根部切除是在没有放大视野的情况下进行的。因此，不可能检查到切除后的牙根表面的所有解剖细节。在显微外科手术中，用肉眼甚至放大镜都无法做到充分的检查，而需要将显微镜放大倍率设置到16×～26×的范围内——高于其余的手术步骤。

在检查过程中，使用Stropko冲洗器/干燥器（Vista Dental, Racine, WI, 美国）冲洗并干燥截根平面（图9.1）。

对干燥后的截根平面用小棉棒蘸亚甲蓝进行染色（图9.2）。

9.2 亚甲蓝染色（MBS）

MBS只会使有机质变色。它以深蓝色快速显

Microsurgery in Endodontics, First Edition. Syngcuk Kim and Samuel Kratchman.

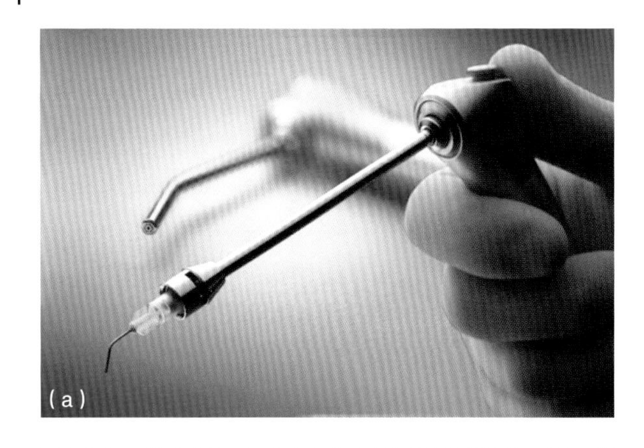

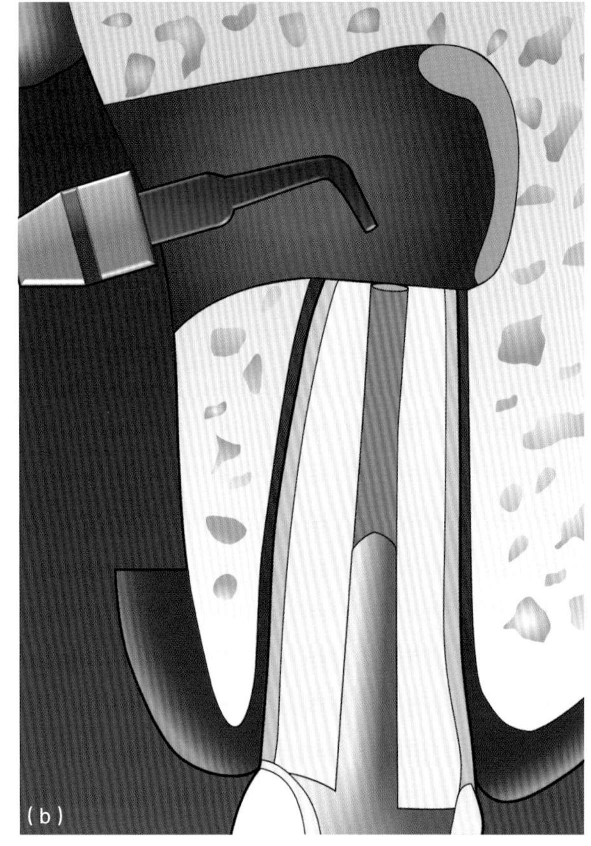

图9.1 Stropko冲洗器，带有连接的钝针。（a）Stropko冲洗器；（b）根面干燥示意图。

示牙周膜，但也能染色峡区、副根管、微裂或完整的断裂线（不是裂纹线），并显示充填材料的裂缝、根尖偏移、微渗漏区域、微裂、不良的根管倒充填材料，以及牙本质完整性的任何类型的破坏。通过MBS这种方式，手术医生看到这些结构的能力得到了增强。为了在检查过程中清楚地辨识所有上述解剖结构，必须按如下方式使用亚甲蓝：

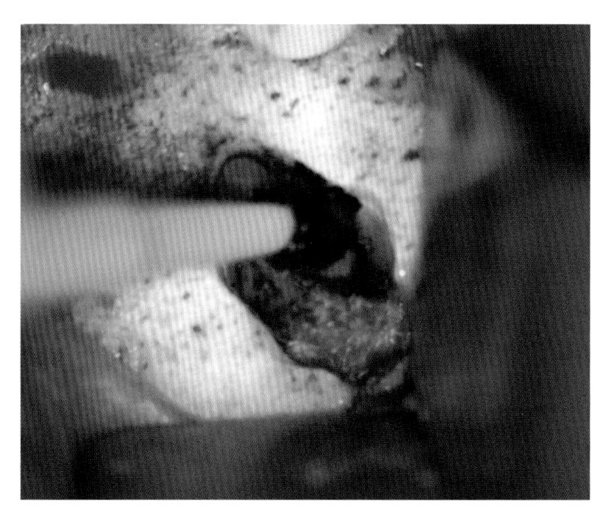

图9.2 用1%亚甲蓝对#19牙近中牙根截面进行染色，以方便检查（放大倍率10×）。

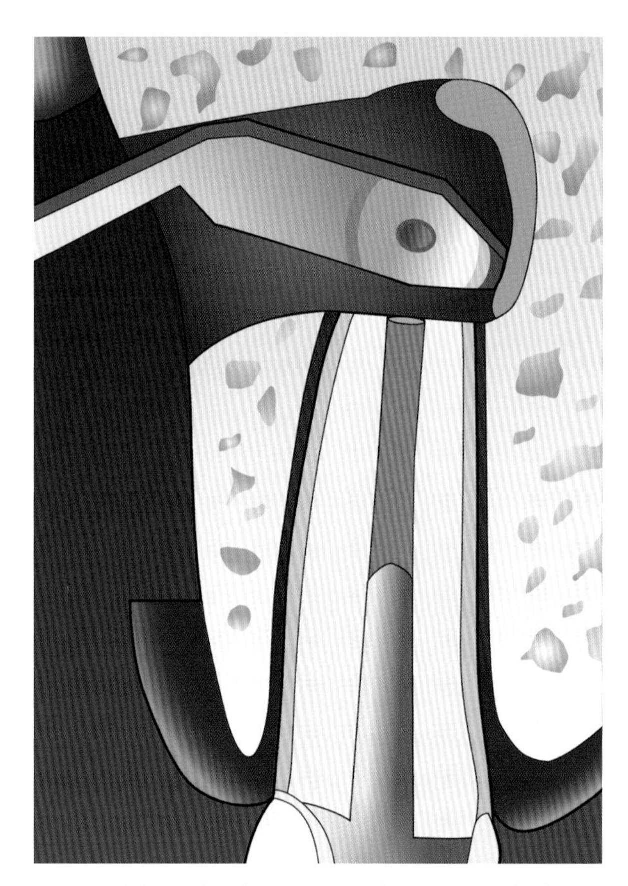

图9.3 在检查过程中，显微口镜与切面成45°角放置，根面的反射面显示了根管系统的每个解剖细节。显微镜调至放大倍率为14×～26×。

- 在应用MBS之前，牙根表面必须干燥。
- MBS使用小棉棒将牙根表面和牙周膜浸透，并使其停留10～15秒。
- 然后用生理盐水冲洗所有染色并用Stropko冲

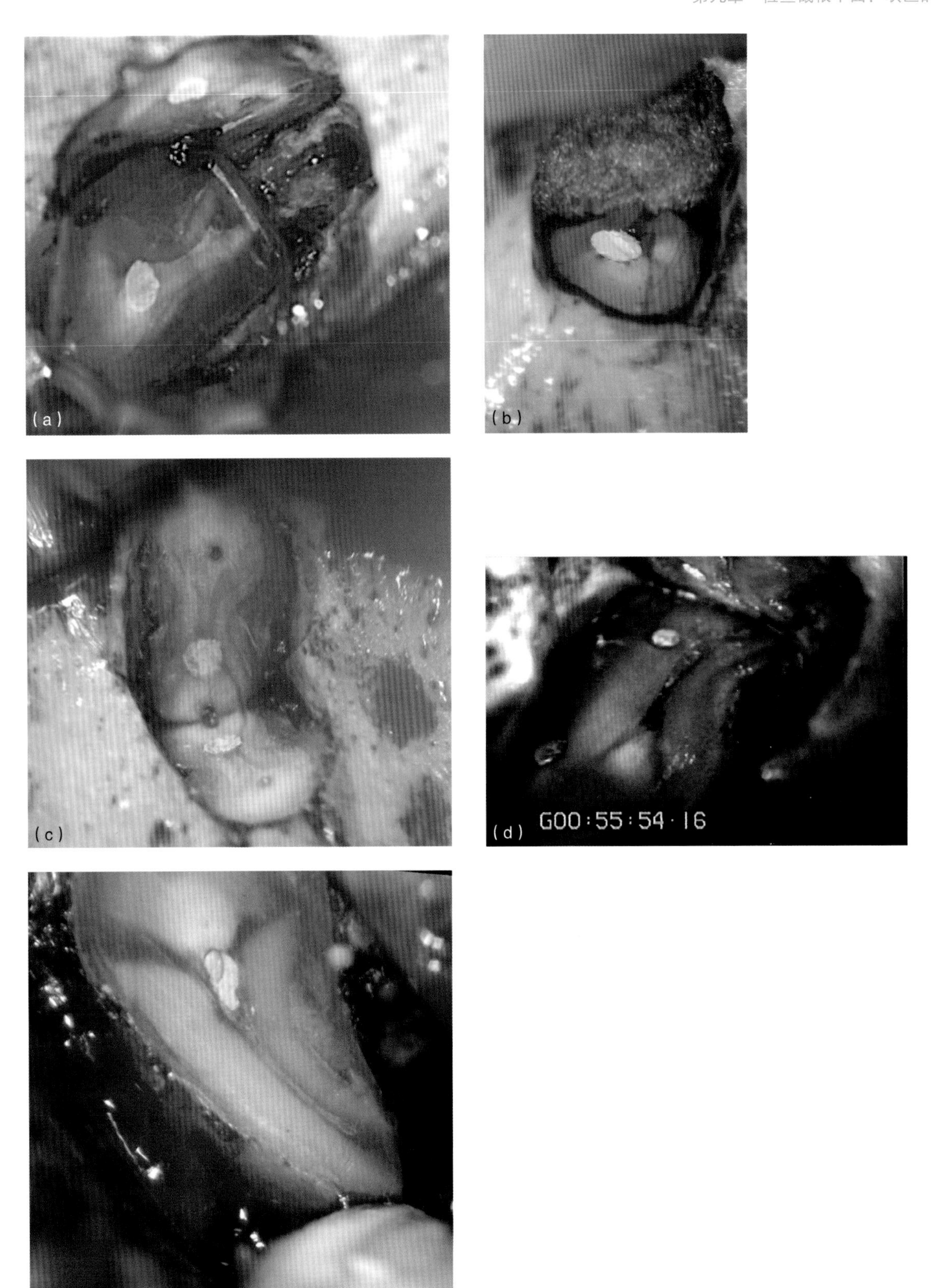

图9.4　在显微镜的高倍率（16×～26×）下进行检查。（a）舌侧根管遗漏和峡区预备不足；（b）根纵折；（c）多个副根管；（d）未填充的峡区；（e）颊侧根管遗漏。

洗器/干燥器彻底干燥。

- 在手术显微镜的高倍率放大下检查整个染色区域；其倍率（16×～25×）高于其他的手术步骤。

然后，将显微口镜放置在与截根平面成45°角的位置，牙根表面的反射视图即显示出根管系统的每个解剖细节（图9.3）。

仔细检查是手术成功的关键，这一步在既往手术失败的病例中变得更加重要，因为必须通过仔细检查来确定失败的原因。最近的一项研究表明，根尖手术失败的原因多在于术中检查时无法明确既往治疗失败的具体原因。这清楚的解释了，由于缺乏手术显微镜下的仔细检查，传统的根尖手术不可能是一个非常充分和预后非常好的术式。图9.4显示了导致失败的复杂解剖结构的一些示例，所有这些发现都是非手术牙髓病治疗失败的明显原因。

我们将检查过程中可以识别的发现与解剖细节分为宏观发现和微观发现。宏观发现包括峡区和遗漏根管，而微观发现包括裂纹线，其定义表现为破坏牙本质完整性的黑线、裂缝、“磨砂状”牙本质区域和间隙（图9.5）。“磨砂状”牙本质被定义为白色或不透明的牙本质，而不是正常的灰色或黄色牙本质，并且不

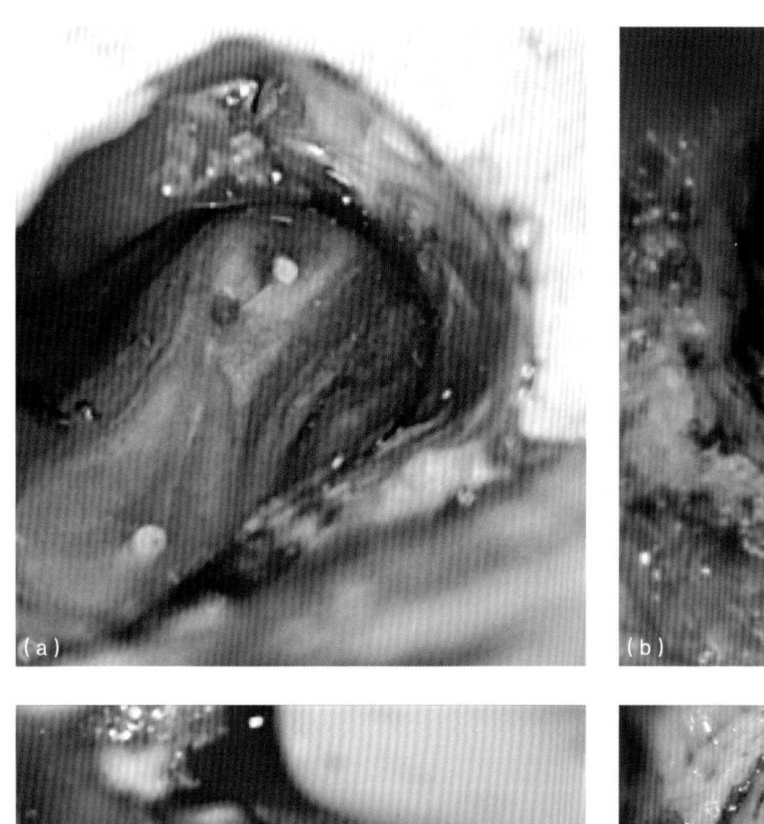

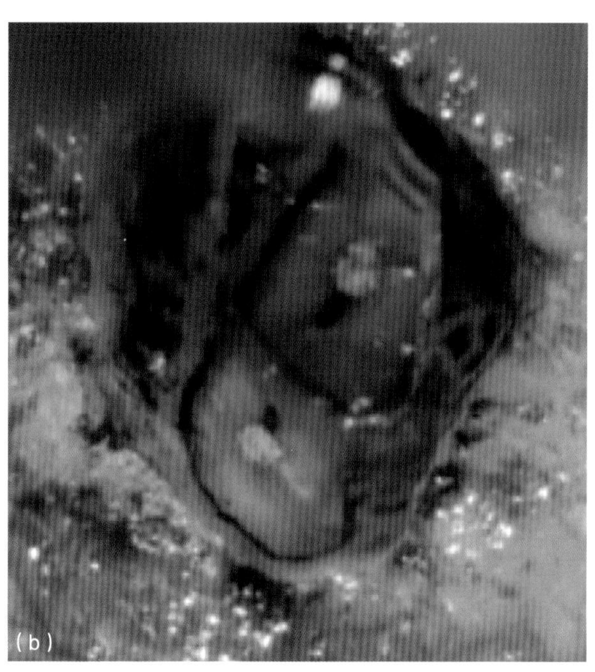

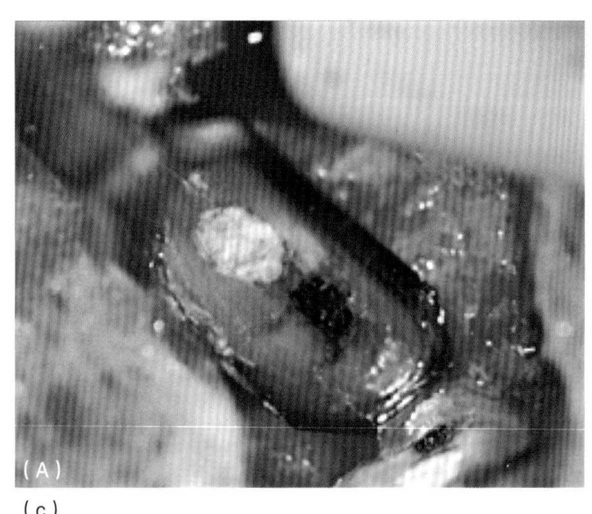

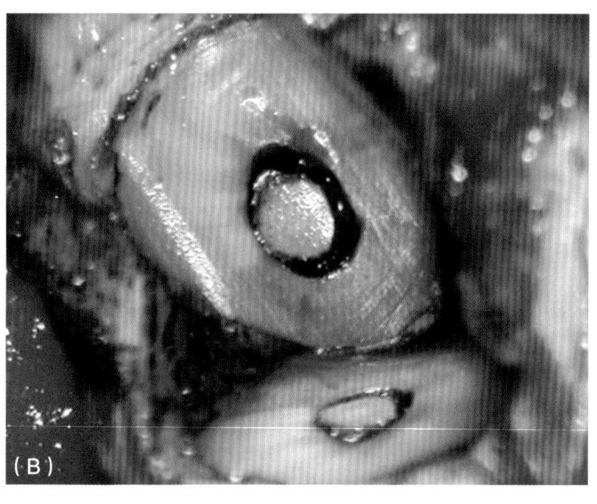

(c)

图9.5 检查能够显示牙髓病治疗失败的明显原因（放大倍率16×～26×）。（a）遗漏近中中根管和未预备的峡区；（b）根管偏移；（c）根充物周围有间隙。

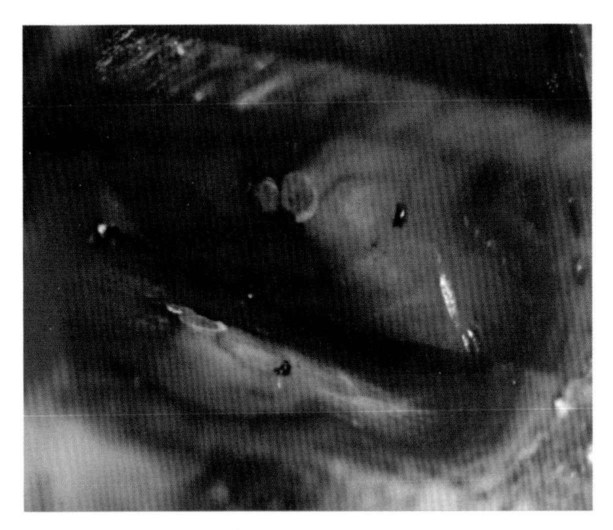

图9.6　上颌第二前磨牙根截面颊侧的“磨砂状”牙本质。“磨砂状”牙本质总是由裂纹线标记。

能被亚甲蓝染色（图9.6）。

可以使用显微探针结合亚甲蓝染色来仔细鉴别裂纹线和牙折线（断裂线）之间的区别。裂纹线是牙本质表面的裂隙线，显微探针在刮它时会有抓持感。与裂纹线不同，断裂线必须被清除。断裂线会被亚甲蓝染色，而裂纹线则不会。除了这些结构外，仔细检查还可以发现钙化的根管、渗漏的旧根尖充填材料、分离的锉针、遗漏的侧副根管、从主根管延伸到舌侧/腭侧未预备到的部分（特别是在具有椭圆形牙根的牙齿中，如前磨牙牙根或下颌磨牙的远中根）。

9.3　峡区

“峡区”一词源自希腊语“Iσθμόζ”，它描述连接两个较大陆地的狭长地带。从牙髓病学的角度来说，峡区被定义为两个包含牙髓组织或牙髓衍生组织的根管之间的狭窄的带状连通。

通常，具有椭圆形融合牙根的牙齿在两个根管之间具有网状连接。这种连接称为峡区，它可以是完整的或者部分的连接（图9.7）。传统根尖手术缺乏对峡区的识别和管理。

9.4　峡区类型

Weller（1995）等将峡区分为完整性或部分性两种。完整性峡区是在两个主根管之间有一个连续的狭窄开口的峡区。部分性峡区被定义为两个主要根管之间，在横截面上有一个或多个开放性开口的不完整连通，开口可以为任何大小。Hsu和Kim（1997）描述了5种不同类型的峡区。Ⅰ型被定义为2个或3个根管，没有明显的交通。Ⅱ型被定义为2个主根管之间有明确的交通。Ⅲ型与Ⅱ型的不同之处在于有3个根管而不是2个。Ⅳ型指牙根截面含两个根管及狭窄的交通，且根管向交通内延伸，也包括具有3个根管的不完整C形。Ⅴ型指两个主根管间存在相对

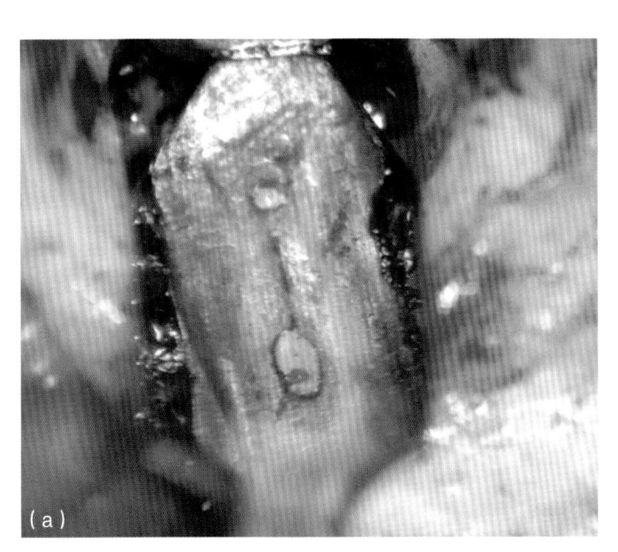

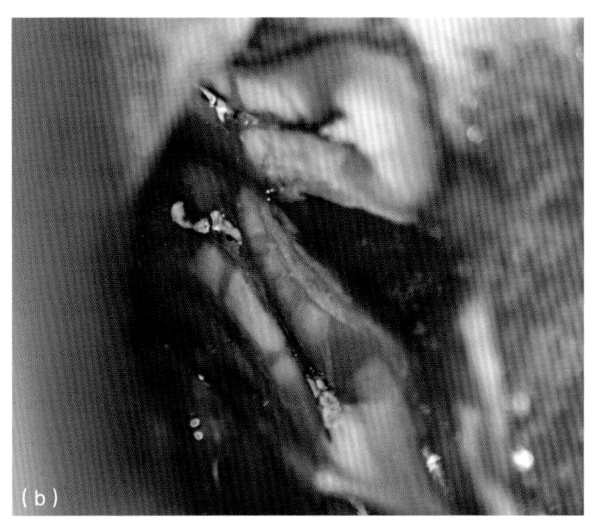

图9.7　（a～e）根截面出现的各种类型的峡区（放大倍率为16×～24×）。

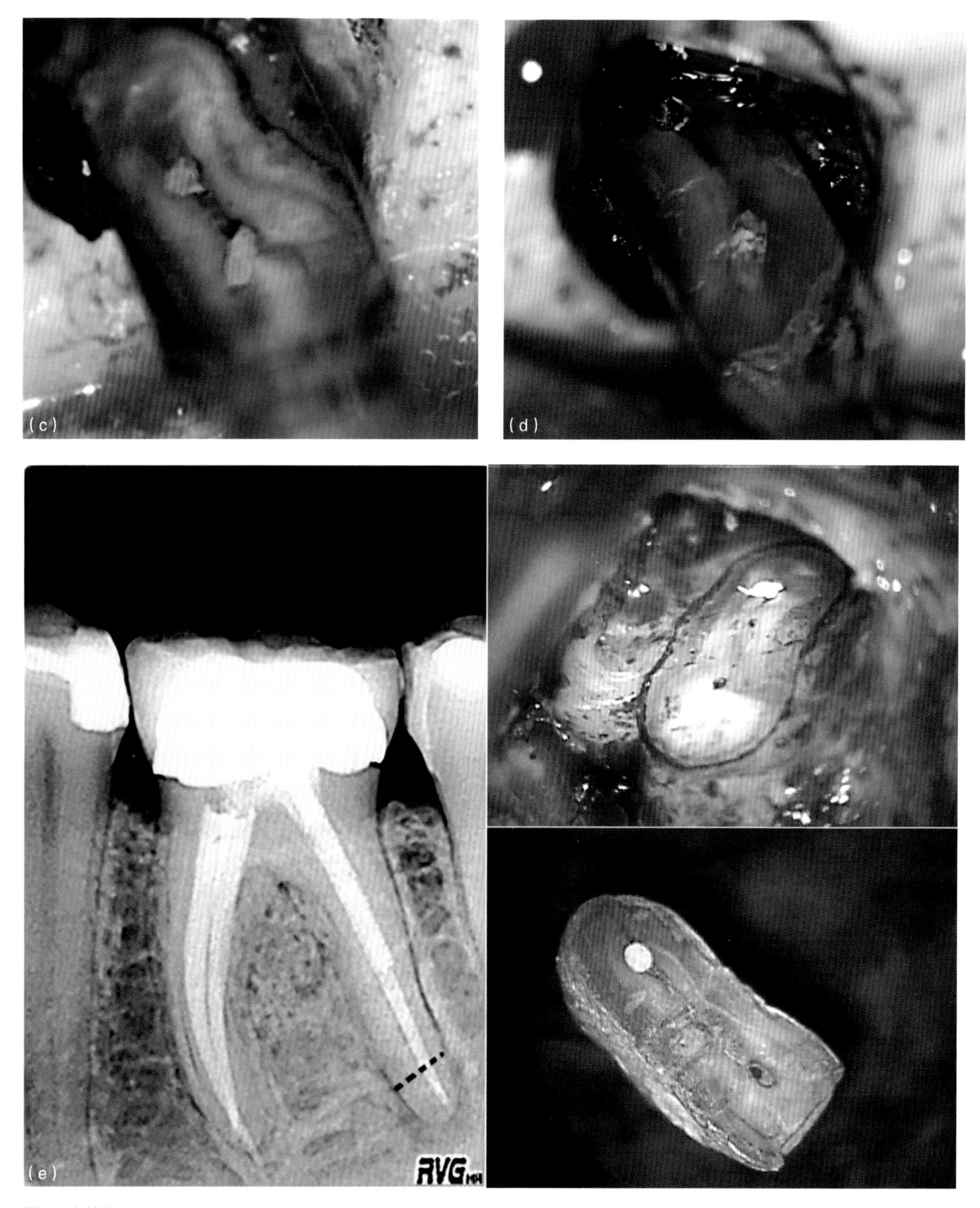

图9.7（续）

较宽阔的交通（图9.8）。

9.5 发生率

距根尖3mm水平，上颌第一磨牙近颊根90%、上下颌前磨牙30%、下颌第一磨牙近中根80%以上有峡区（图9.9）。

所有这些证据表明，峡区是根管系统的一部分，而不是一个单独的结构。因此，必须尽可能彻底地对其进行清洁、成形和充填。外

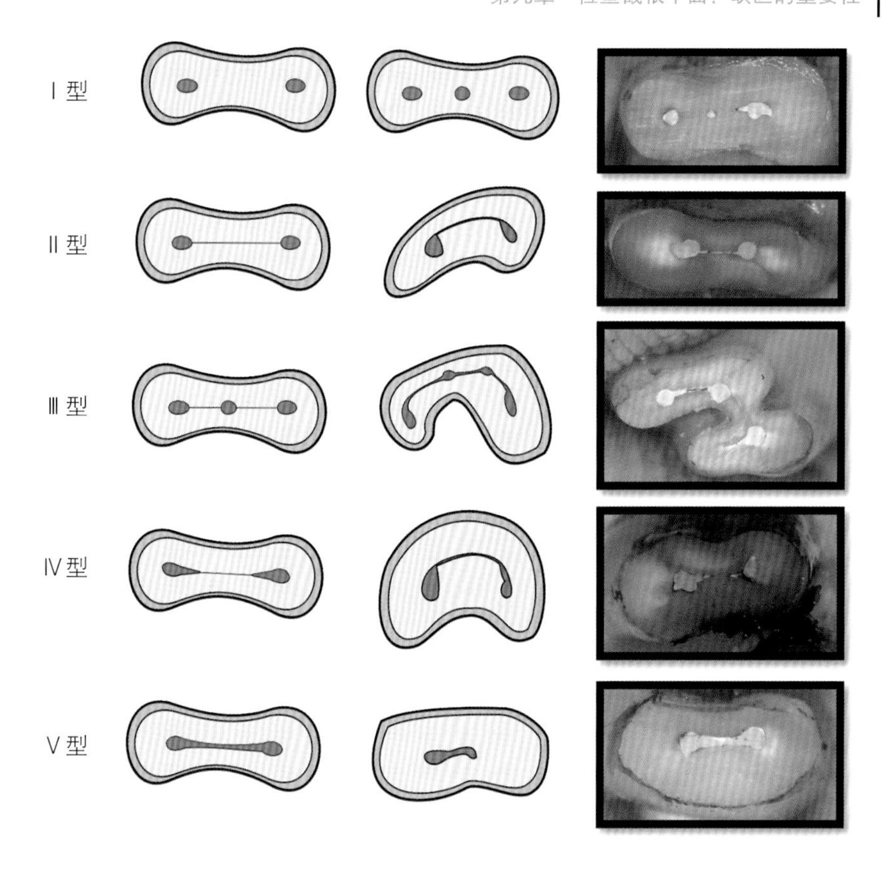

图9.8　峡区类型：Ⅰ型，2根管或3根管间无明显交通；Ⅱ型，2根管牙根，两个主根管之间有明确的交通；Ⅲ型与Ⅱ型的不同之处在于有3个根管而不是2个；Ⅳ型可见根管向交通内延伸；Ⅴ型，在牙根截面上可见贯穿整个根管的完全交通或走廊样交通。

科医生在进行根尖手术时应该意识到前磨牙和磨牙中峡区的高发生率。影像学显示根管充填效果良好但根管治疗失败的病例中多半存在峡区，即使是下颌前牙也会出现峡区。

9.6　峡区的组织学表现

对存在峡区的截根平面进行的组织学检查结果发现：峡区存在于主根管周围的任何地方，它们的形状各不相同。如透射电镜所示，即使是高倍放大下的一个小点（图9.10）也显示出大量的细菌及其副产物。所以在手术过程

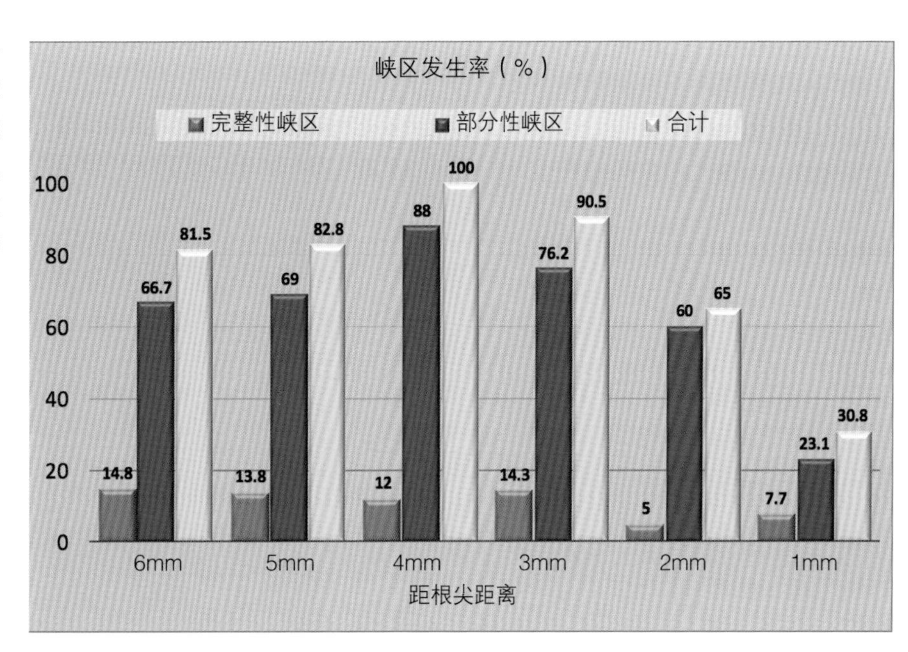

图9.9　在距上颌第一磨牙近颊根尖3mm和4mm的水平上，完整（Ⅴ型）或部分性（Ⅳ型）峡区的出现率分别为90%和100%（改编自Weller等，J Endod 1995）。

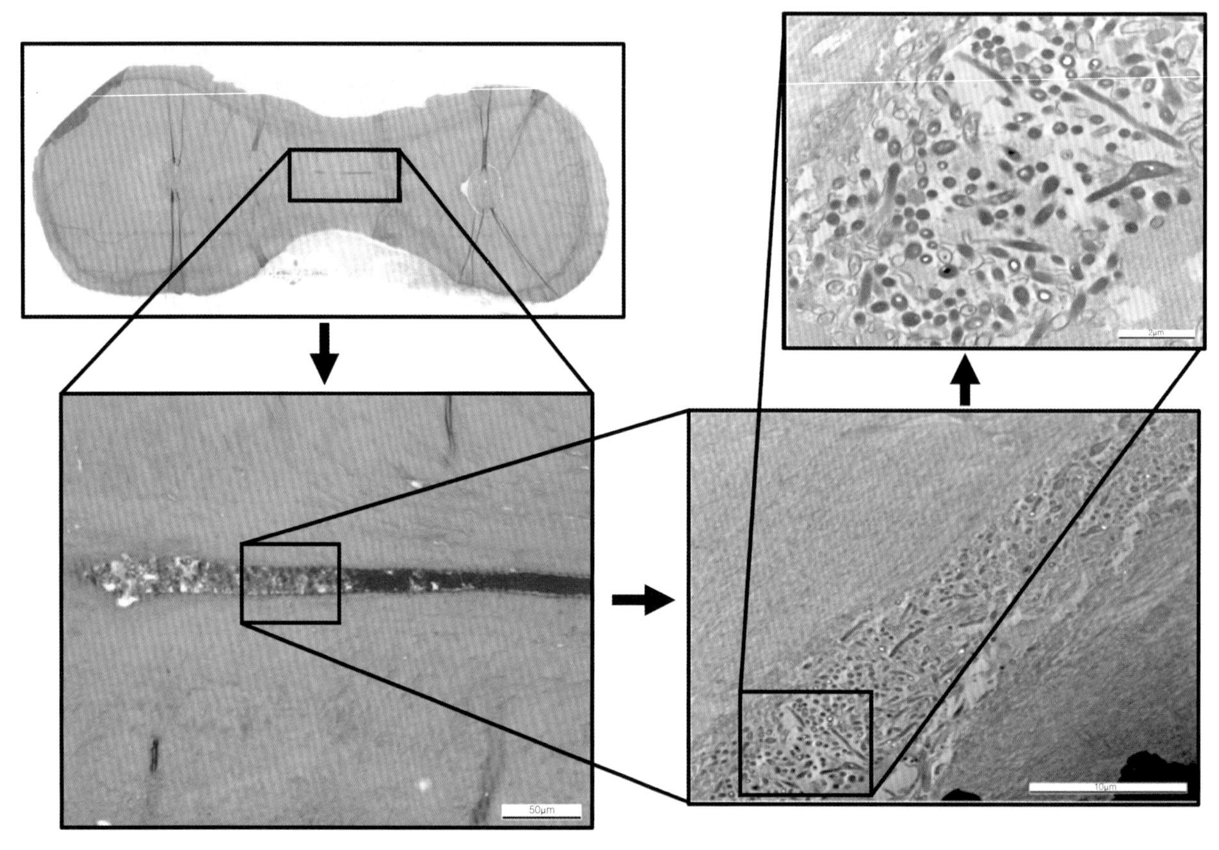

图9.10 对存在峡区的根截面进行组织学检查显示大量细菌及其副产物（由P.N.R. Nair提供）。

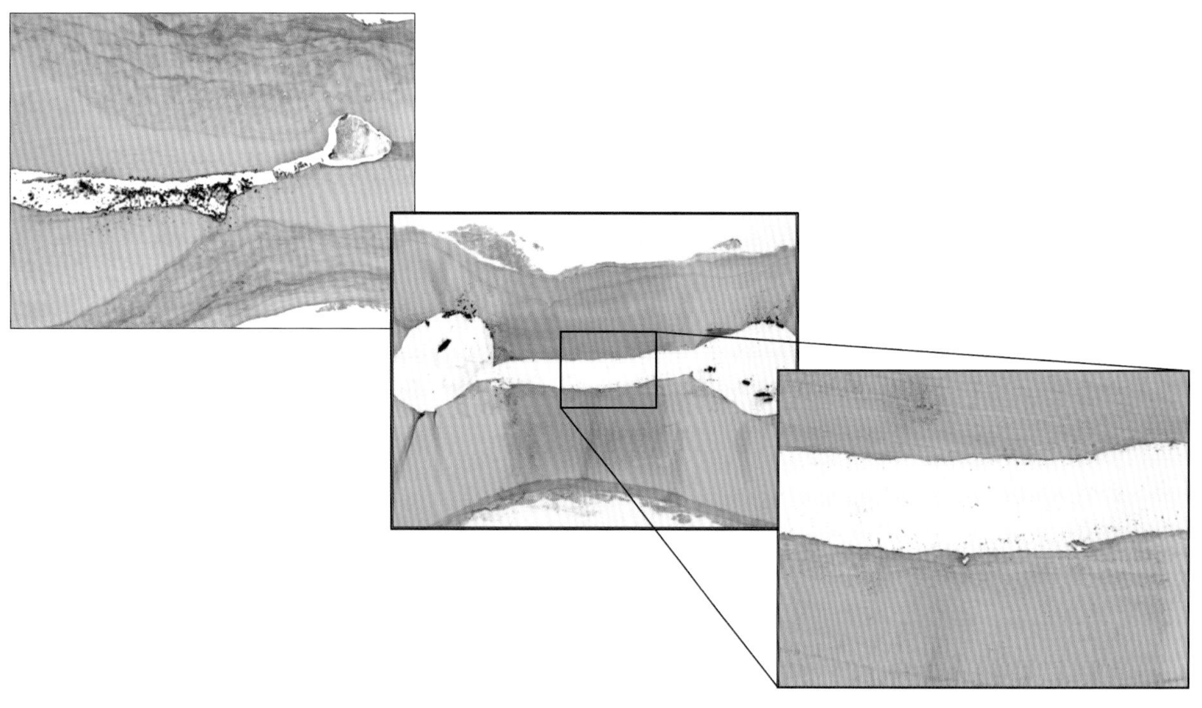
图9.11 对存在峡区的根截面进行组织学检查，发现大量细菌及其副产物，以及另外的预备过的清洁根管和峡区（由Ricucci和Vera提供，经许可转载）。

中，我们不能忽视被切除的根表面上的任何一个点。因此，在手术过程中使用超声工作尖正确清洁这些峡区是显微外科手术中必不可少的步骤（图9.11）。

这些结果还发现，峡区组织似乎是传统牙髓病手术治疗的致命弱点。此外，这也是只进行根尖切除而没有进行根管倒预备和根管倒充填以处理根管及峡区的病例通常会失败的原因之一。

9.7　临床意义和管理

准确识别未疏通根管和峡区是根尖切除术后的第一步，也是最重要的一步。如果这些解剖特征仍未被发现，感染的复发和根尖手术的失败就不可避免。因此，应在手术显微镜下用超声波及显微器械识别及治疗峡区。即使在增强视野的情况下根管口看起来似乎是分开的，但在扫描电子显微镜下检查时发现根管口仍然是相连的。因此，检查微裂、无清晰边界的峡区变得很重要，术者的临床经验在其识别和处理过程中起着重要作用。必须将整个根管和峡区预备到3mm的深度（见第十章10.3部分内容）。临床经验表明，上颌和下颌前磨牙、上颌磨牙近颊根和下颌磨牙近中根行传统手术治疗后失败的主要原因在于车针预备及银汞充填不能完全处理峡区。在这种情况下，根管倒充填物对根管系统的封闭不充分，并且在其边缘也能检测到明显的渗漏（图9.12）。

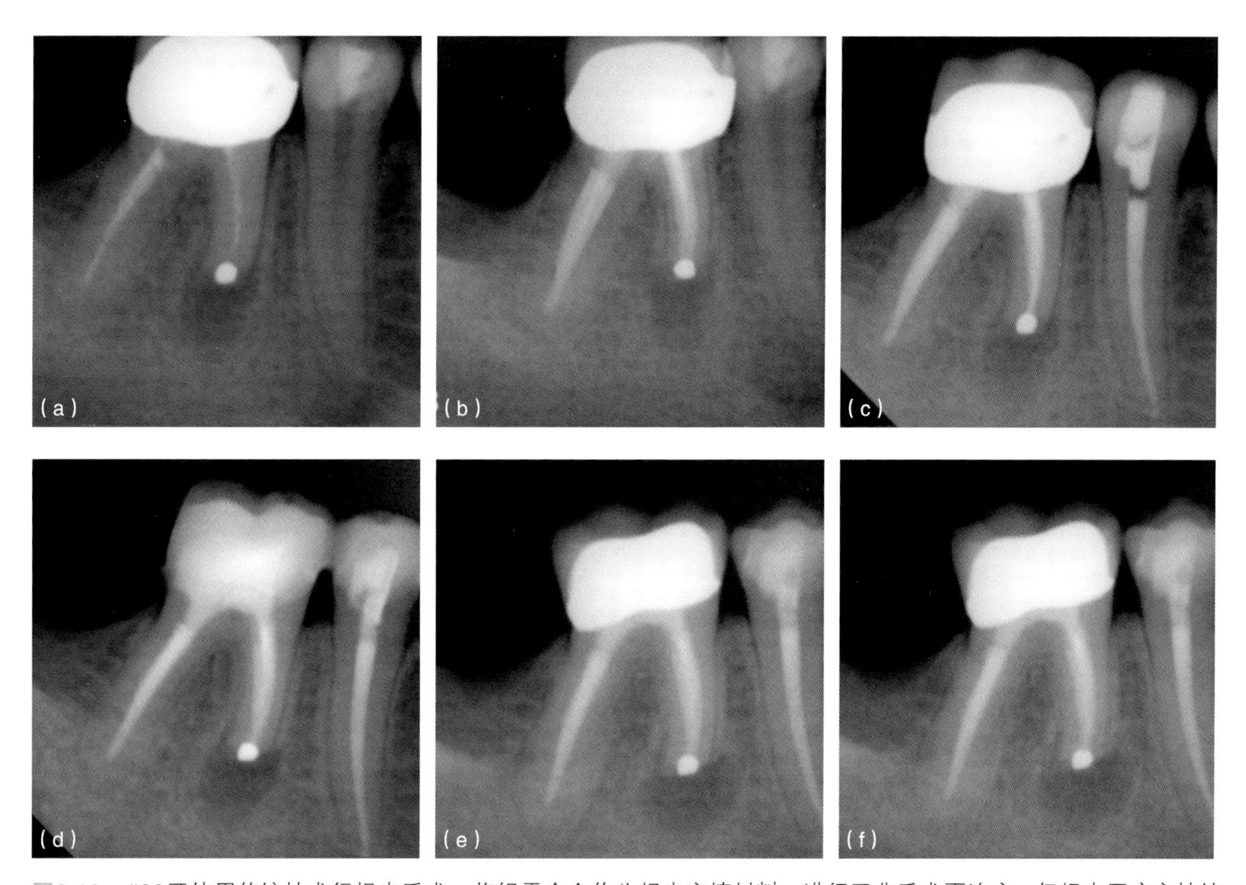

图9.12　#30牙使用传统技术行根尖手术，将银汞合金作为根尖充填材料。进行了非手术再治疗，但根尖周病变持续存在。使用显微外科技术进行了第二次根尖手术，并消除了根尖周病变。从术中照片可以看出，很显然，持续性根尖周病变的原因是一个长的V型峡区。（a）术前X线片；（b）非手术再治疗；（c）6个月回访X线片；（d）1年回访X线片；（e）2年回访X线片显示近中根尖周病变持续存在；（f）第二次根尖手术前X线片。

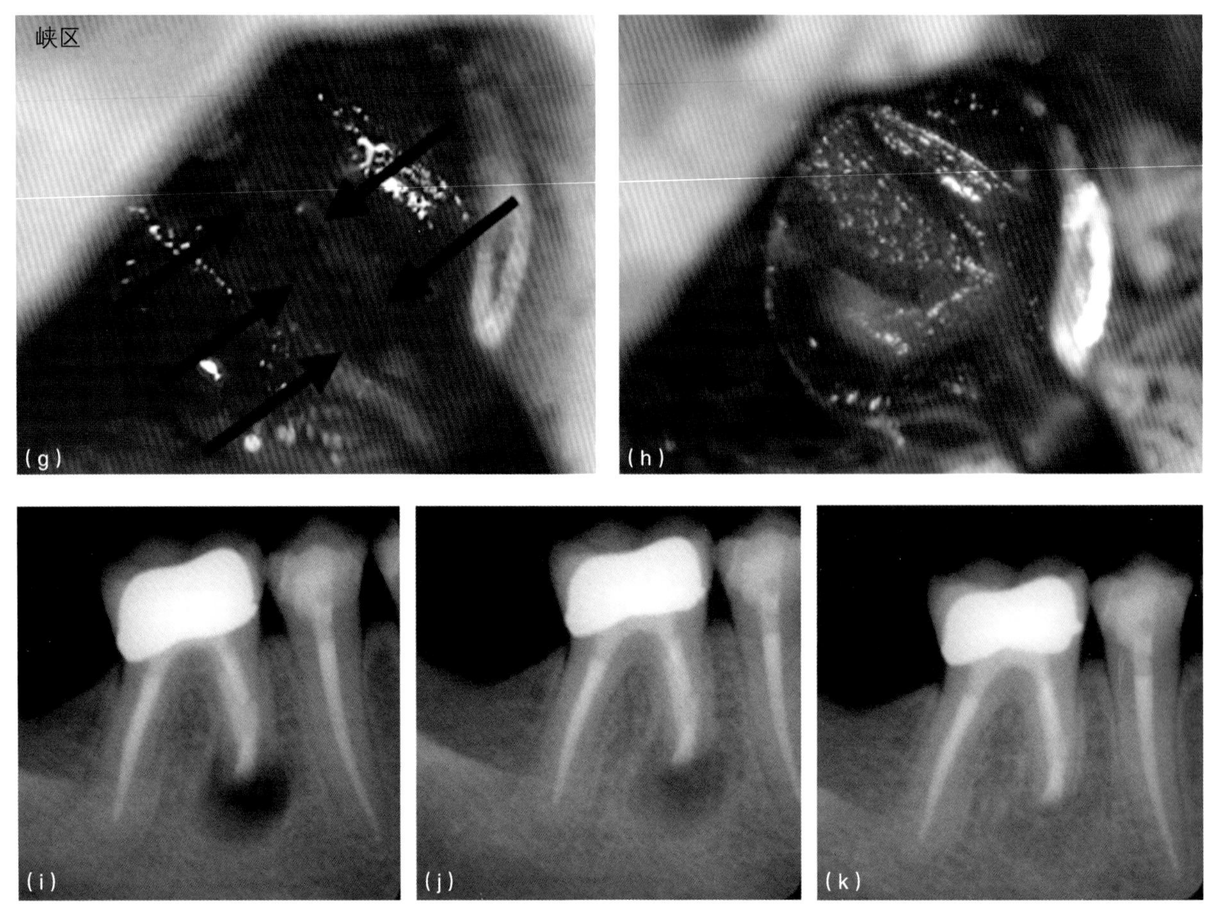

图9.12（续） （g）近中根端切除3mm后检查显示有一个长V型峡区（黑色箭头）（放大倍率，16×）；（h）用MTA充填根尖（放大倍率，16×）；（i）术后X线片；（j）6个月回访X线片；（k）1年回访X线片显示病变完全愈合（由Helmut Walsh医生提供）。

第十章

超声根管倒预备

Spyros Floratos, Syngcuk Kim

> 主要概念
>
> - 根管倒预备时，通过超声工作尖预备获得与根管解剖形态一致的Ⅰ类洞形，其洞壁平行于根管长轴。
> - 根管倒预备深入根部牙本质至少3mm。
> - 根管倒预备首先在低放大倍率（4×～8×）下将选定的超声工作尖与颊侧骨板上的牙根突起对齐，以确保预备沿着牙根的长轴进行。
> - 超声工作尖对准根管后，在中等放大倍率（10×～12×）下进行根管倒预备。
> - 超声工作尖以轻巧的刷把动作进行工作；短时地向前/向后和向上/向下施力形成有效的切割动作。间断的施力比对牙本质表面持续施压更有效。

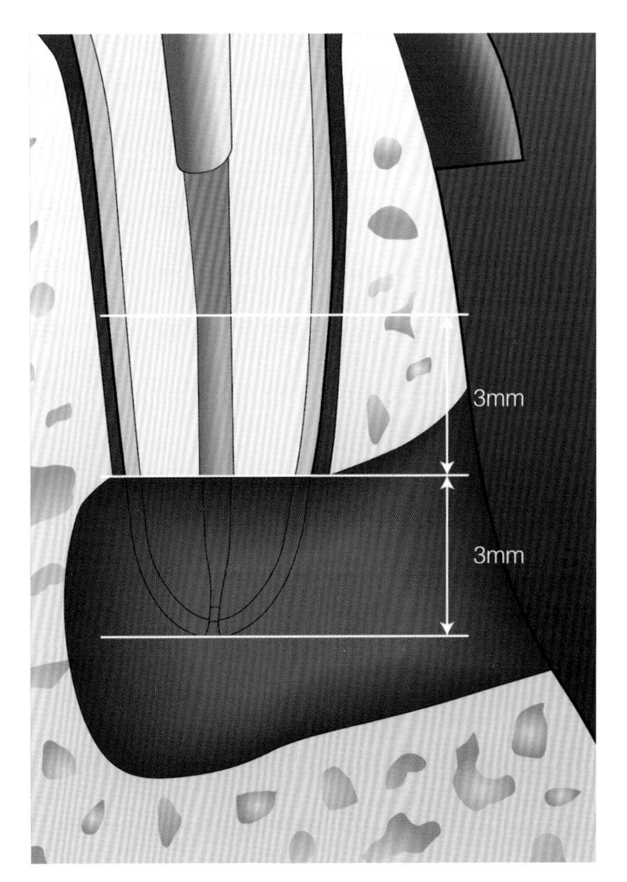

图10.1 理想的根管倒预备可以定义为切除根尖3mm后在根部牙本质内预备出至少有3mm的Ⅰ类洞，且洞壁平行于根管的解剖轮廓。

10.1 所需器械

- 根管倒预备超声工作尖：Microprojection Jet尖（B&L，BioTech）或KiS手术尖（Obtura/Spartan）。
- Spartan（Cranston，罗德岛）、W&H（Bürmoos，奥地利）。
- 显微口镜：2mm、3mm和4mm矩形口镜。
- 显微充填器。
- 显微探针。
- Stropko冲洗器/干燥器。

10.2 根管倒预备的目的

现代根尖手术中最重要的变化之一是使用超声工作尖代替车针进行根管倒预备。根管倒预备的目的是从根管和峡区去除充填材料、刺激物、

Microsurgery in Endodontics, First Edition. Syngcuk Kim and Samuel Kratchman.

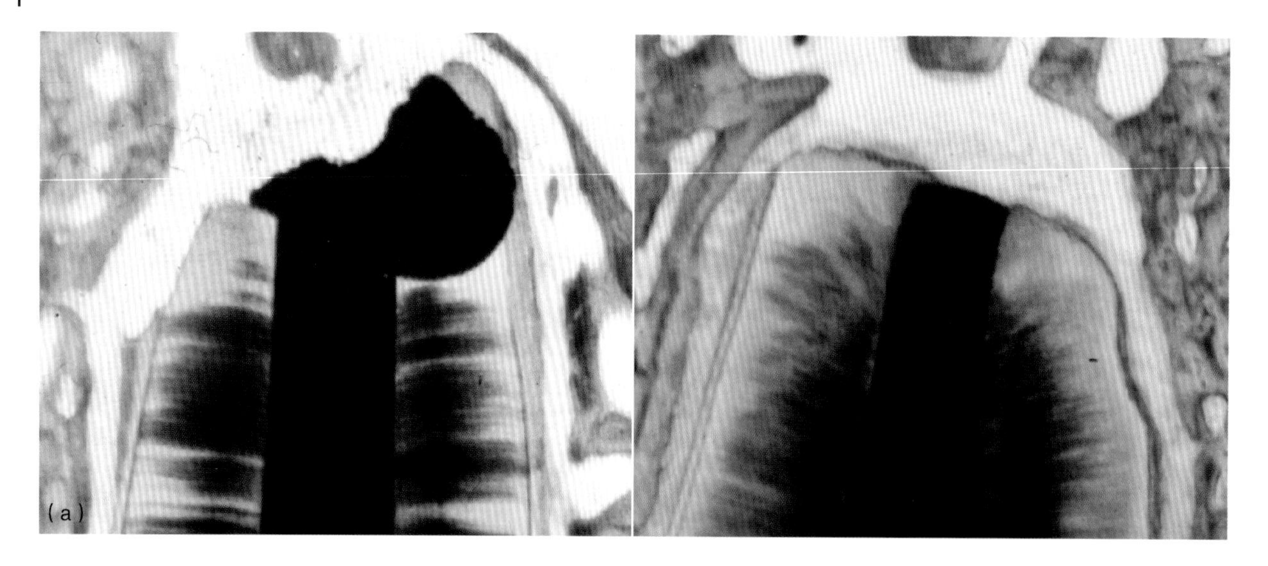

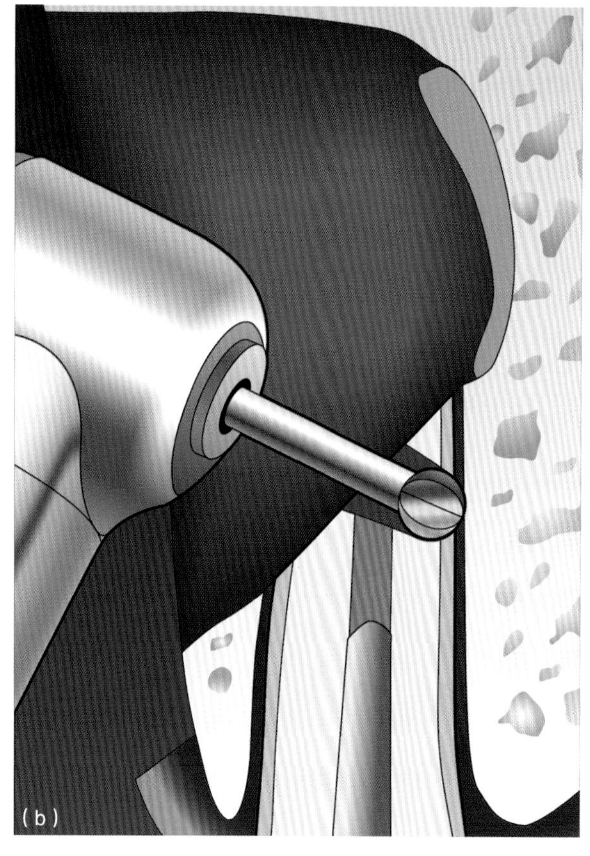

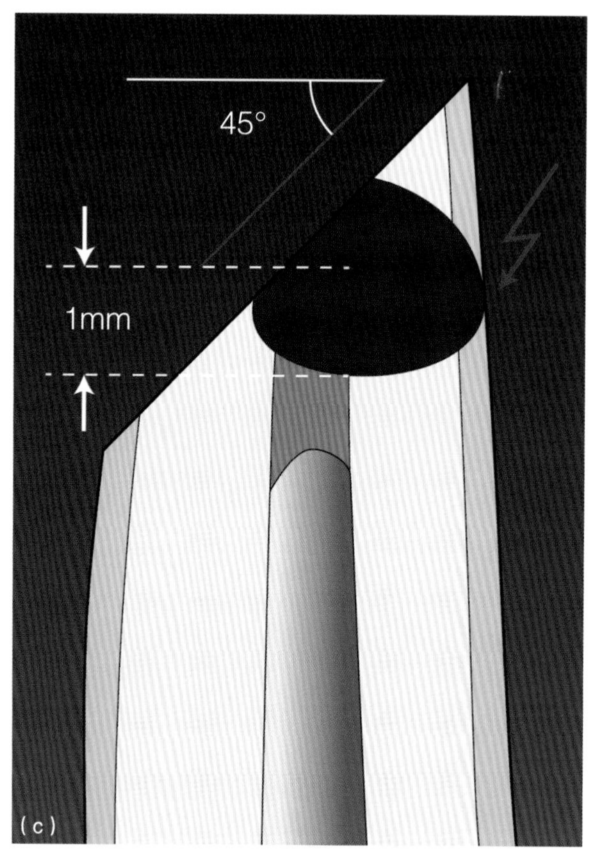

图10.2 用老式微型手机预备。(a)车针在狗牙根尖制备的组织学图像(左)和超声工作尖预备后(右)。车针预备几乎导致舌侧穿孔，而超声预备保留根尖的完整性且洞形沿其长轴；(b，c)使用车针预备的结果最终呈圆顶形而不是Ⅰ类洞形，因此牙根尖填充材料容易脱落。

坏死组织及残余物，并建立一个适合充填的洞形。理想的根管倒预备可以定义为在根部牙本质内形成至少有3mm的Ⅰ类洞，窝洞位于根管内部且洞壁平行于根管的解剖轮廓(图10.1)。

在微型手机中使用旋转车针已不能满足这种临床需求，而这正是传统手术技术中的常见做法。

与超声工作尖相比，旋转车针的使用存在以下困难(图10.2)：

- 直达根尖区受限。
- 当预备洞形不遵循原始根管路径时，窝洞预备时根管舌侧壁或腭侧壁穿孔的风险很高。使用车针进行的预备最终是圆顶形预备，而不是I类洞形预备，因此根管倒充填材料的留存性会大打折扣。

- 预备的深度不足，会增加潜在的微渗漏和手术失败的风险。
- 根尖切除术后会暴露出过多的牙本质小管。
- 不能去除坏死的峡区组织。

10.3　根管倒预备的步骤

显微手术根管倒预备前，术者使用手术显微镜在低倍率（4×～8×）将超声工作尖与牙根的长轴对齐。之后，进行超声预备。对于有效的超声预备而言，临床上重要的不是工作尖的品牌或类型，而是尖端的使用方式。就超声预备过程中的压力而言，关键是以极轻的方式进行反复接触。轻接触会提高切割效率，而类似于使用手机的方式持续施加压力反而会降低效率。这是因为超声波是通过振动而不是压力起作用的。如果在超声预备过程中遇到阻力，则会产生典型的尖锐高音，这通常意味着超声工作尖正在切割牙本质。此时术者应停止预备，转至手术显微镜的低倍放大倍率，将工作尖与牙根的长轴重新对齐，然后重新开始（图10.3）。如果不采取此步骤，则可能会在舌侧或远中牙本质壁上造成偏移或者根管侧穿（图10.4）。因此，工作尖工作时是否平行于根管长轴是非常重要的（图10.5）。

图10.6显示了远中根倒预备窝洞及倒充填和根管走向的完美对齐以及近中根的斜角预备。

在根管完全钙化、未疏通、根管未充填的情况下进行根管倒预备时，偏移风险更高。在这种情况下，手术医生应在低倍率下工作，直

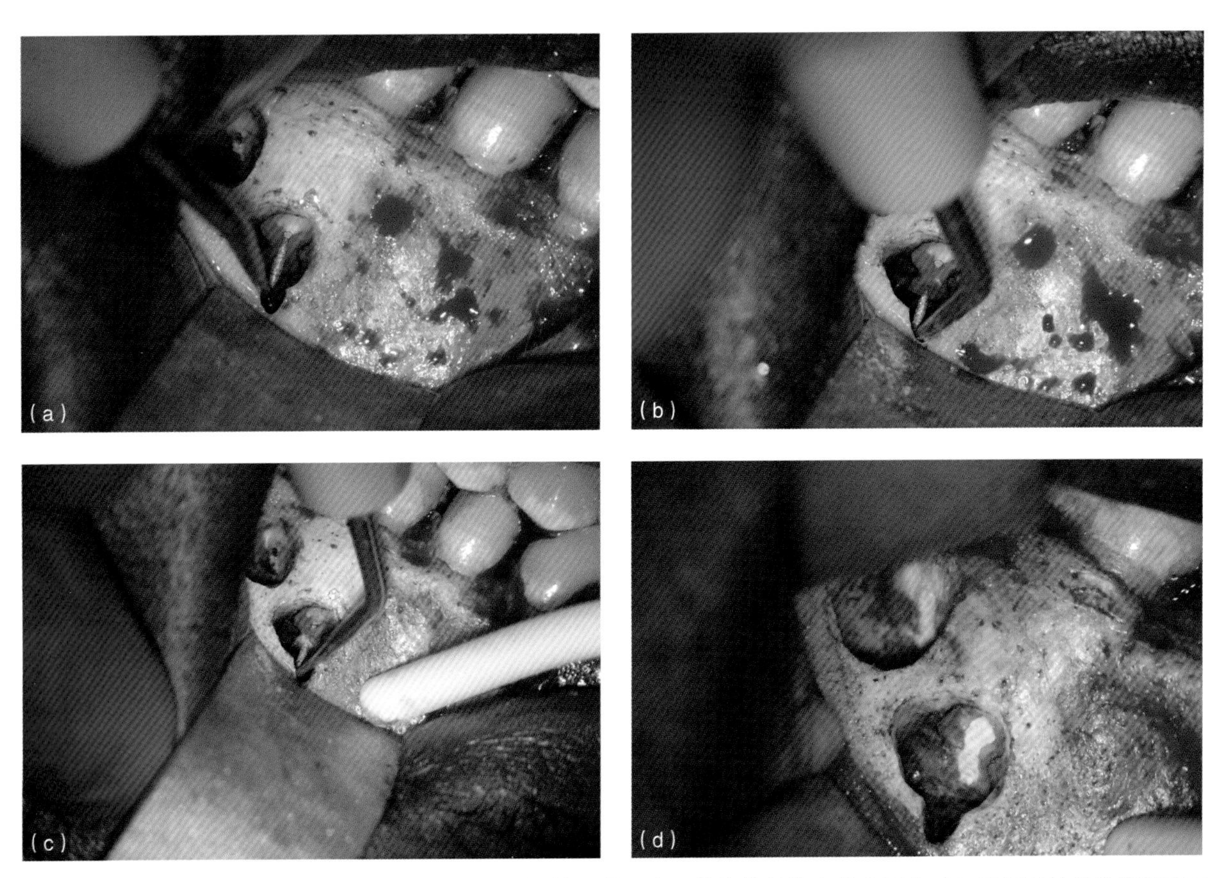

图10.3　手术中的根端预备。（a）开始预备MB根管之前，在显微镜的低放大倍率下完成与牙根同轴的尖端正确对齐；（b）ML根管；（c）在ML根管上开始超声预备；（d）用生物陶瓷腻子封闭的MB、ML、DB、DL根尖预备后的最终面（由Kaname Yokota医生提供）。

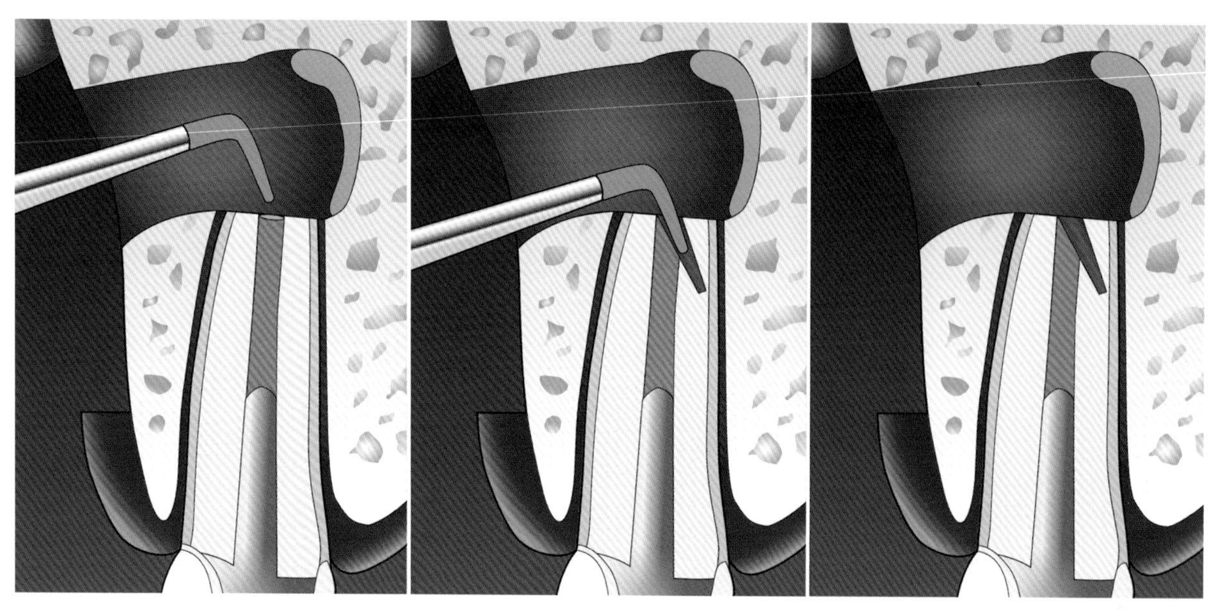

图10.4　示意图显示由于超声工作尖对齐角度错误而导致偏斜。这种错误有时会导致舌侧穿孔。

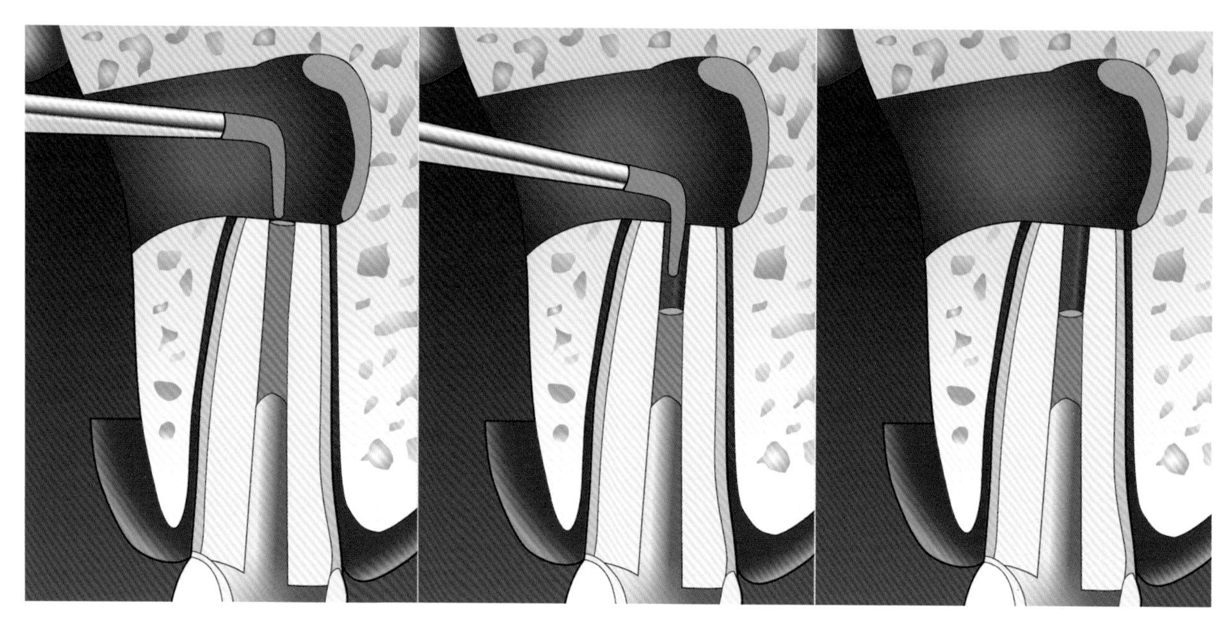

图10.5　示意图显示当超声工作尖沿根管长轴对齐时理想的根管倒预备。

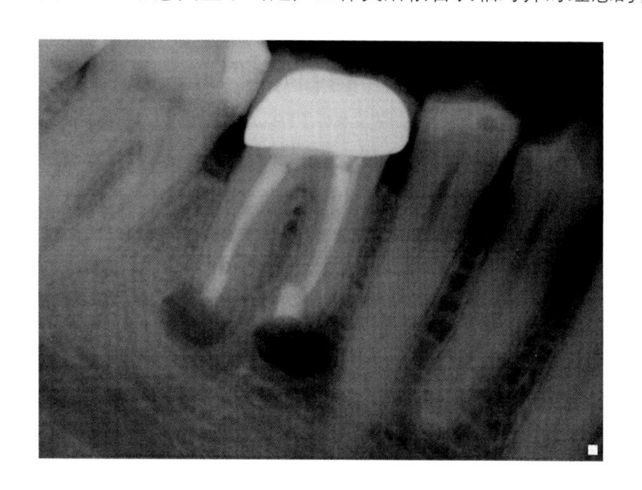

图10.6　两个根管倒预备后的影像学检查。近中根尖预备角度错误，远中根预备角度沿牙根长轴。

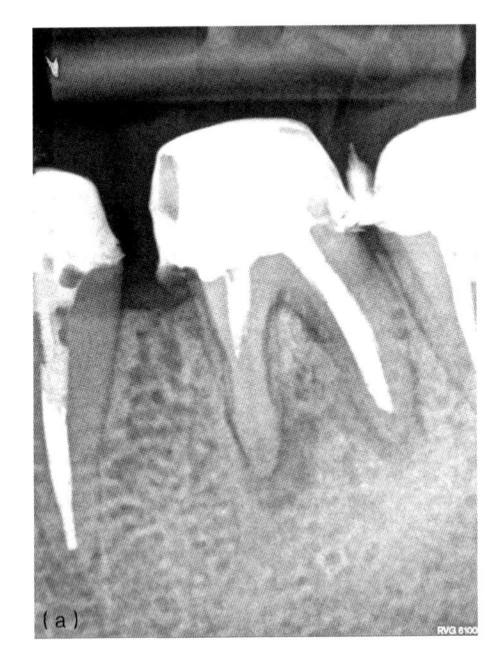

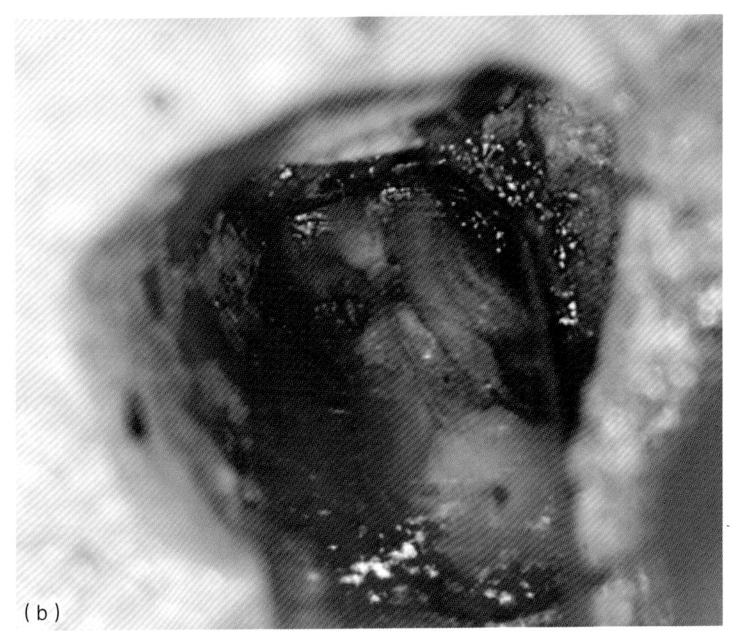

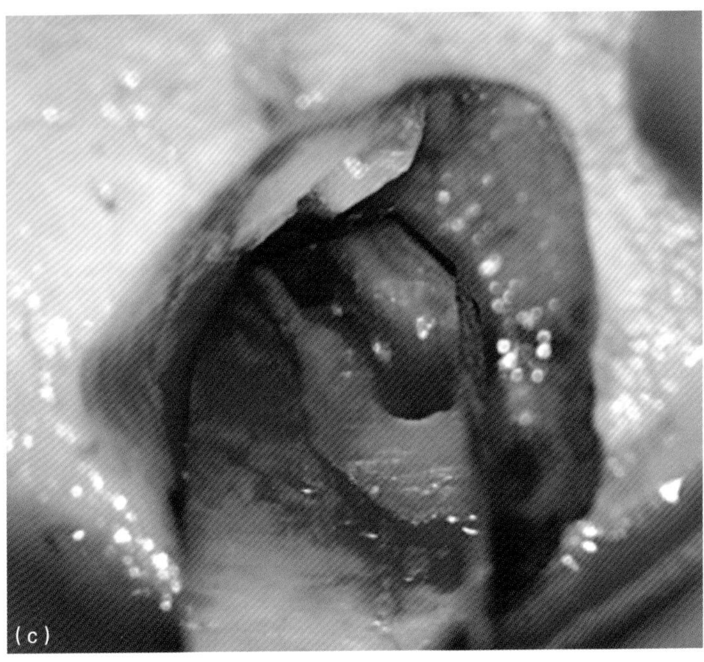

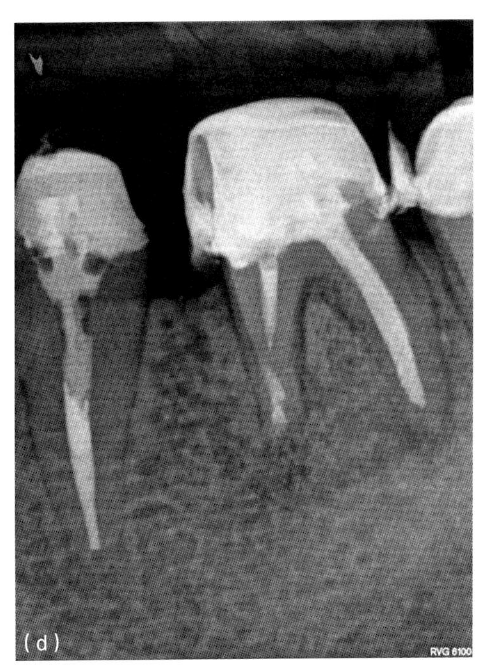

图10.7　对#19牙近中根进行根尖手术。(a)术前X线片显示近中根管钙化；(b)检查发现近中根管和峡区因钙化而完全闭塞(放大倍率16×)；(c)根管预备完成(放大倍率16×)；(d)术后X线片显示根端预备和根端充填与根管同轴。

视切除的牙根表面，并不断确认超声工作尖端与牙根同轴(图10.7)。

当根管倒预备在正确的方向上完成时，将听不到尖锐的高音，牙胶在预备时从根管内“走”出来(图10.8)。

对于根管宽大或椭圆形的牙齿，应使用直径较大的超声工作尖尖端，并使用大尺寸的充填器械，而较细的根管应使用直径较小的超声工作尖尖端。

通常，当预备椭圆形或大直径根管时，即使是有经验的外科医生也经常观察到，在预备好的根尖空腔的颊壁上会残留一小部分牙胶

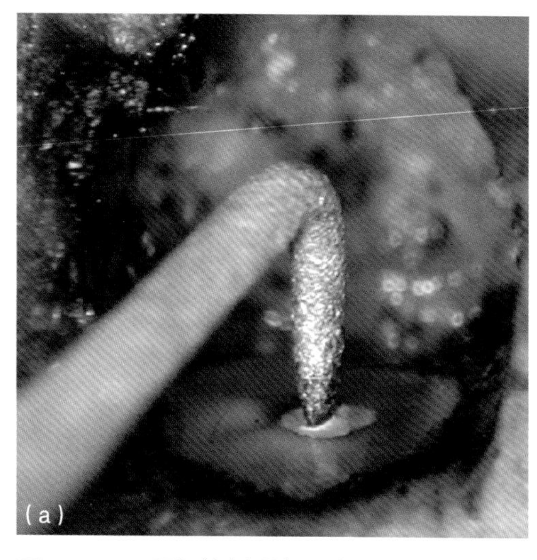
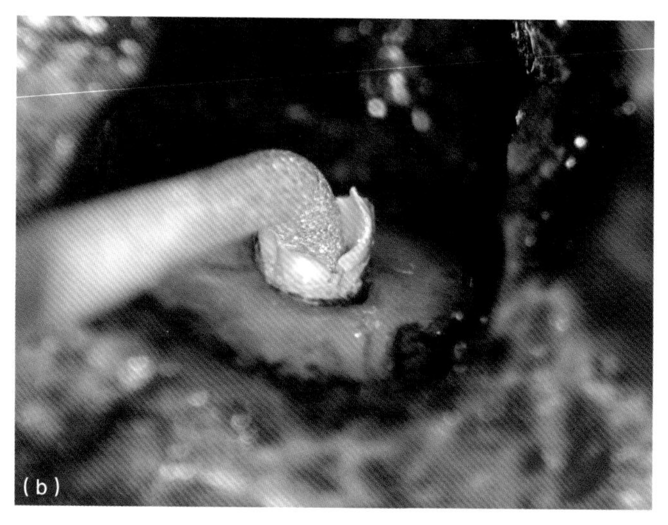

图10.8 #7牙根管倒预备。（a）#7牙上的牙根端预备（放大倍率16×）；（b）当根端预备在正确的方向上进行时，牙胶会“走”出预备部位（放大倍率16×）。

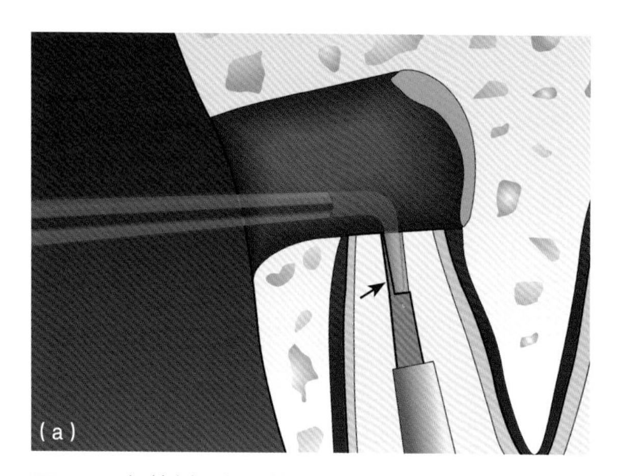
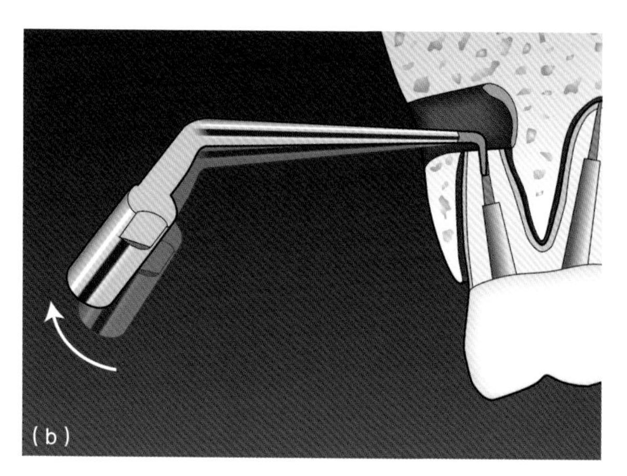

图10.9 根管倒预备后检查。（a）牙胶的一小部分残留在倒预备好的根管腔的颊壁上（箭头）；（b）为了去除多余的牙胶，可以将超声工作尖向颊侧倾斜，这样工作尖的末端将靠在颊侧壁上振动，并逐渐松解剩余的充填材料。

（图10.9）。这部分牙胶和碎屑，如果在放置根尖封闭材料之前没有去除，可能会导致渗漏，从而导致手术失败。为了去除这部分多余的牙胶，可以将超声工作尖向颊侧倾斜，使工作尖的末端靠在颊侧壁上振动，并逐渐松解剩余的充填材料（图10.9）。

或者，可以用显微探针刮擦颊侧壁，以分离残留的牙胶，并用显微充填器将其压实。

喷水的调整也很重要，以便能获得更高的切割效率和可视性。根管倒预备可以在不喷水的情况下进行短时的初期处理，以确定遗漏、未预备或闭塞根管的位置，或形成一个有着与牙根同轴的路径，或标记明显峡区的位置。之后，应在有水冲洗的情况下进行预备，以避免牙齿和根周组织过热。

一旦根管倒预备工作完成，牙胶应该用显微充填器压实，预备窝洞应该干燥并用显微口镜检查。传统方法是在根管倒充填之前用纸尖干燥预备好的窝洞。然而，这种操作是不正确的，因为纸屑可能会留在预备窝洞中，残留的碎屑会在窝洞中被压实，导致预备窝洞可能无法被彻底干燥。现在方法是使用Stropko冲洗器/干燥器（见第九章）可在预备窝洞内进行空气吹干。

Stropko冲洗器允许空气和水的定向喷射。

检查根管倒预备效果时，预备洞形应为

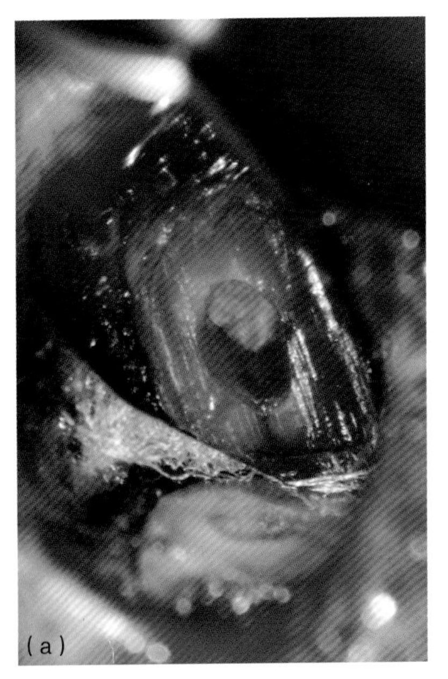

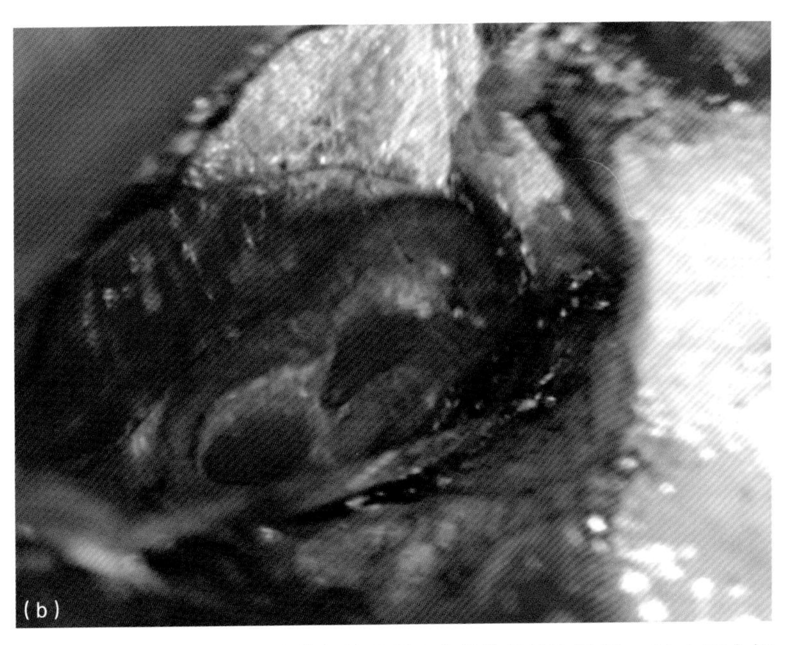

图10.10　倒预备完成的根管。（a）显微口镜反射出经过倒预备后的单根管呈现出完美的角度和深度；（b）两个相邻的根管倒预备，正确的角度和深度。

一个与牙根同轴的干燥清洁的Ⅰ类洞，没有碎屑或组织残留，轴向壁上没有充填材料（图10.10）。

根据未预备的根管长度或是否存在根内修复体。现代超声工作尖可以完成预备 3mm、6mm，甚至9mm的牙根洞形（见第七章，图7.7）。

第十一章

MTA和生物陶瓷根管倒充填材料

Sujung Shin, Ian Chen, Bekir Karabucak, SeungHo Baek, Syngcuk Kim

主要概念

- MTA与新型生物陶瓷的优点是其优异的封闭性和生物相容性。
- MTA和生物陶瓷有潜在的生物活性作用，如生物矿化。
- MTA的缺点包括凝固时间长、操作难度大和可能引起牙齿变色，新型生物陶瓷或许能克服这些缺点。
- 其他类型的根管倒充填材料包括：中间修复材料（IRM）、超级乙氧基苯甲酸（SuperEBA）和树脂基材料，例如Geristore和Retroplast。

放置根管倒充填材料的主要目的是提供足够的根端封闭，以防止在根尖切除和根管倒预备后残留在根管中的刺激物发生渗漏，这些渗露可能会导致手术失败。除了封闭能力外，理想的根管倒充填材料其他基本特性还应包括：

- 根尖周组织耐受性好。
- 杀菌或抑菌。
- 尺寸稳定。
- 易于操作。
- 不使牙齿或组织染色。
- 无腐蚀性。
- 抗溶解性。
- 对牙齿结构有粘接性。
- 具有成牙本质、成骨以及成牙骨质作用。
- X线阻射性。

充填根管倒预备窝洞的最重要目的是将窝洞封闭以防止细菌及其副产物进入或离开根管。因此，理想的充填材料除了应该完全粘接在牙本质壁上，还应该在凝固后保持长期的结构完整性，不会像银汞合金那样在与组织液接触时发生溶解或腐蚀。如果根管倒充填材料是可以抑菌甚至是可以杀菌的，其材料特性可以得到进一步增强。由于手术的成功取决于完整骨质和牙周膜的重建，因此根管倒充填材料还应促进切除的牙根表面的牙本质和牙骨质形成。在上述所有理想特性中，无毒性和优异的封闭能力是理想材料的两个最重要的要求。其他特性，如一定程度的阻射性，将利于术者通过术后X线片评估充填质量。根管倒充填材料还应易于获得、易于操作、有足够的操作时间且价格合理。总之，理想的材料性能应满足生物学、物理学、实用性和经济性标准。

过去，有几种材料用于根管倒充填：银汞合金、金箔、氧化锌丁香酚水门汀、Diaket（ESPE GmbH，Seefeld，德国）、玻璃离子水门汀（GIC）、复合树脂、中间修复材料（IRM，Caulk/ Dentsply，Milford，DE，美国）和SuperEBA（Keystone Industries, Gibbstown, NJ，美

国）。如今，有矿物三氧化物凝聚体（ProRoot MTA，Dentsply Interantional，Dentsply-Tulsa Dental，Tulsa，OK，美国）和EndoSequence牙根修复材料（EndoSequence RRM，Brasseler，美国）。EndoSequence RRM与IRoot和TotalFill是在不同国家销售的相同产品，都是最近在外科医生中流行使用的材料。尽管以上材料都不能满足理想的牙根修复材料的所有要求，但MTA和近年来流行的新型生物陶瓷材料在封闭能力、生物相容性和生物活性方面潜力最大。下面详细讨论这些材料。

11.1 矿物三氧化物凝聚体（MTA）

MTA最初是由Torabinejad医生（美国加利福尼亚州洛马琳达大学）从波特兰水门汀中开发的一种灰色粉末，并以“ProRoot MTA”的形式出售，由登士柏国际贸易有限公司（Tulsa，OK，美国）生产。后来，出于美观考虑，对颜色配方进行改进，使之接近牙齿颜色（白色MTA）。灰色MTA的主要成分是硅酸三钙、铝酸三钙、氧化三钙、硅酸氧化物、矿物氧化物和氧化铋。添加氧化铋以增加阻射性。白色MTA不同于原先灰色MTA的主要之处在于其不含有铁。

MTA粉末由遇水凝固的细亲水颗粒组成。MTA混合物的初始凝固时间约为4小时。粉末通过水合作用先形成胶体凝胶，随后固化成硬质结构。固化材料的特性取决于颗粒大小、粉水比、固化温度、环境中水分的多少和环境的pH。然而，至少需要48小时才能产生永久固化的水门汀。

11.1.1 MTA的优点

11.1.1.1 封闭能力

存在大量关于MTA渗漏的研究。与银汞合金、IRM或SuperEBA相比，MTA似乎是对染料、液体和细菌渗透最具抵抗力的根管倒充填材料。然而，MTA出色的封闭能力只有在达到适当的凝固时才存在。与处于高pH环境相比，处于酸性环境中凝固的MTA，其对渗漏的抵抗力较低。白色MTA放置期间存在唾液污染也导致细菌渗漏增加。最近的研究表明，在MTA凝固期间，与组织液接触的MTA表面上会形成羟基磷灰石（HA）层，也称为生物矿化层。从长远来看，该HA层有望在MTA和牙本质界面之间形成生物封闭，并增强MTA的封闭能力。

11.1.1.2 生物相容性和生物活性

多项人体、动物和体外研究证明了MTA与其他材料相比具有出色的生物相容性。当MTA用作动物模型中的根管倒充填材料时，组织学上很少或没有发现炎症。一些组织学观察还发现牙周膜细胞与纤维沿MTA和周围骨排列，表明新牙骨质直接在MTA上再生。美国宾夕法尼亚大学还在狗模型中测试了MTA，发现在MTA根管倒充填物上有新的骨质和牙骨质生长（图11.1）。MTA的细胞毒性和生物相容性也在体外细胞培养研究中进行了测试。结果显示，当细胞在灰色或白色MTA上生长时，各种类型细胞（MDPC23、小鼠原代成骨细胞、PY1A、人牙骨质衍生细胞和DPSC）的附着和生长都很好（图11.2）。据报道，MTA可刺激细胞因子释放，从而控制炎症反应和硬组织形成。MTA增加IL-6、IL-8和骨钙素的表达水平，可能通过增加破骨细胞和成骨细胞的活性来促进骨转换。MTA还能诱导牙周膜成纤维细胞、成骨细胞和牙髓细胞的增殖及分化。此外，在MTA表面形成的HA晶体可能具有硬组织诱导特性。MTA的高pH，与氢氧化钙的pH一样，也可能有助于诱导硬组织形成。事实上，有几项研究还报道了MTA上的牙骨质再生和骨生长，不过确切的机制尚不清楚。

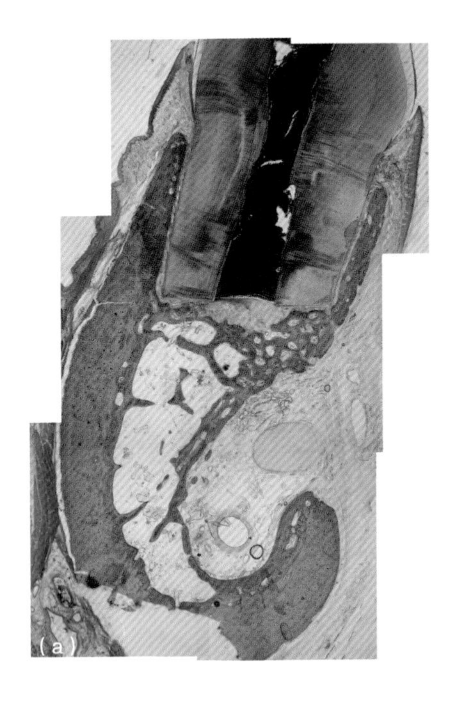

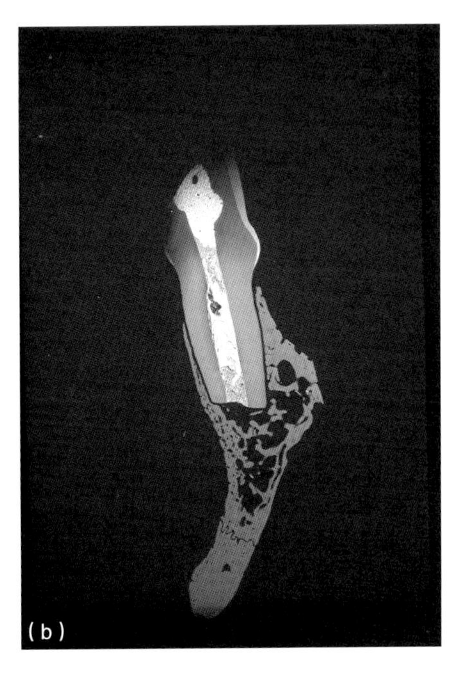

图11.1　ProRoot MTA填充的狗牙根尖。（a）组织学切片；（b）MicroCT。

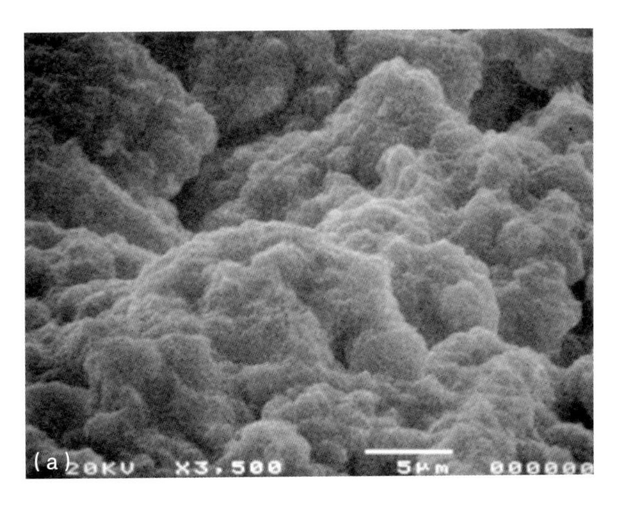

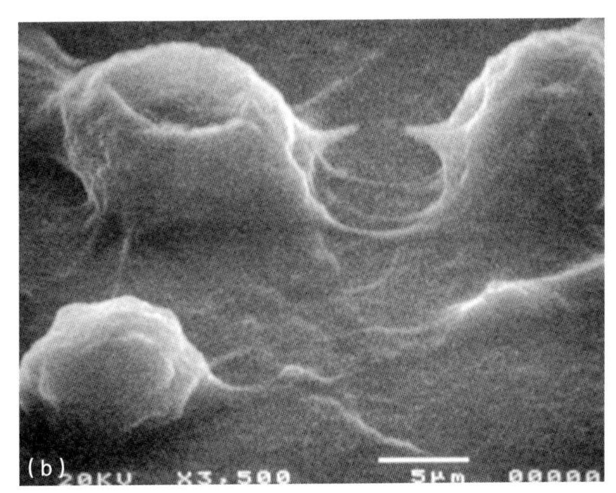

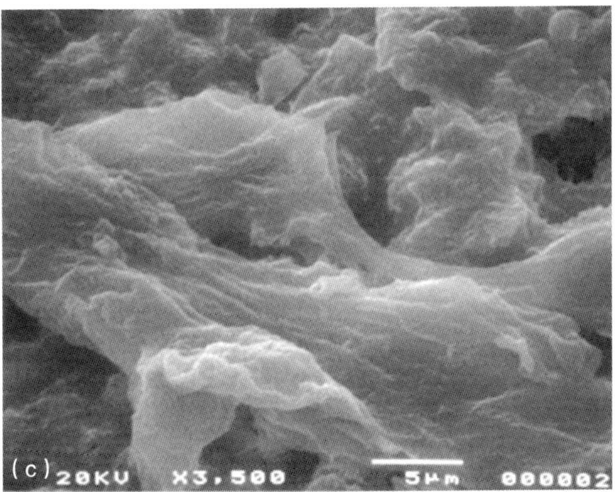

图11.2　MDPC23细胞的扫描电镜图片。（a）塑料平板上；（b，c）在ProRoot MTA上生长的细胞的高倍图。

11.1.2 MTA的缺点

MTA的主要缺点是操作困难、粉末中含有重金属、固化时间长、成本高以及可能使剩余牙齿结构变色。由于MTA混合物是一种类似沙子的糊状物，MTA很难放置在准备好的根端窝洞中。除了这些操作困难之外，新调配的MTA如果暴露在过多的液体中会被洗掉，因此它的长凝固时间会对其封闭能力产生不利的影响。MTA的凝固时间为3～4小时，这在许多临床情况下被认为是不利的。为避免这些问题，已使用甲基纤维素、氯化钙和磷酸氢二钠等添加剂来缩短凝固时间。然而，这些化合物会改变MTA的物理和/或生物特性。例如，加入氯化钙溶液会减少凝固时间，但也会降低其最大抗压强度。

11.2 生物陶瓷

生物陶瓷是指各种专门设计的陶瓷，用于修补、重建和更换身体的患病或受损部位。在牙科中，生物陶瓷经常用于口面部重建、种植体表面涂层以及牙冠和桥的制造。氧化锆和羟基磷灰石是牙科中最常见的两种生物陶瓷。MTA是第一代用于牙髓病学的生物陶瓷。它属于硅酸三钙基水门汀的范畴。MTA的封闭性和生物相容性归因于硅酸三钙的存在。然而，MTA的主要缺点是其可操作性差、固化时间长以及引起剩余牙齿结构的变色。近年来，其他生物活性硅酸三钙和磷酸盐水门汀被引入，据说可以克服这些缺点。

EndoSequence牙根修复材料（RRM）（Brasseler，Savannah, GA, 美国），与IRoot和TotalFill是同一产品在不同国家销售时注册的不同商品名。RRM是一种为牙髓病学开发的生物陶瓷材料。适应证与MTA相似，包括根管倒充填、盖髓、根尖诱导、根吸收修补和穿孔修补。据制造商介绍，它由硅酸钙、氧化锆、五氧化二钽、磷酸二氢钙和填料组成。该材料已预先混合，可直接使用，并以注射器中的糊状物或罐中的腻子状形式出现。基于临床经验，RRM的一个优势是其操作特性，类似于Cavit（3M，St. Paul，MN，美国）。RRM具有生物相容性、亲水性、不溶性、尺寸稳定、高pH、30分钟的工作时间和短至2小时的凝固时间。研究表明，RRM和ProRoot MTA在抗菌效果、生物相容性和封闭能力方面比较没有显著差异。使用RRM和MTA进行牙根管倒充填的动物研究（图11.3）结果表明，手术部位在愈合后均没有观察到炎症，或仅观察到很小范围的炎症。与MTA相似，在RRM附近可观察到牙骨质样组织（图11.4）。通过组织学分析，与MTA相比，RRM组在截根平面附近发现了更多的牙骨质样、牙周膜样组织和骨，表明RRM具有良好的生物相容性和良好的封闭性。比较RRM与MTA的研究结果发现，RRM在MicroCT和CBCT上的愈合评分更高，提示其优于MTA。据推测，RRM可能具有更好的矿化组织诱导/传导性能，从而

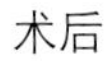

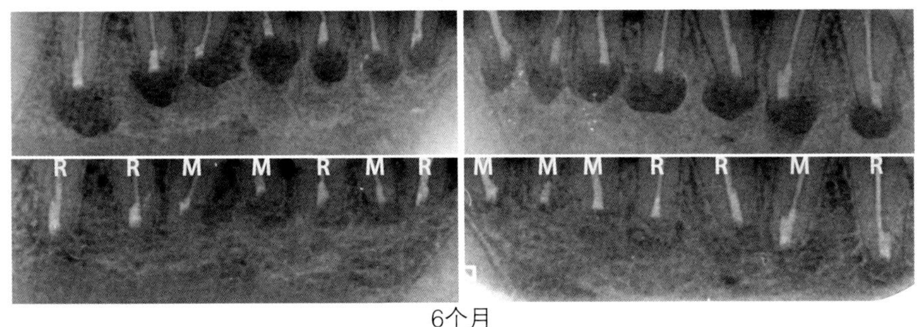

图11.3 狗双侧前磨牙根尖手术后的根尖片。上排：感染根管，用RRM（R）和MTA（M）随机填充根端窝洞。下排：愈合6个月后的X线片。根据Rud和Molven的评价标准，所有根都表现出完全愈合。

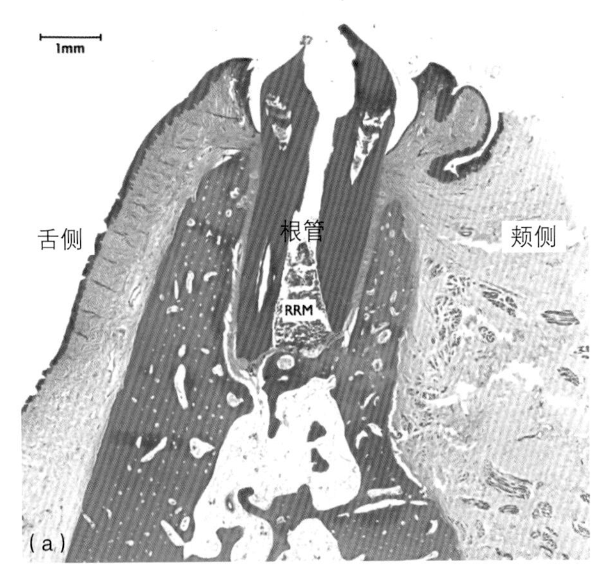

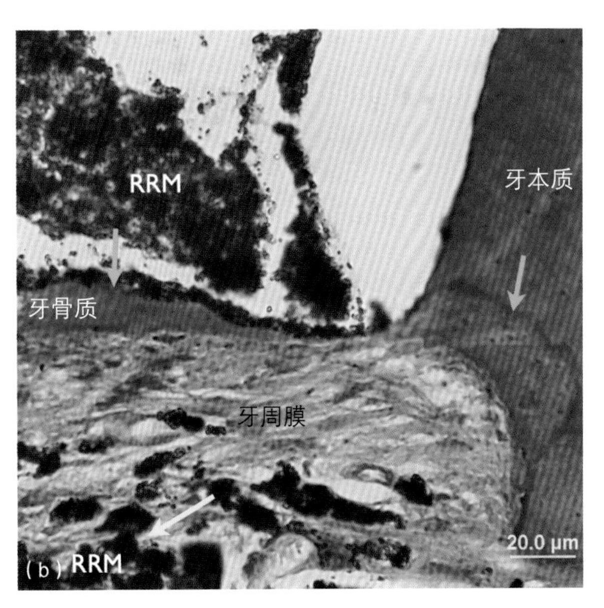

图11.4　EndoSequence根修复材料倒充填根管的根尖周组织反应。（a）截面大体观：颊侧皮质骨板和根尖周组织重建。（b）根端区的放大图。根尖孔附近的根尖周区域未见炎性细胞。根尖周组织中的RRM残留物不会引起炎症反应（黄色箭头）。在切除的牙根尖表面和RRM根端充填材料（绿色箭头）表面形成牙骨质样组织，并可见相邻的PDL样组织中纤维长入成牙骨质样组织中。

加速牙骨质样组织以及牙周膜样组织和骨在牙根尖表面的形成。这一假设得到了Chen等体外细胞培养研究数据的部分支持（图11.5），其中RRM显示出对成骨/牙源细胞的促增殖作用并诱导这些细胞的成骨细胞/成牙骨质细胞向分化。根据现有数据，RRM是根尖手术中MTA的合适替代品。

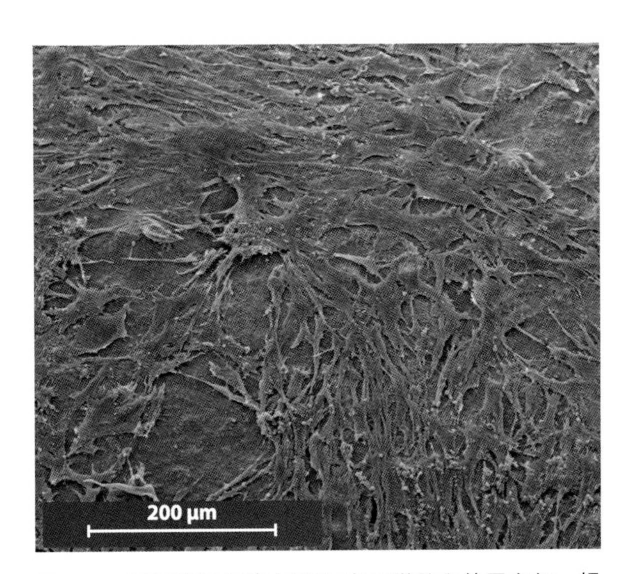

图11.5　牙周膜干细胞在RRM表面附着和伸展良好，提示该材料具有良好生物相容性。

11.3　MTA和生物陶瓷在根尖切除术中的应用

尽管这两种材料本质上都是亲水性的，但仍然需要在放置前对去骨部位实现充分的止血。无菌Racellet棉球也可以作为屏障放置在骨腔中，以防止MTA或生物陶瓷碎片黏在骨壁上。

MTA的比例为3份粉末：1份无菌水。混合30秒后，混合物应表现出类似腻子的稠度。MTA是一种松散的粒状材料，类似于混凝土水门汀，其自身没有很好的黏附力，也不易黏附在任何器械上。因此，它不能使用普通的输送器运送到预备窝洞中，而必须用输送枪、银汞合金输送器或其他专门设计的器械输送。对于MTA的输送，许多临床医生使用注射器型输送器或MTA块。MTA块（G. Hartzell & Sons, Concord, CA, 美国）是通过在0.5英寸×0.5英寸×2英寸塑料块上切割凹槽设计而成的。将混合后的MTA充填到MTA块的凹槽中，并使用特殊器械从凹槽中舀出少量MTA（图11.6）。将MTA放入准备好的窝洞后，使用显微充填器小心地填压混合

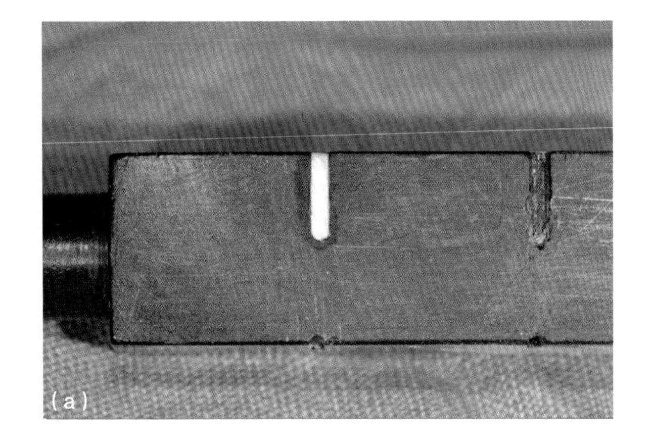

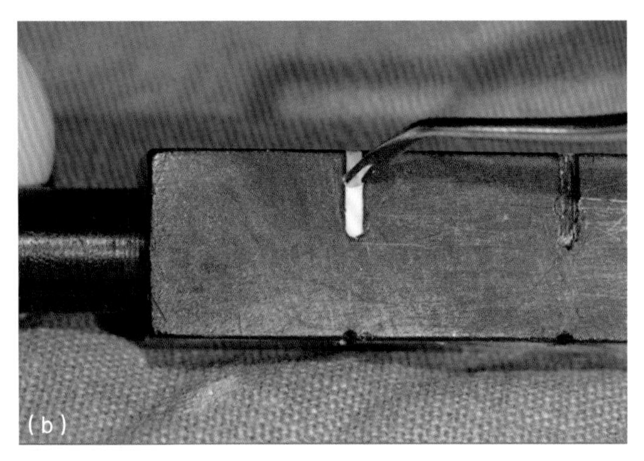

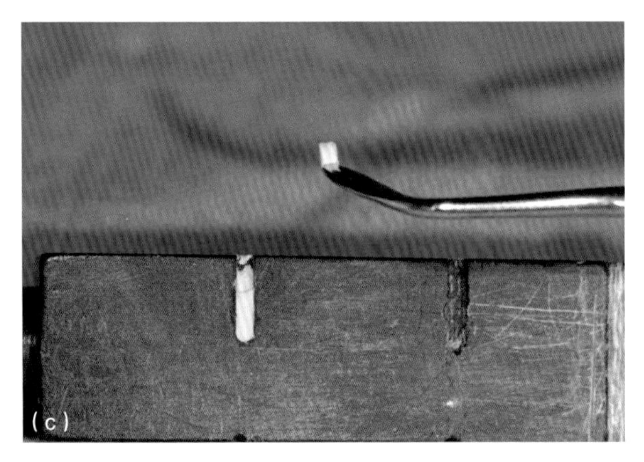

图11.6　MTA块的使用。MTA块是通过在0.5英寸×0.5英寸×2英寸塑料块上切割凹槽设计而成。（a）混合后的MTA被填充到MTA块的凹槽中；（b，c）使用输送器从凹槽中舀出少量MTA。

物，充填时施加较轻的充填力量（图11.7）。

对于生物陶瓷，可以将预混的腻子材料铺在玻璃板上，并使用专门设计的手持器械输送器将绳状小块输送到根端倒预备处，或者可以将生物陶瓷腻子充填至MTA块凹槽中并舀起适量的腻子放入预备窝洞中（图11.8）。显微充填器用于轻轻地加压混合物，充填时施加轻微的充填力量（图11.7）。

倒充填材料的厚度影响MTA和生物陶瓷腻子的封闭性；建议厚度至少为3mm。使用湿棉球清洁切除的表面，去除任何多余的MTA或生物陶瓷腻子。完成根管倒充填后，使用MTA时不能冲洗骨腔，因为MTA会被冲洗掉，但如果使用生物陶瓷腻子，其优势就在于手术医生可以用无菌生理盐水冲洗该区域。

11.4　用于根管倒充填的其他类型的水门汀

多种材料已用于根管倒充填。很多年以来，银汞合金是最受欢迎和使用最广泛的根管倒充填材料。银汞合金有毒，会腐蚀并在软组织上形成印迹，也会导致根部出现微裂纹。IRM和SuperEBA取代了银汞合金，现仍在使用，而MTA已成为最受欢迎的材料。

11.4.1　中间修复材料（IRM）

IRM是一种改性氧化锌丁香油酚（ZOE）水门汀，通过向粉末中添加聚甲基丙烯酸酯进行增强。增强材料消除了吸收性问题，IRM比未改性的ZOE水门汀更具生物相容性。一项组织耐受性研究发现，接触90天后IRM几乎不会引起炎症，因此认为口腔组织对IRM的耐受性与对任何其他倒充填材料的耐受性一样。

11.4.2　超级乙氧基苯甲酸（SuperEBA）

SuperEBA是ZOE水门汀与乙氧基苯甲酸水门汀的改良形式。开发乙氧基苯甲酸是为了改变凝固时间并增加基础ZOE水门汀的强度。通过用丁香酚液体部分替代原乙氧基苯甲酸并在粉末中加入熔融石英或氧化铝来改性水门汀。

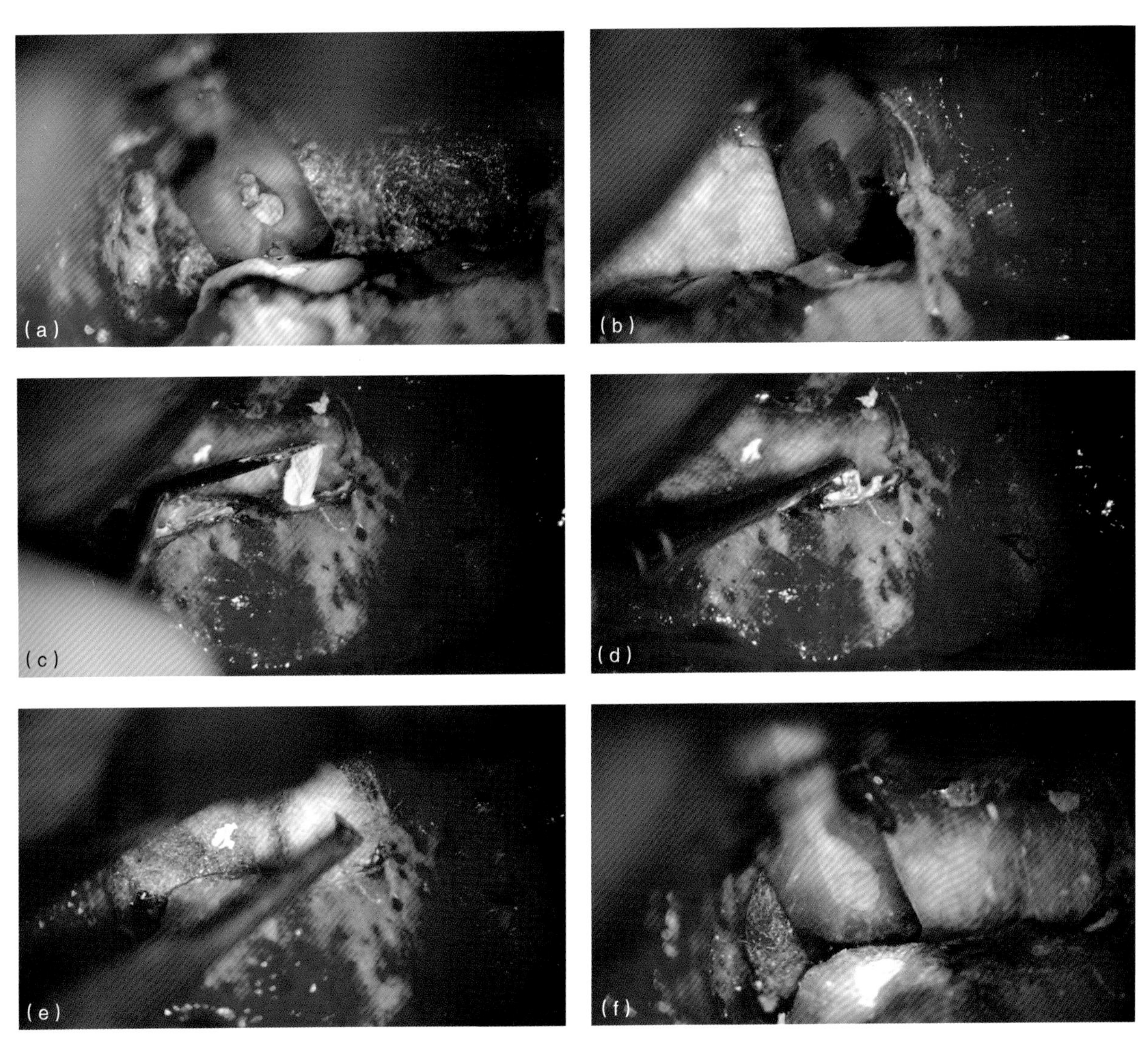

图11.7　生物陶瓷RRM行根管倒充填手术后的临床表现。（a）高倍镜下检查根截面；（b）检查根端预备窝洞，以确定内壁清洁；（c）输送器放置生物陶瓷RRM；（d）充填器加压使材料紧实；（e）湿棉球清洁切除的根截面；（f）检查充填材料以确保边缘适应性良好。

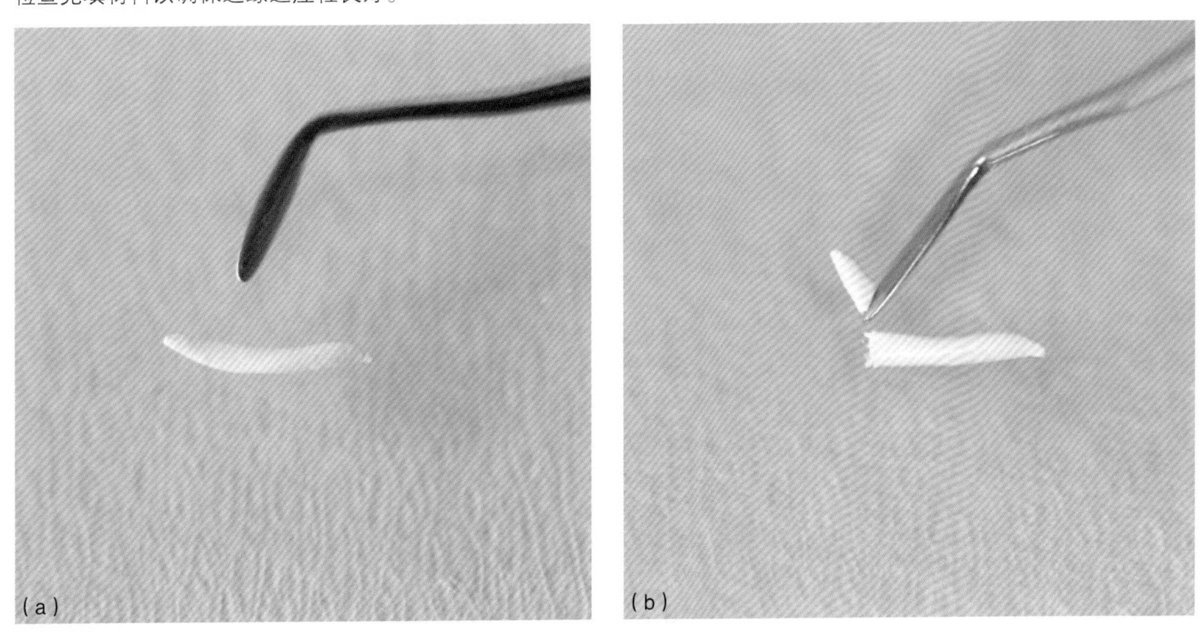

图11.8　（a，b）将生物陶瓷腻子搓成所需直径的圆柱体。术者可使用MTA输送器截取足够长的生物陶瓷放入根端窝洞中。

Staline SuperEBA（Staline and Staident, Middlesex, 英格兰）粉末成分中含有60%氧化锌、34%二氧化硅和6%天然树脂，液体成分中含有62.5%乙氧基苯甲酸和37.5%丁香酚。在美国，最常见的配方是Bosworth的SuperEBA水门汀（Keystone Industries，Gibbstown，NJ，美国），除了用37%的氧化铝代替二氧化硅，这使得该种水门汀更坚固外，其余基本成分含量相同。

组织耐受性研究表明，SuperEBA和丁香酚水门汀产生类似的温和反应。体外已经证明，与银汞合金、玻璃离子水门汀和热抛光牙胶相比，SuperEBA可产生严密的封闭。渗漏实验表明，与银汞合金相比，SuperEBA的渗漏显著减少。此外，与银汞合金相比，SuperEBA对根管壁的适应性非常好，银汞合金看起来充填很紧密，但适应性其实很差。可惜的是，SuperEBA凝固时间短且受湿度影响很大，其倾向于黏附在所有表面上，难以放置和加压，操作性较差。

总之，SuperEBA具有良好的组织耐受性、快速固化、可抛光、尺寸稳定，并提供出色的根尖封闭。 SuperEBA的缺点是难以操作，对温度和湿度敏感，并且只具有中等的X线阻射性。

应用时，液体和粉末以1：4的比例混合。粉末以小增量的方式缓慢混合到液体中。一旦卷起的SuperEBA混合物失去光泽并且在被输送器挑起时尖端不会下垂，则混合物具有了合适的稠度。

11.4.3 Geristore和Retroplast

Gerisotore（Den-Mat, Santa Maria, CA,美国）是一种双固化亲水改性复合树脂。Gerisotore已被用作倒充填、龈下或骨下缺损的修复材料，以及引导组织再生（GTR）的屏障材料。Geristore可能是有利的，因为它释放氟离子，能黏附在牙本质壁上，并且在口腔液体中稳定。有研究表明它还可以增强细胞附着和增殖。例如，人牙龈成纤维细胞在Geristore上附着和扩散良好，表明Geristore的毒性可能低于IRM和Ketac-Fil。Geristore主要用于北美，而在欧洲，一种名为 Retroplast（Retroplast Trading, Dybersovej, 丹麦）的复合树脂型材料被用于牙髓病手术，并取得了良好的长期效果。

这些材料在根尖的使用与牙髓病显微手术不同，这些材料被放置在凹形的根切表面上，而不是被充填到用超声工作尖预备的Ⅰ类洞中。这些树脂类材料的主要缺点是难以避免被血液/水分污染。与其他树脂基材料一样，这些根管倒充填材料如果受到污染将无法提供足够的封闭性。比较MTA与Retroplast的随机临床试验证实，使用Retroplast时成功率较低。此外，这些材料具有技术敏感性，在没有经验的术者手中可能显得无法接受。一些研究人员还提出了Geristore的操作问题，例如其凝固迅速，尤其是在暴露于手术显微镜的光和热中时。因此，这类材料不如亲水性材料（如MTA和生物陶瓷）那么受欢迎。

11.4.4 用于根管倒充填的新型水门汀

已经开发和销售的几种改性类型的MTA类材料，包括 MTA Angelus（Angelus和Rondriana，PR，巴西）、MTA Bio（Angelus和Rondriana，PR，巴西）、CPM（Egeo，布宜诺斯艾利斯，阿根廷）、OrthoMTA（bioMTA，首尔，韩国）和Endocem MTA（Maruchi，首尔，韩国）。这些相对较新的产品其缺点在于缺乏基于该类产品的基础和临床研究的结论。

第十二章

龈瓣复位和缝合

Francesco Maggiore, Meetu Kohli

主要概念

- 连续悬吊缝合和单结间断缝合是牙髓病显微手术中最常用的缝合类型。
- 悬吊缝合一般用于磨牙手术。
- 单结间断缝合通常用于龈缘下翻瓣切口，或需要对延展的龈沟内切口进行固定时。
- 龈沟内切口通常使用5-0单丝缝合线或铬肠线缝合。
- 龈缘下切口通常使用6-0单丝缝合或7-0单丝缝合线缝合。
- 对根尖手术伤口愈合机制的研究表明，建议在术后48～72小时拆除缝线。

12.1 龈瓣复位

根尖显微手术完成后，必须非常小心地复位和缝合翻起的软组织。事实上，软组织操作的最终美学效果取决于多种因素，例如组织瓣类型、切口类型、用于切开翻起和牵拉龈瓣的器械选择以及仔细的复位和适当的缝合技术。

建议在复位之前用湿纱布（无菌水或生理盐水）润湿软组织。软组织在手术过程中可能会脱水，再水化后它会恢复其自然弹性，并更易于复位。

12.2 缝合技术

在牙周手术中常用的几种缝合技术中，有两种常用于牙髓病显微手术：连续悬吊缝合和单结（间断）缝合（图12.1）。

悬吊缝合通常用于龈沟内三角瓣翻起的磨牙区域。放置悬吊缝合线时，针从颊侧进入舌侧，进入治疗牙齿近中龈乳头底部的牙龈（图12.2a）。针在治疗牙齿的近中龈乳头基部前进，围绕牙齿的舌侧移动，通过远侧接触点下方，并从内侧穿透远侧龈乳头至颊侧（图12.2b）。然后针返回远侧接触点下方，围绕牙齿的舌侧（图12.2c），通过近中接触点下方，并将结系在被治疗牙齿的近中颊侧（图12.2d）。

悬吊缝合的优点是缝合相对较快，但它只能依赖一个单结。如果在愈合过程中该结没能固位，整个缝线就会松动。悬吊缝合通常使用5-0单丝或多丝或铬肠线。

当切开龈缘下龈瓣或手术医生希望固定延展的龈沟内切口时，使用单结（间断）缝合。在这种情况下，针在龈乳头底部从颊侧到舌侧进入颊侧牙龈（图12.3a），从接触点下方通过，从舌侧到颊侧重新进入舌侧牙龈（图12.3b），从接触点下方穿回颊侧，结系在牙龈的颊侧（图12.3c）。

单结缝合的优点是缝合线稳定、精确，并

Microsurgery in Endodontics, First Edition. Syngcuk Kim and Samuel Kratchman.

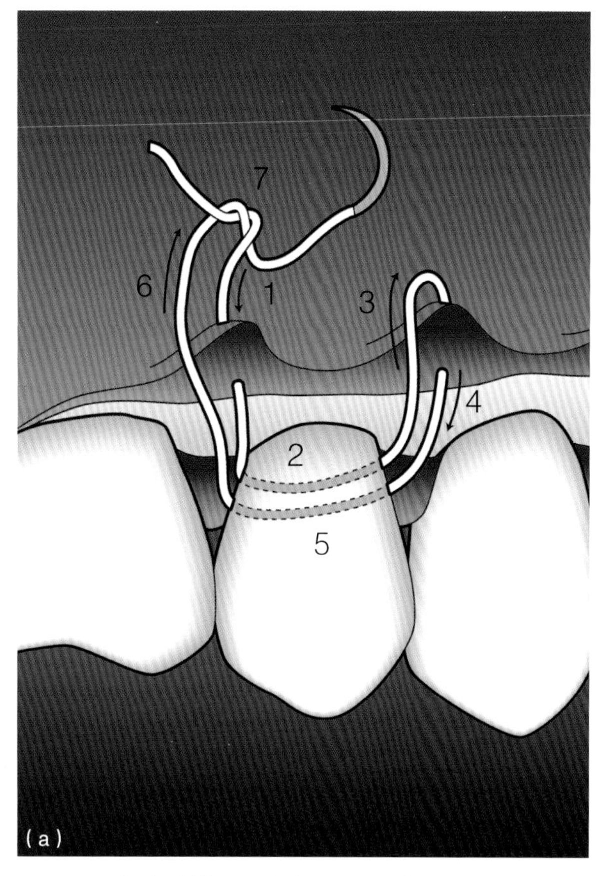

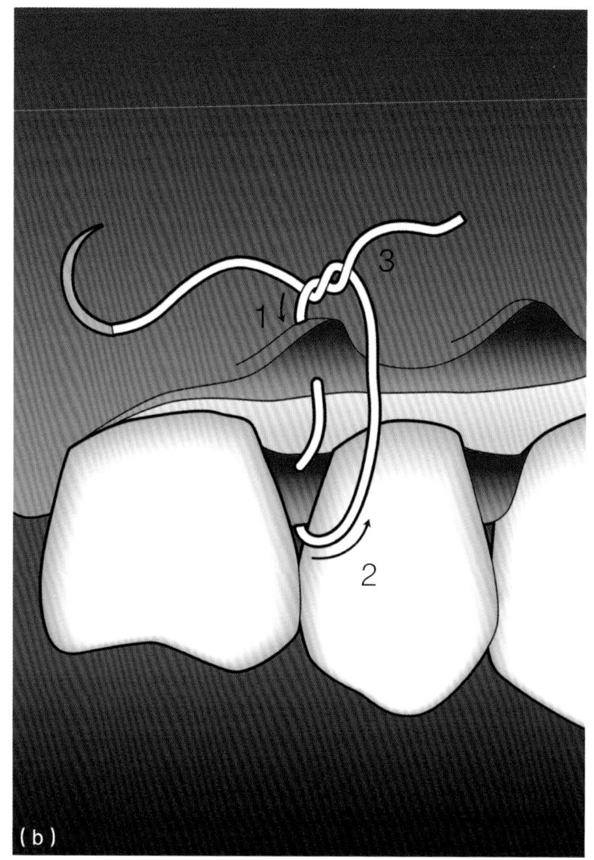

图12.1 （a）连续悬吊缝合。（b）单结（间断）缝合。

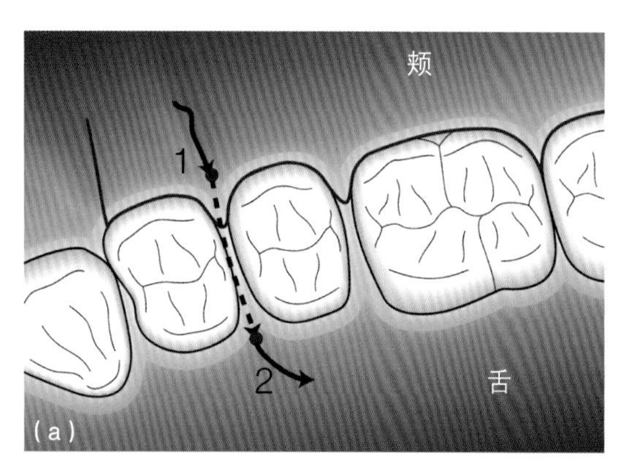

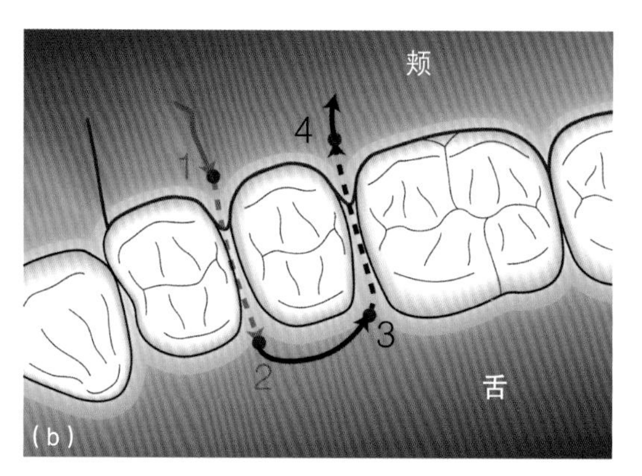

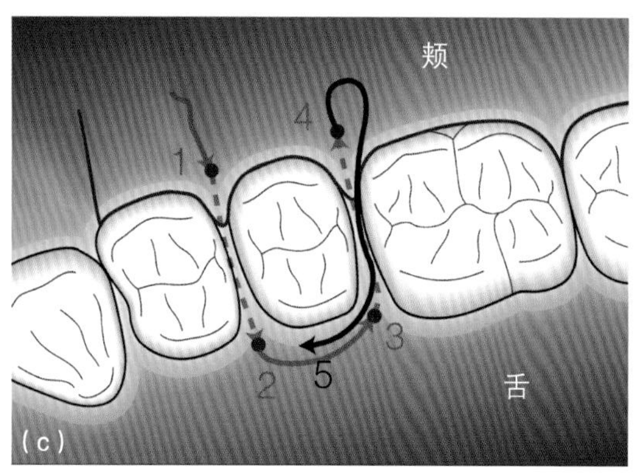

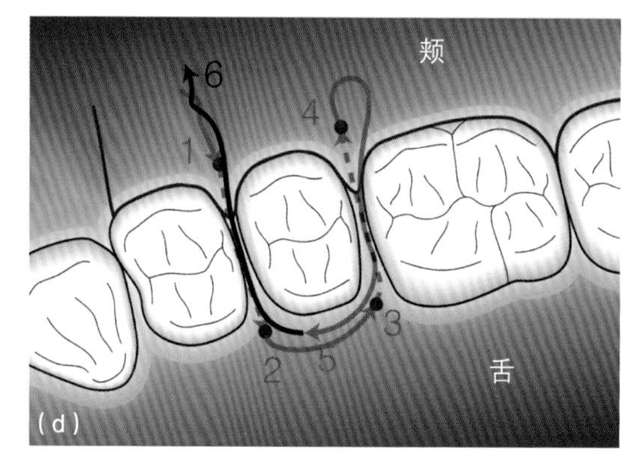

图12.2 （a~d）连续悬吊缝合的步骤。

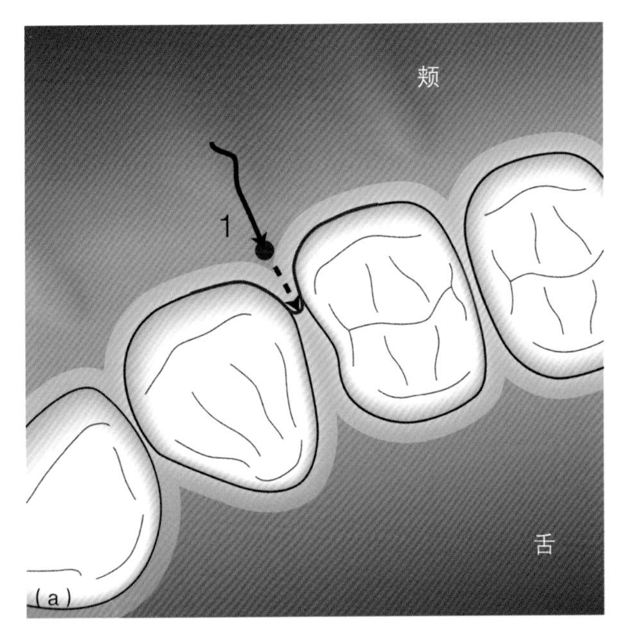

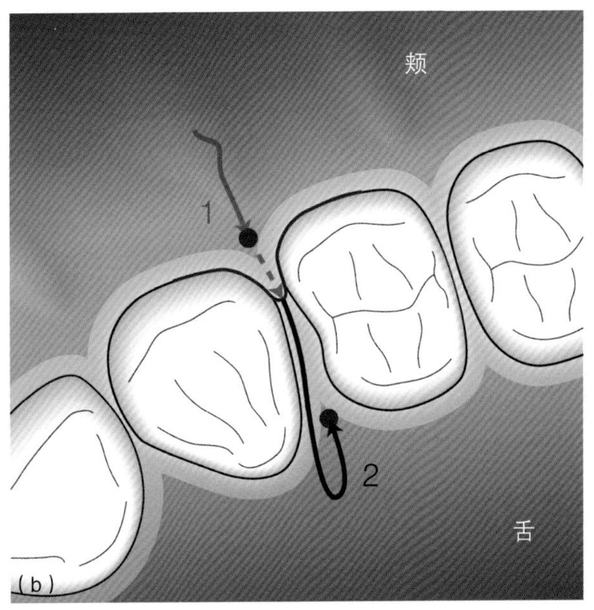

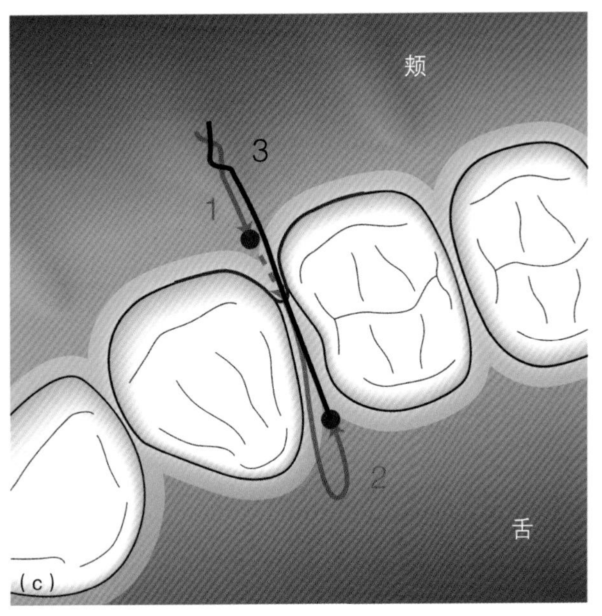

图12.3　(a～c)单结(间断)缝合的步骤。

允许一期愈合。另外，它需要花费时间以及细致的操作，特别是在缝合前牙区域的龈缘下龈瓣时。

12.3　拆线

进行牙髓病显微外科手术的牙科医生争论最多的问题之一是何时拆线。缝线留存1周或更长时间的观念是从牙周文献中推断出来的。在牙周手术中，软组织被翻起以暴露病理性硬组织，通过刮除术和切除术来治疗。龈瓣通常在不同于其初始位置的位置缝合：要么根向，要么冠向。牙周愈合通常伴随着新的上皮附着的形成。这个过程意味着二期愈合，需要2～4周。

在牙髓病显微手术中，将龈瓣翻起以进入下方的根尖区。牙根冠方和颈部骨组织一般不发生改变。软组织能准确地复位在其原始位置。复位的牙周组织的愈合通常是通过重新附着发生的，这意味着一期愈合。伤口愈合机制包括4个阶段：第一阶段：凝血和炎症；第二阶

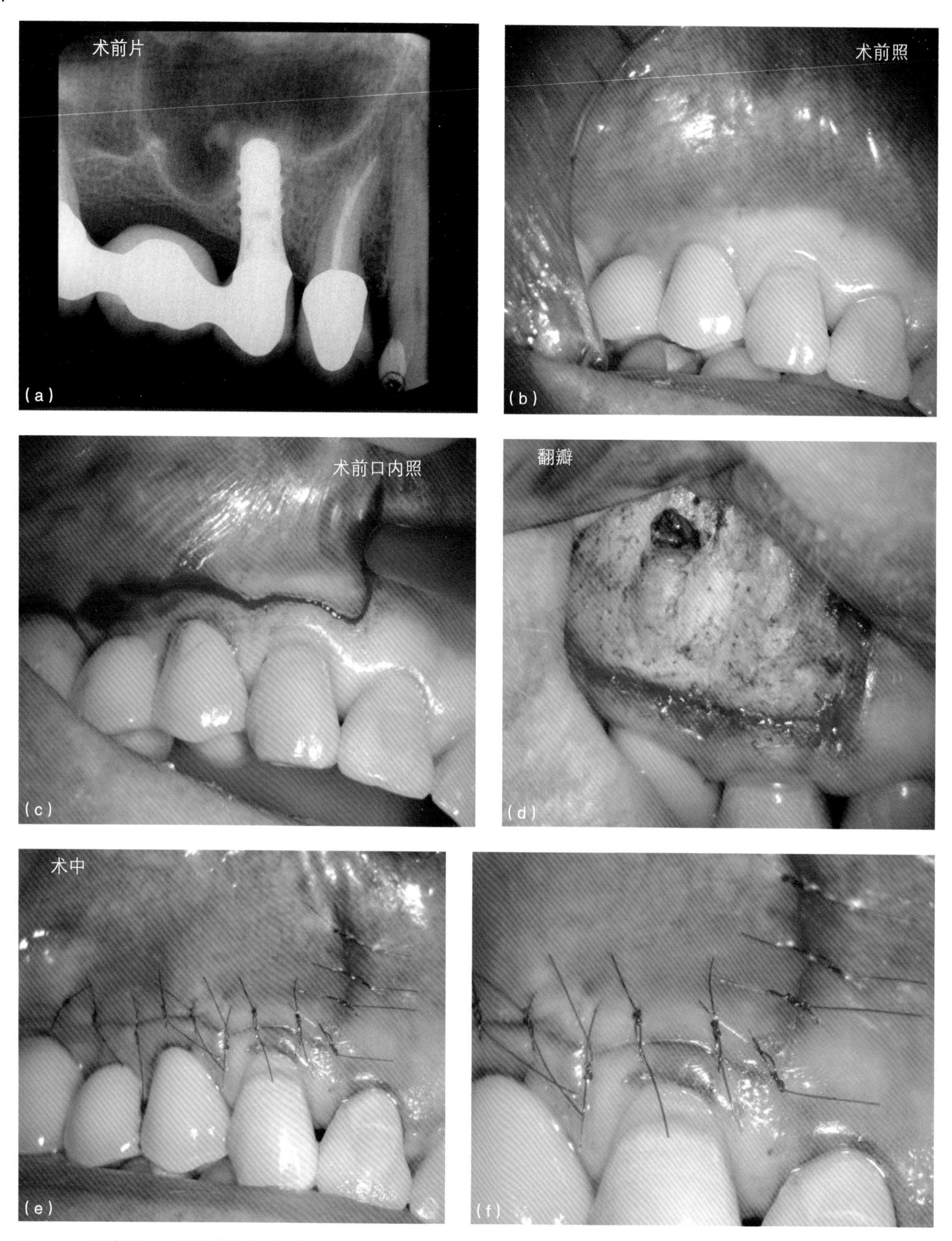

图12.4 龈缘下三角瓣被抬起以达到并刮除#5牙的根尖1/3。（a）术前 X 线片；（b）软组织的术前照；（c）切口；（d）翻瓣；（e~h）合成6-0单丝缝合线缝合，没有在切口线上打结；（i~l）缝合72 小时后拆线。

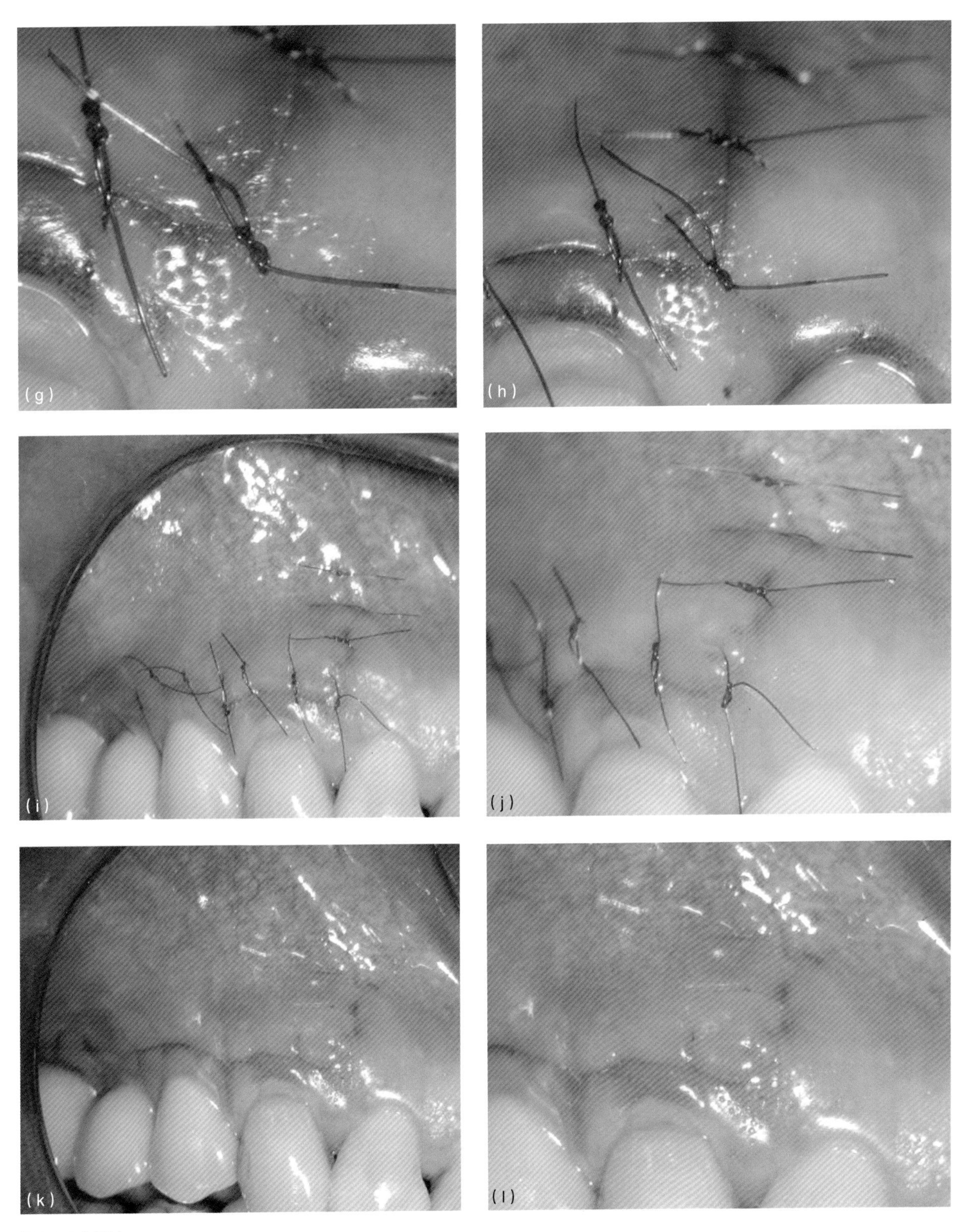

图12.4（续）

段：上皮愈合；第三阶段：结缔组织愈合；第四阶段：成熟和重塑。

牙髓病手术伤口愈合相关研究表明，凝血和炎症通常发生在前20小时。上皮愈合随着上皮封闭的形成和上皮屏障的形成而发生。这些机制在36小时后发生。结缔组织愈合意味着修复组织的形成，发生在第2～4天。最后，成熟和重塑发生在第5～7天。这其中，有上皮屏障的形成。上皮

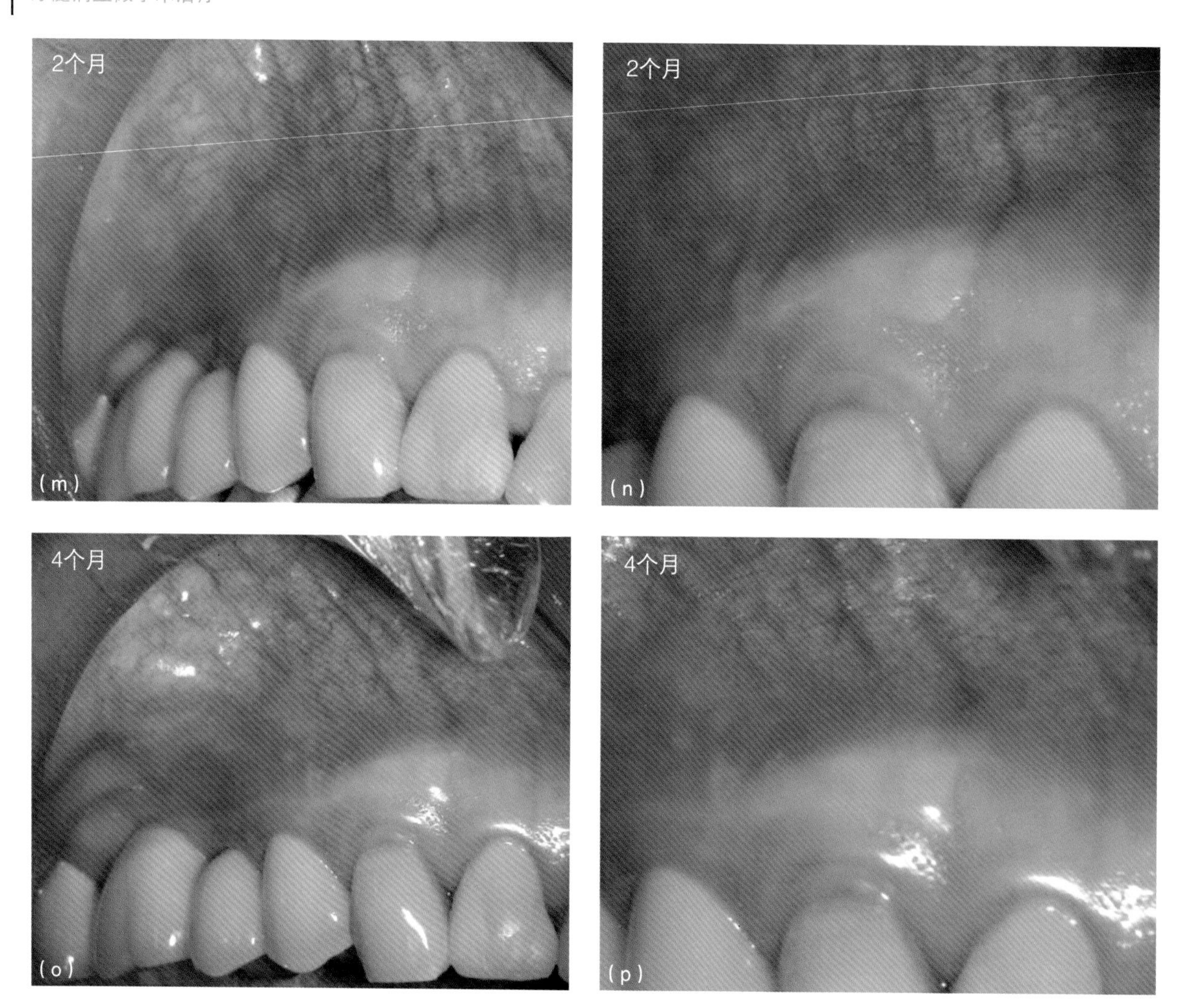

图12.4（续） （m，n）2个月随访；（o，p）4个月随访。切口线已不可见。

屏障的功能是防止口腔刺激物进入手术伤口，抑制组织液从手术伤口流出，增加伤口强度。从生物学的角度来看，一旦上皮屏障形成，缝合线的功能就结束了。实际上，缝合线必须保持两侧伤口边缘在其固有位置上，直到身体修复的生理机制提供足够强度的封闭，以便愈合过程在没有进一步“帮助”的情况下继续进行。正因为上皮屏障似乎在牙髓病显微手术切口48小时后出现，我们建议在72小时后拆除缝合线。缝合线的长期留存不会提供任何优势，实际上可能因为滞留的食物和牙菌斑，以及缝合线本身对刺激性口腔液体的吸收，而导致愈合延迟。

据报道最近对牙髓病显微手术中骨增量措施的使用逐渐增加。目前，缺乏对牙髓病显微手术后采用骨增量措施与拆线时间的研究。尽管没有可靠的科学证据，但在使用骨代用品/骨膜的情况下，将缝合线留长一点儿时间（如多留2～3天）似乎是合理的。

缝合龈瓣后，建议在软组织上轻轻按压湿纱布。温和的压力消除了软组织中可能存在的气泡，并促进了翻起的龈瓣的重新附着。

临床病例1：#5牙，显示显微手术后软组织愈合（图12.4）。

临床病例2：#11牙，一种不常见的经根管骨内种植体。牙齿有症状。根尖片显示根尖有病变。进行了非手术治疗和手术治疗以处理根尖1/3（图12.5）。

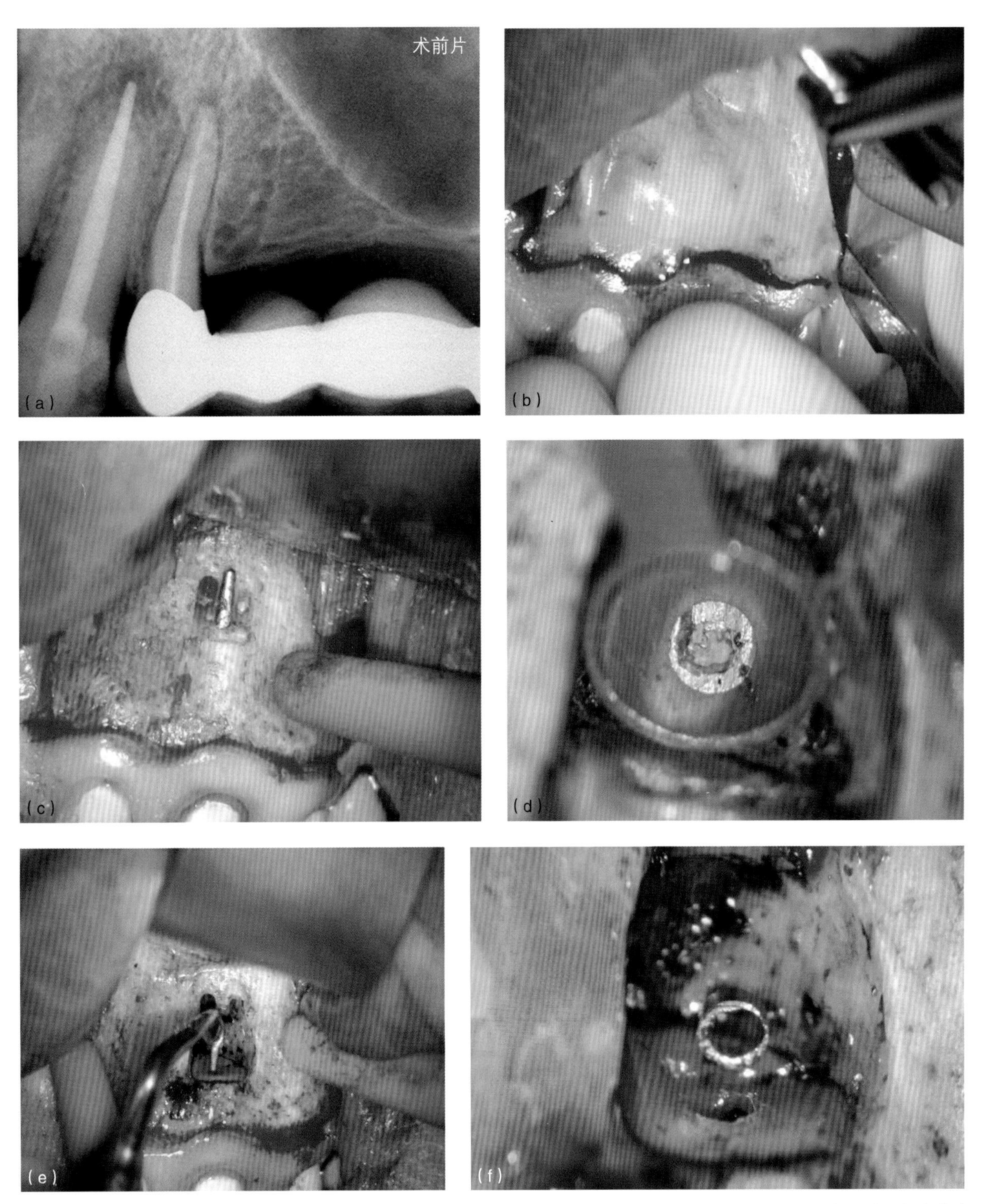

图12.5　左上颌尖牙根尖手术。（a）术前X线片；（b）龈缘下切口；（c）翻瓣后可见骨内植入物；（d）高倍率（20×）下探查切除的根面；（e）超声预备；（f，g）金属物体被去除；（h）倒预备完成；（i）MTA根管倒充填；（j）术后X线片；（k，l）7.0单丝线缝合。

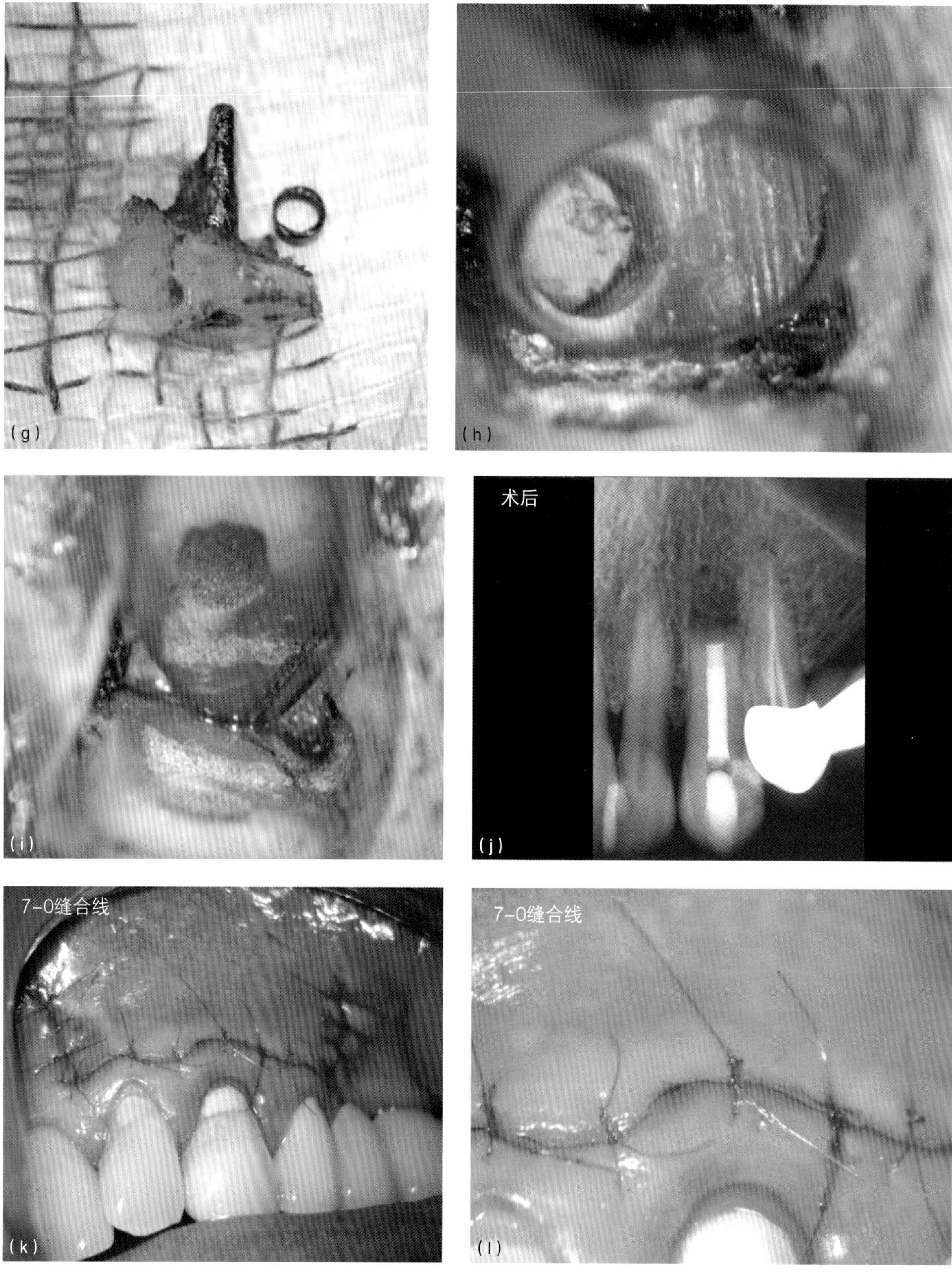

图12.5（续）

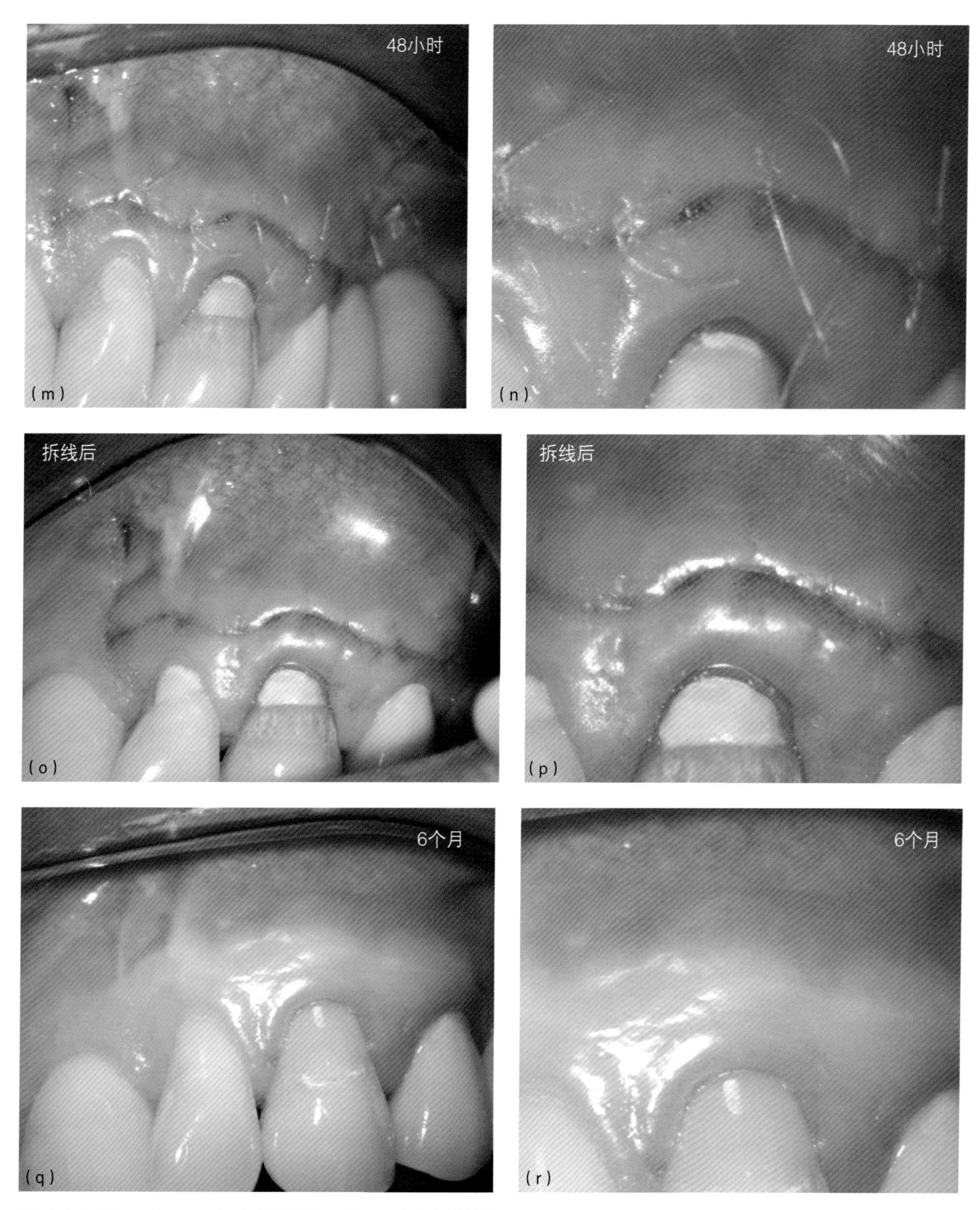

图12.5（续）　（m～p）48小时拆线；（q，r）6个月随访。

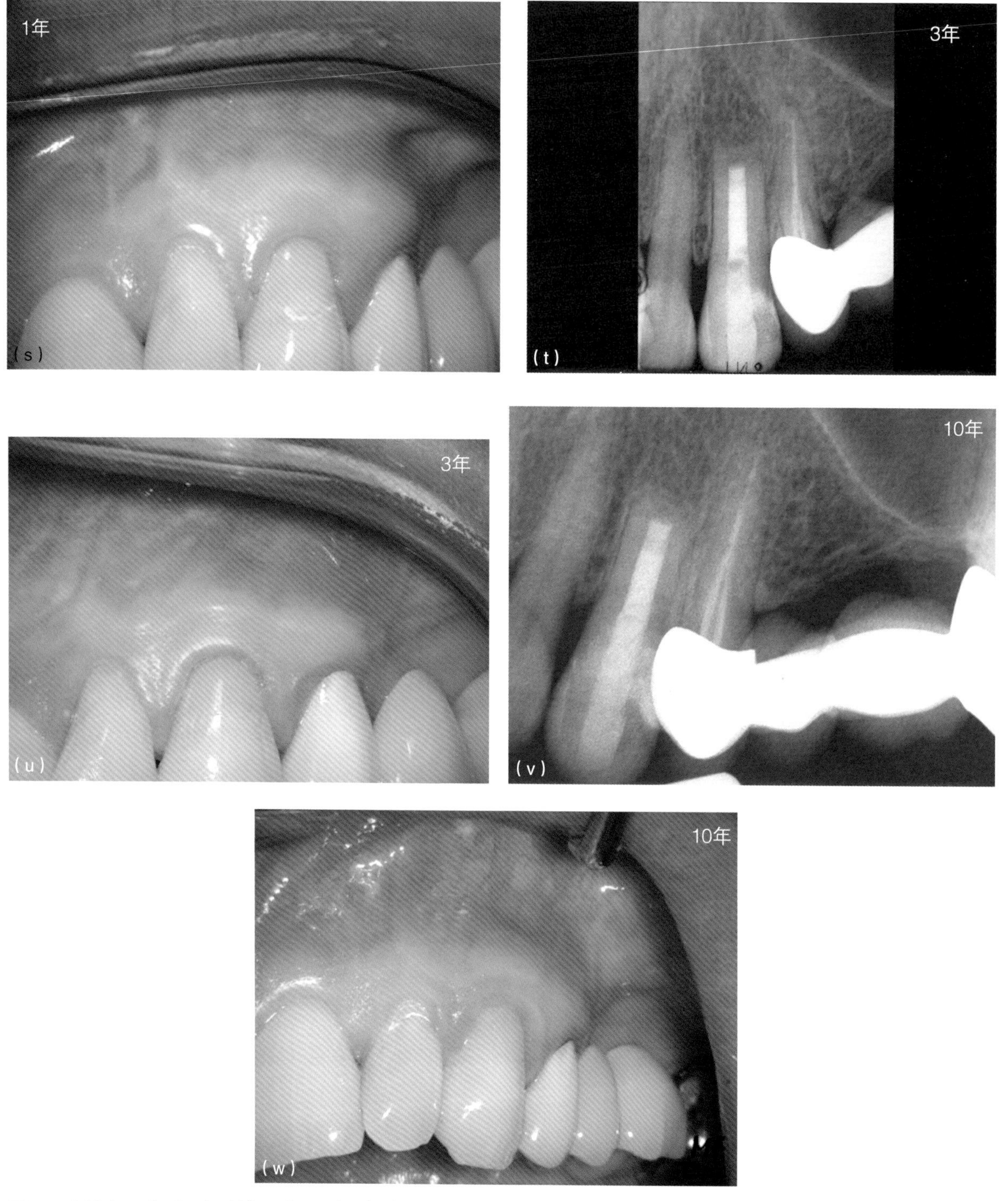

图12.5（续） （s）1年随访；（t，u）3年随访；（v，w）10年随访。

第十三章

根尖周创伤愈合

Ingrida Dapkute, Georges Bandelac, Chafic Safi, Frank Setzer

主要概念

- 创伤愈合是宿主对感染或受伤做出程序化的免疫炎症性的防御机制反应。
- 创伤愈合的原则同样适用于非手术根管治疗和显微根尖手术。
- 二维X线片可能无法进行正确的愈合评估。
- CBCT在检测根尖周炎情况和评估愈合方面更敏感。

13.1 创伤愈合原则

非手术根管治疗（NSRCT）和显微根尖手术几乎适用相同的愈合原则。主要区别在于手术后的愈合需要形成血凝块。NSRCT成功后，主要通过巨噬细胞的吞噬作用清除根尖周炎性组织，因此，与NSRCT相比，根尖手术可能愈合得更快，而NSRCT愈合过程则较慢。

创伤愈合可分为3个互有重叠的阶段：炎症、增殖和重塑。在这3个基本阶段中，发生了一系列复杂又相互协调的事件，包括炎症阶段的趋化和吞噬过程；新生胶原、上皮化和血管生成导致增殖期肉芽组织的形成；在最后的重塑阶段，有活跃的胶原蛋白重塑和组织成熟，最终导致创伤修复或组织再生（图13.1）。

13.2 显微根尖手术后的愈合

显微根尖手术后的愈合分为2个部分：①涉及小梁骨和皮质骨的骨愈合；②根尖附着组织修复或再生的牙槽愈合（牙槽骨、牙周膜和牙骨质）（图13.2）。根尖手术后，切除的空腔被血凝块占据，血凝块慢慢被源自牙周膜和骨内膜的肉芽组织取代。新骨的形成开始于缺损的内部区域，并向外扩展到之前皮质骨板的水平。当新生的编织骨到达固有膜时，其上覆盖的膜成为功能性骨膜（骨愈合）（图13.3）。来自牙周膜的祖细胞分化为牙周膜细胞和成牙骨质细胞以覆盖切除的牙根表面并引起牙骨质和牙周膜再生（牙槽愈合）。

13.3 不完全愈合/疤痕组织的形成

根尖手术后疤痕组织的形成已被广泛研究。结果表明，放射学上大于10mm的缺损26%会导致根尖手术后疤痕形成。此外，当骨缺损穿透2个皮质骨板时（贯通病灶），疤痕组织形成的发生率可达60%。然而，即使在术后没有使用屏障膜的情况下，也缺乏临床证据表明大的或贯穿病灶一定会导致疤痕组织的形成。

从放射角度看，疤痕形成可以看作是从病变中心发散的旭日形外观，其内部填充的骨小

Microsurgery in Endodontics, First Edition. Syngcuk Kim and Samuel Kratchman.

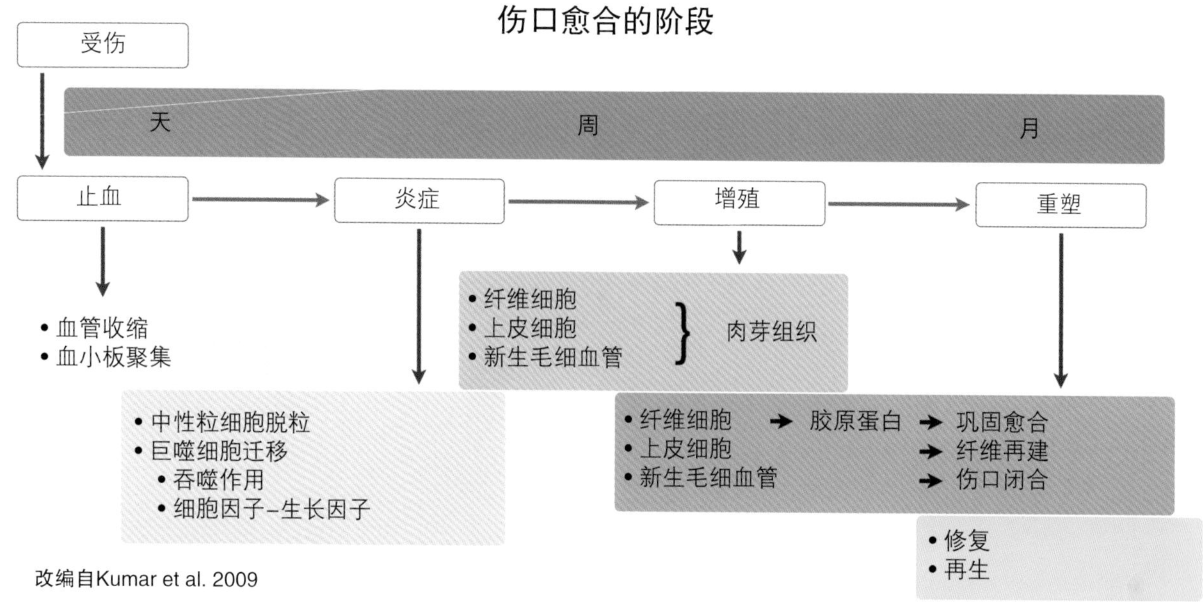

图13.1 创伤愈合的3个基本阶段：炎症、增殖和重塑。

梁可能无限期地保持投射性（图13.4）。直到现在，疤痕形成的机制还没有被完全阐明。然而，在不完全愈合过程中，愈合本质上是骨膜生成，并从病变外部向内部进行成骨，导致缺损未完全愈合和无功能纤维组织的堆积。

13.4 根尖手术后愈合的组织学评估

在组织学上，观察到根尖手术后的3种愈合方式：①愈合，牙周膜重建，轻度炎症或无炎症；②纤维疤痕组织愈合，偶有骨粘连和不同程度的炎症；③中度或重度根尖周炎症，无疤

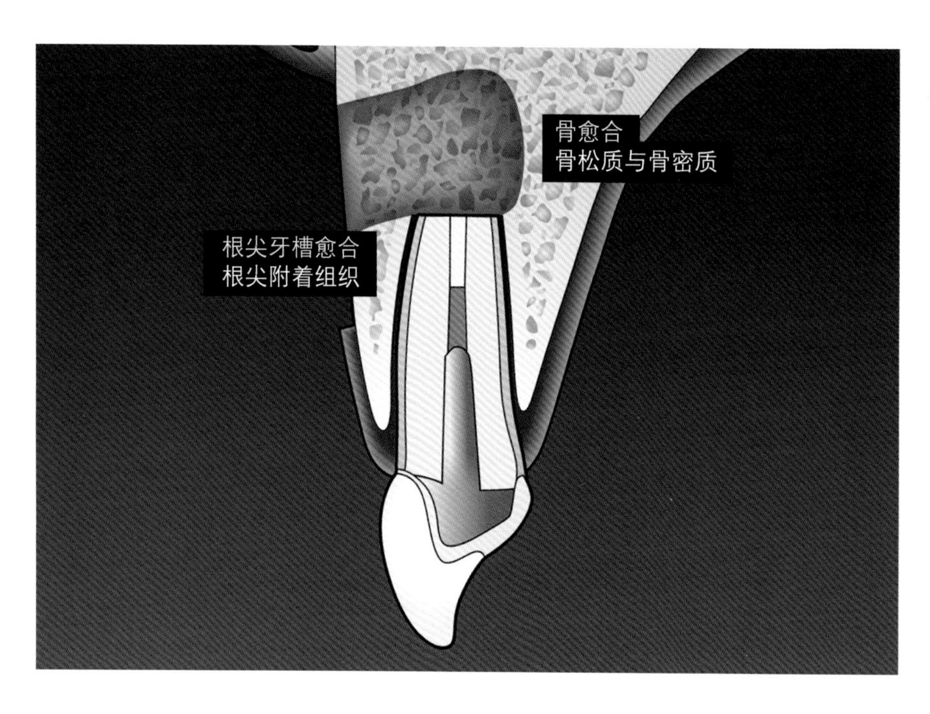

图13.2 根尖显微手术后的伤口愈合：根尖牙槽愈合和骨愈合。

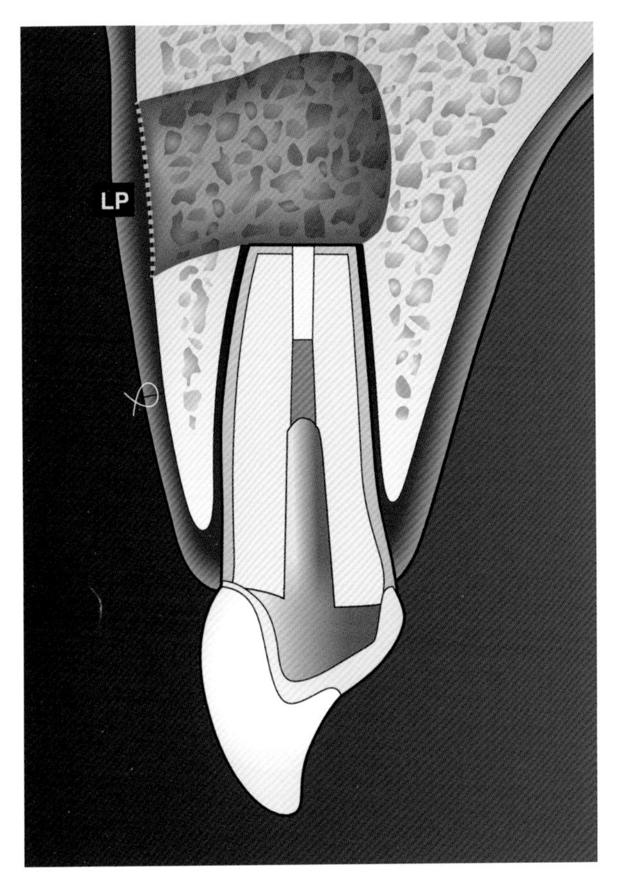

图13.3　根尖显微手术后的伤口愈合。腔内充满血凝块，将被肉芽组织取代。新骨的形成从内部开始，向外发展到之前皮质骨板的水平。当新生的编织骨到达固有膜时，其上覆盖的膜变成功能性骨膜。LP：固有膜。

痕组织形成。此外，根据组织学表现与二维放射学表现的相关性，病变的愈合分类可被定义为完全愈合、不完全愈合（疤痕组织形成）、不确定愈合和不满意愈合。

值得说明的是，根部囊性病变如果已经通过手术治疗，即使上皮内层没有完全摘除，该囊性病变也不会复发，因为去除过程中遗漏的上皮组织残余物有可能通过细胞凋亡机制发生消退。

13.5　使用CBCT进行愈合评估

CBCT成像可在3个维度上出色的将根尖周解剖特征进行可视化显示，以及对骨缺损和伤口愈合进行评估。CBCT的特点之一是将松质骨和皮质骨的缺损分开显示，使其成为识别根尖周炎更灵敏的工具。

此外，图像重建以多平面重建模式进行，这允许对切除的牙根表面周围的特定解剖区域和结构（如牙周膜空间、硬骨板和皮质骨板）进行强化。此外，它还可以区分不同的骨密度。

上述解剖结构是当前用CBCT评估根尖手术愈合情况评判标准的核心。例如，完全愈合表现为牙周膜空间和硬骨板结构在切除的牙根表面完全重建的情况（图13.5）。

在CBCT上观察到其他愈合模式，例如在切除的牙根表面形成的完全愈合，伴随着皮质骨在宽度和密度上的完全修复；又例如邻近切除根部的小梁骨密度较低（图13.6）的情况，此类病例可归为有限的愈合，也被认为是成功的结果。

呈现不同骨密度之间的差异是CBCT独有的特性。假设X线透射区域代表疤痕组织、未成熟的骨或没有足够矿化的骨样组织，在特定的愈合阶段时，CBCT将无法检测出足够的线阻射区域，而表现为透射影。

另外，使用CBCT进行术前评估制订治疗计划过程中必不可少的一步，是观察手术波及牙齿在骨结构中的确切位置。位于牙弓结构更深处的牙齿（除了根尖区域外，牙根均被骨组织包围，X线检查表现为根尖区的透射和皮质骨板穿通影像）比位于牙弓更颊侧的牙齿愈合得更好，因为位于牙弓更颊侧牙齿的牙根太突出，容易穿通至骨皮质外，即使皮质骨板没有穿通，其颊侧也只有非常薄的一层皮质骨板覆盖（图13.7）。

在这些情况下，植入骨代用品和/或胶原膜有助于愈合。骨代用品有利于使皮质骨板增厚，而胶原膜将包住骨代用品并防止上皮细胞穿透进入到去骨部位。移植材料的最新进展表明，可以使用胶原基增强材料，该材料既可用作骨代用品，也可用作膜。

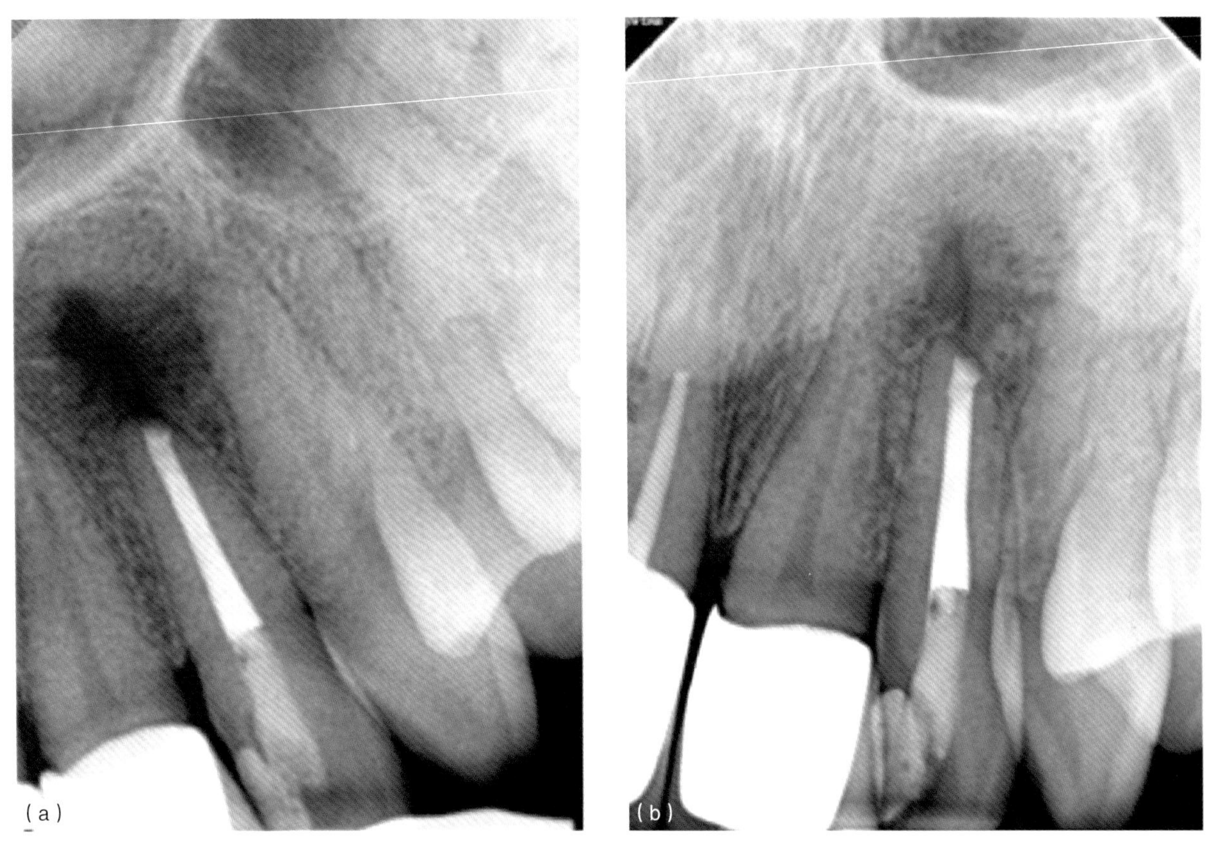

图13.4 牙髓病手术后不完全愈合（疤痕组织）。旭日形外观是由于骨小梁从缺损的中心放射出来，但仍然呈透射表现。（a）10个月随访；（b）17个月随访。

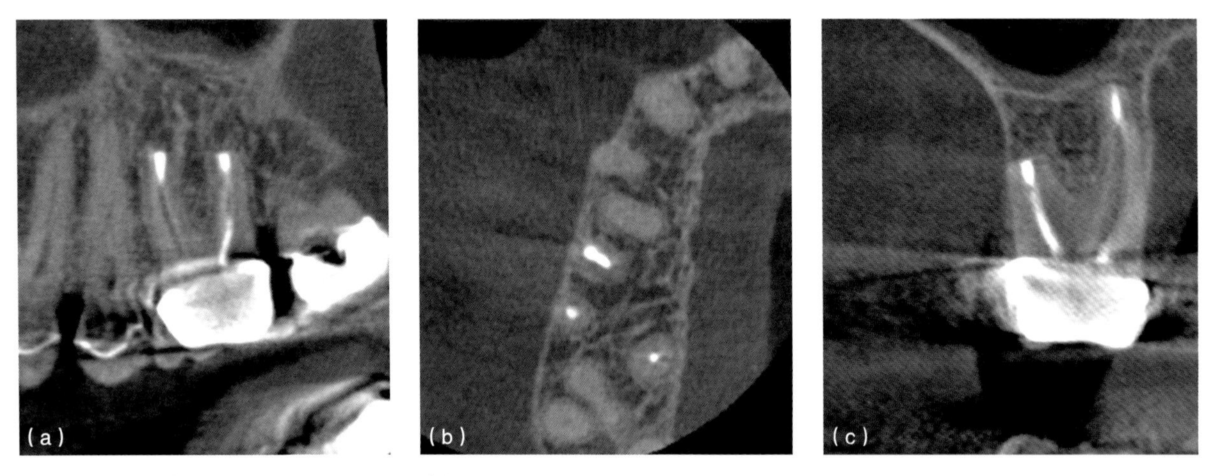

图13.5 牙髓病显微手术后完全愈合的病例：上颌第一磨牙2.5年随访的CBCT分析。（a）矢状面；（b）轴向面；（c）冠状面。

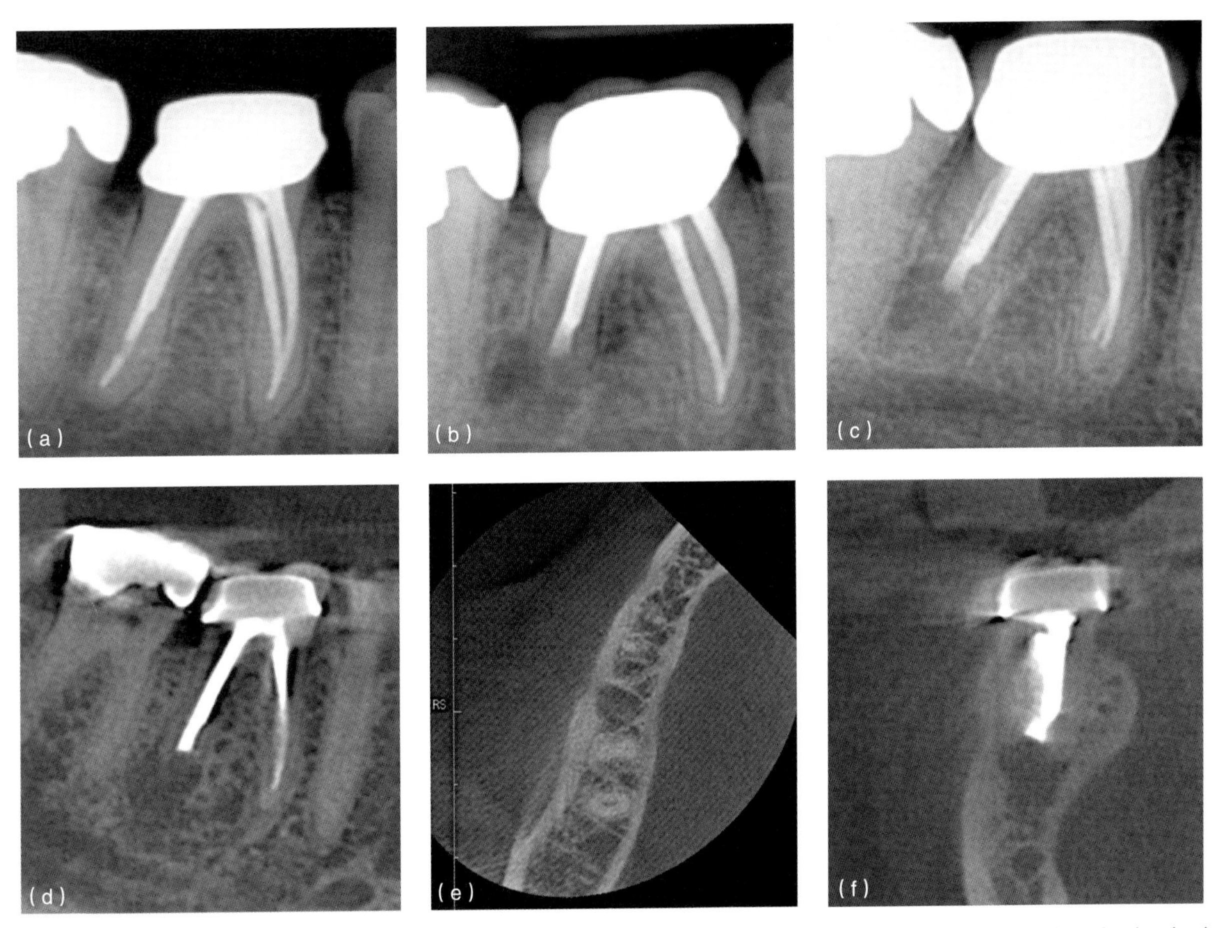

图13.6　右下颌第一磨牙远中根手术后二维与三维分析的比较。（a）术前X线片；（b）术后X线片；（c）1年随访，根据Molven标准归类为不确定愈合（二维）；（d）1年随访CBCT矢状面，根据Penn三维标准归类为有限愈合（注意既往去骨腔中有完整的骨填充且与切除的根表面和根尖充填材料直接接触，但与去骨腔周围原始的成熟骨相比，骨密度较低）；（e）轴向面（三维）；（f）冠状面（三维）。

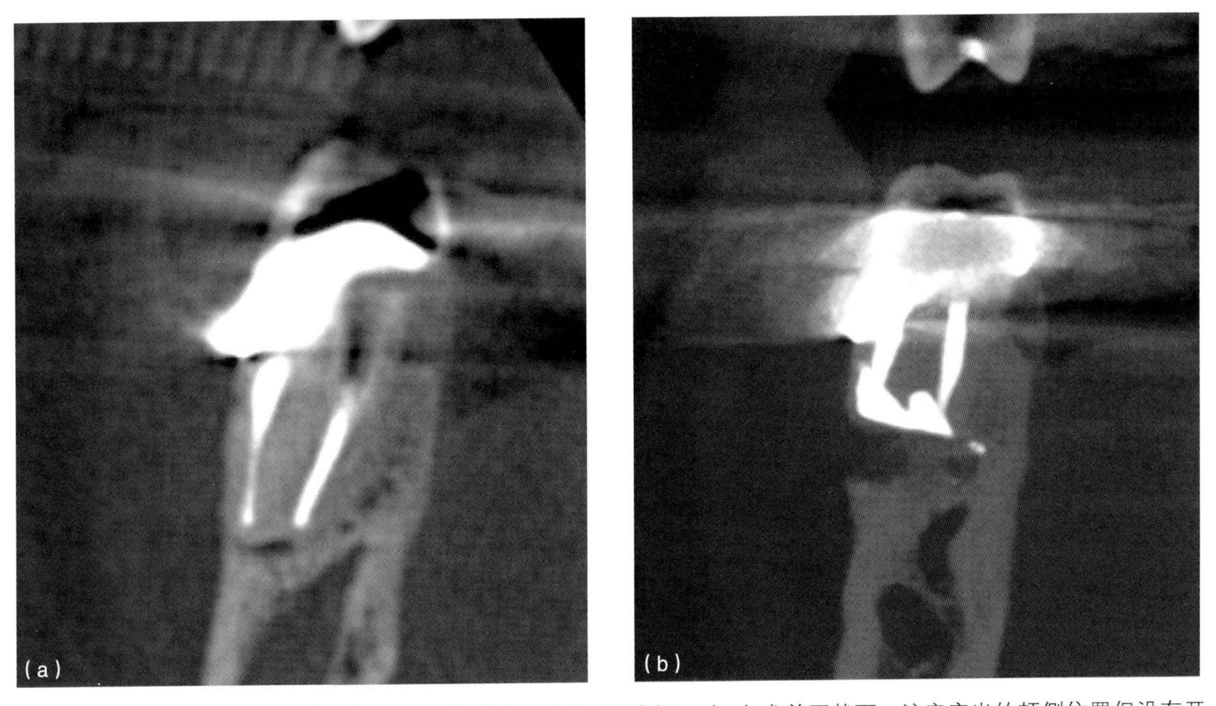

图13.7　右下颌第一磨牙近中根行牙髓病显微手术的CBCT分析。（a）术前冠状面；注意突出的颊侧位置但没有开窗。（b）1年随访冠状面。注意新形成的骨完全覆盖切除的牙根表面，但该层骨下方出现了低密度影像，无骨重建。根据Penn三维标准，属于有限愈合。

第十四章

锥形束计算机断层扫描

Garrett Guess, Fouad Al-Malki,Meetu Kohli, Bekir Karabucak, Samuel Kratchman

主要概念

- CBCT 彻底改变了牙科成像。 它使临床医生能够轻松地在任何平面上查看需要查看的区域，而不受二维常规X线成像的限制。
- 对于初次治疗失败的病例，需要进行CBCT检查以帮助临床医生决定是否进行手术或非手术再治疗。
- 对于大多数手术病例，建议进行CBCT扫描以消除猜测。

牙科X线片为牙髓病学的各个方面提供重要信息。它们是检查牙根解剖结构的基础，但却是三维结构的二维表现形式。Goldman等在1972年指出，X线片是解读而不是阅读。对资料的解读是如此主观，以至于当阅片者在6个月后再次研究相同的X线片时，只有72%~88%的人和他之前的结论一致。

Bender和Seltzer（1982）表明，除非皮质骨板被侵犯，否则在X线片上无法辨别根尖周病变。Patel等（2009）建议拍摄水平面成角度的X线片，以帮助提供更好的深度感知和了解所研究区域的空间排列。Patel等提出的另一个建议是解剖噪点：在需要查看的区域上叠加不透射或透射的区域，导致对实际解剖结构的错误解读。例如，在邻近牙的根尖上覆盖着切牙孔或颏神经孔可能会提示存在病变，而实际上没有病变。最后，在一段时间内用于评估预后时，X线片中和术前片中类似的结构排列的再现性也受到质疑。如果不使用支架或咬合定位装置，则可能会误报根尖周病变的愈合或失败。

在牙髓病学领域，研究人员探索了各种技术以解决这些短板。MRI和超声已在研究性环境中进行评估，发现在某些情况下相当准确，但由于可用性、尺寸和成本，它们的常规使用令人“生畏”。

计算机断层扫描（CT）是一种已在医学中使用多年的X线成像技术，其三维影像是通过使用一系列在X线扫描期间获得的二维图像数据集进行数学重建而得来的。该系统测量从不同角度进入人体的X线的衰减，然后计算机在一系列横截面或平面中重建结构影像。每个平面之间的间隔可以有不同，密集扫描的平面将提供更好的空间分辨率，但会增加对患者的辐射剂量。在牙髓病学实践中使用CT扫描的最大不足是对患者的辐射剂量大和扫描机器的使用不方便，因为该机器主要用于医院。扫描的高成本以及非常高的辐射剂量并不能很好地转化为患者可接受的风险收益比。

CT进一步发展为CBCT或数字体积断层扫描（digital volume tomography，DVT）。通过CBCT成像系统，临床医生第一次能够在任何平面上轻松查看目标区域，而不受二维常规放射成像的限制。CBCT成像技术于2001年引入美国市场。

Microsurgery in Endodontics, First Edition. Syngcuk Kim and Samuel Kratchman.

14.1 CBCT的工作原理

熟悉设备的操作参数可以帮助牙科医生考量两个关键的临床应用：辐射剂量和图像质量。当引入新的成像技术时，辐射安全是最重要的。制造商相互竞争，以提高各自机器的性能，以最小的辐射剂量获得最佳图像。

原始信号被转换为单个圆柱形或球形数字体块，由其称为像素的最小子单元进行描述，像素按行和列堆叠以进行可视化重建。数据投影在3个平面上：轴向面、矢状面和冠状面。临床医生应该从整体上查看图像，而不是集中查看假定的病变或想要查看的区域。临床医生对扫描中显示的全部信息负有法律责任，因此进行系统的评价将避免忽视其他异常表现。

14.2 适应证和临床应用

牙髓病治疗过程中，进行CBCT检查，对于手术再治疗病例来说，显得尤为重要和有用。以下临床病例将展示这种成像技术在手术决策、准备和执行中无可辩驳的优势。CBCT充当临床医生的GPS系统，在整个手术过程中为他提供指导。

术前CBCT可以帮助我们避免在需要拔牙时让患者经历不必要的手术。一旦计划进行手术治疗，手术医生可以在CBCT软件里进行所有必要的测量。对于没有骨开窗的病例，可以利用牙根长度和皮质骨厚度指导进行去骨术，这缩短了手术的持续时间，使其成为精确、有针对性和预后良好的操作程序，并且可以识别重要标志并避免并发症，例如伤及靠近术区的颏孔、下颌管、上颌窦、相邻的重要牙齿等。对于需要手术干预治疗的牙外吸收缺损病例，CBCT的检查不可替代，CBCT的作用除了让手术医生去查看是否有合适的通路去接近缺损区域，还能判断该牙齿除了修补吸收性缺损外是否还需要根管治疗，以及牙齿缺损被完全去除后牙齿是否还能留存。CBCT的类似应用场景也适用于需要修复医源性错误（如穿孔、器械分离等）的临床病例。

上述适应证的临床病例如下：

临床病例1：非手术和手术再治疗之间的治疗方案选择（图14.1）。

临床病例2：非手术和手术再治疗之间的治疗方案决定（图14.2）。

临床病例3：CBCT诊断可能的根尖周病变（图14.3）。

临床病例4：毗邻颏神经时的治疗方案决定（图14.4）。

临床病例5：毗邻各种解剖结构（图14.5）。

临床病例6：对意向性再植时的牙根解剖评估（图14.6）。

临床病例7：制订显微外科手术计划（图14.7）。

临床病例8：对既往根管充填和根尖周病变程度的评估（图14.8）。

临床病例9：腭根手术的CBCT评估（图14.9）。

临床病例10：穿孔的定位和修补（图14.10）。

临床病例11：牙颈部根吸收的评估和修补（图14.11）。

临床病例12：牙颈部根吸收程度和治疗方案的决定（图14.12）。

临床病例13：牙根吸收的外科修补（图14.13）。

临床病例14：根折（图14.14）。

临床病例15：再手术病例评估（图14.15）。

临床病例16：外伤的CBCT评估（图14.16）。

临床病例17：显微手术病例的5.5年CBCT随访（图14.17）。

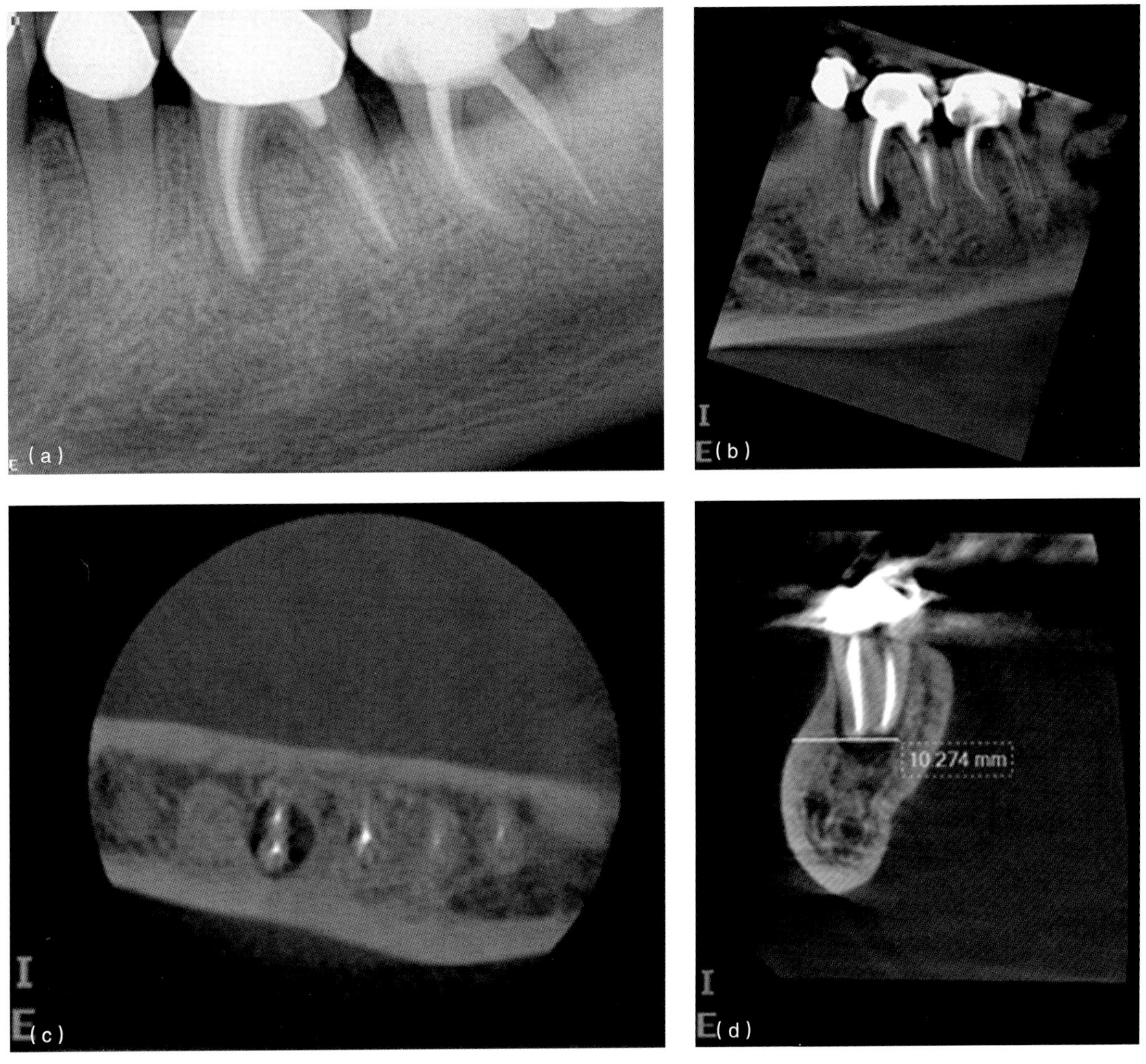

图14.1　既往治疗的下颌第一磨牙根尖周炎。（a）根尖周X线片显示根管充填完善，牙冠修复良好，远中根管中有桩；（b）矢状面显示近中根周围大范围低密度影；（c）轴向面显示近中根界限清楚的大范围低密度影。颊侧皮质骨厚而完整；（d）冠状面显示厚的颊侧皮质骨和近中牙根的位置。从颊侧皮质骨到近中牙根末端的距离超过了Lindemann去骨钻针的长度，可能会对牙根的完全切除造成一定的限制。因此，选择非手术再治疗。

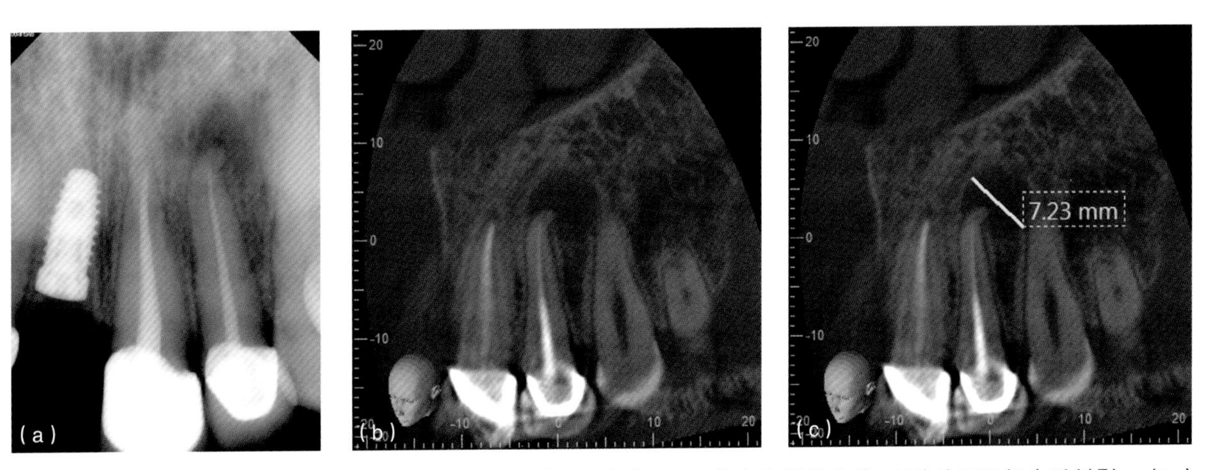

图14.2　既往治疗的上颌侧切牙根尖周炎。（a）根尖周X线片显示冠修复和根管充填。X线片可见根尖透射影；（b）矢状面证实牙根尖重度弯曲。根管充填未达根尖弯曲；（c）矢状面显示出与根尖片相比更大的低密度影。由于根尖严重弯曲，选择手术再治疗。

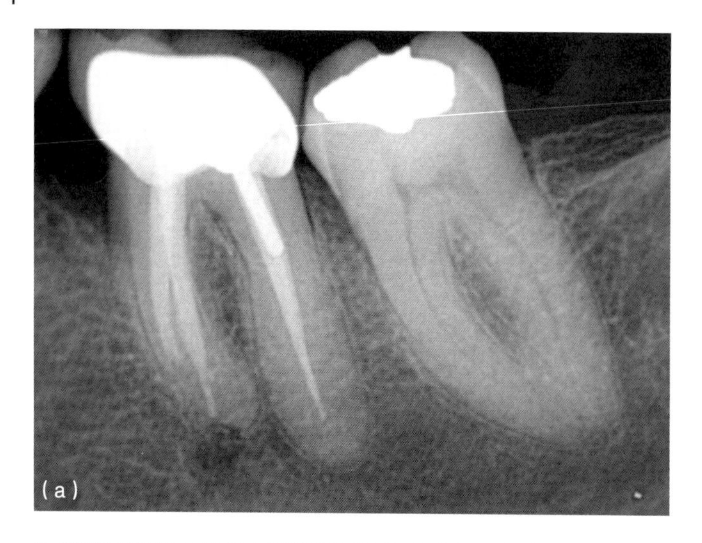

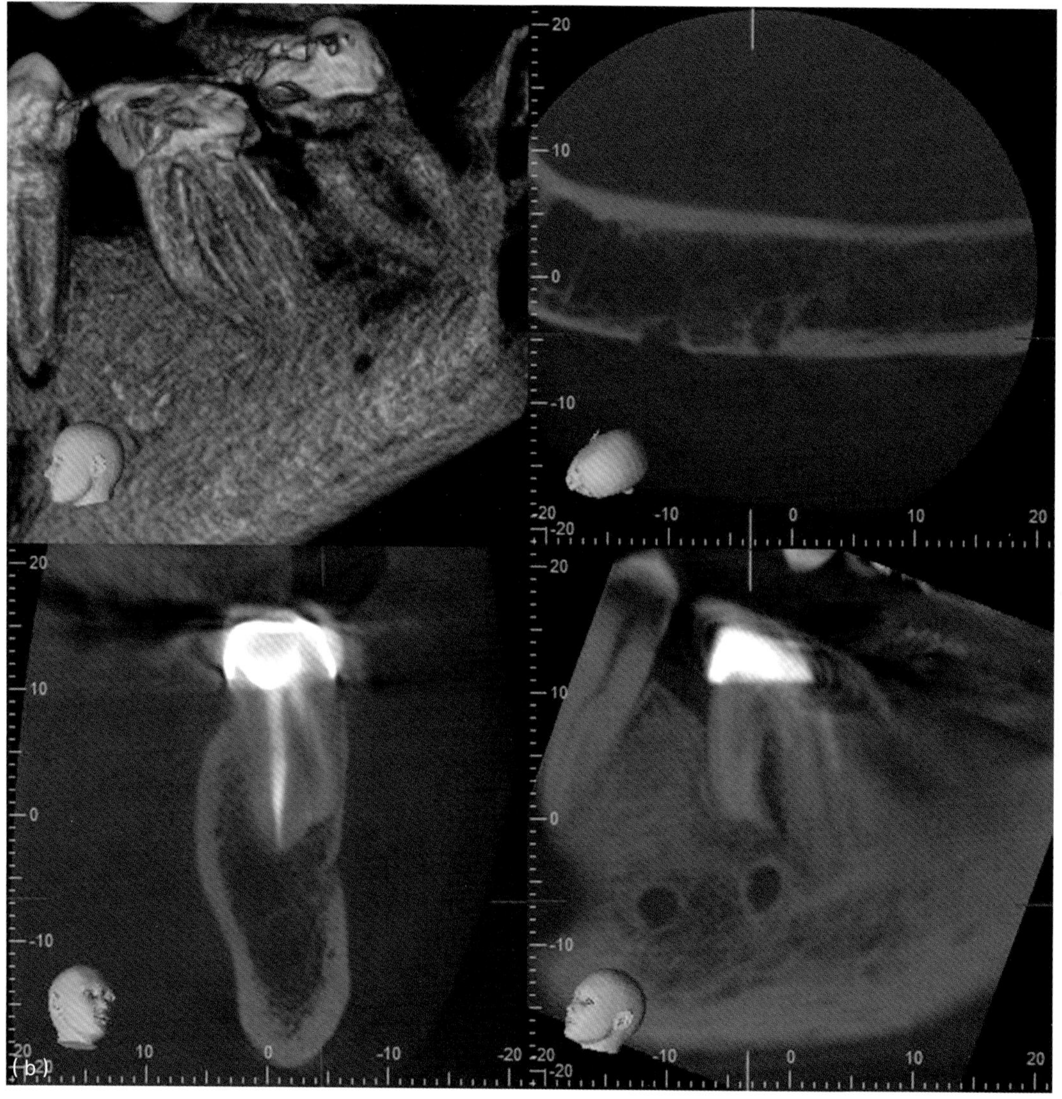

图14.3　既往处理过的下颌磨牙，无症状。患者被转诊寻求可能的牙髓病治疗。（a）X线根尖片显示近中根周围的根尖透射影；（b）冠状面显示近中根解剖结构。轴向面和矢状面提示颏孔具有两个出口的不寻常解剖结构。不需要进行牙髓病治疗。

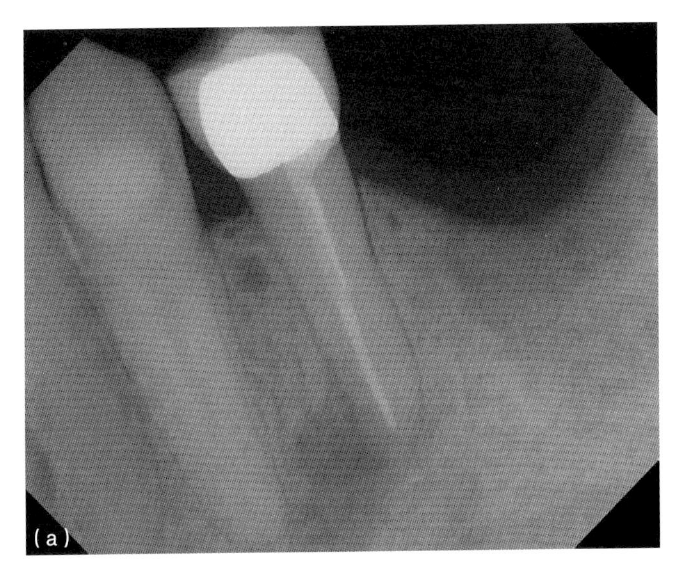

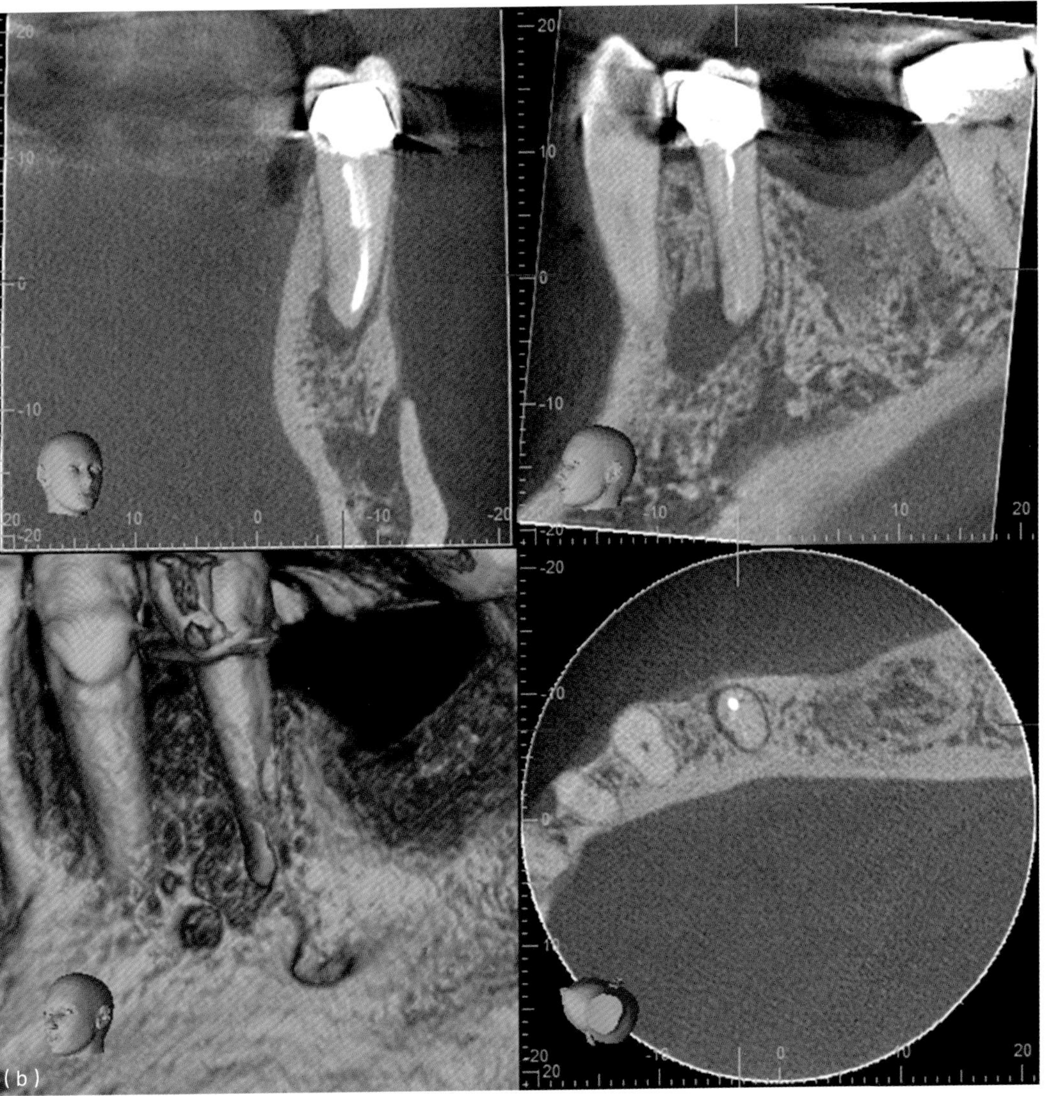

图14.4　既往治疗过的下颌前磨牙。（a）根尖片显示根尖病变，烤瓷冠修复；（b）CBCT图像显示与牙齿相关并靠近颏孔的病变。考虑到颏孔的位置，选择非手术治疗。

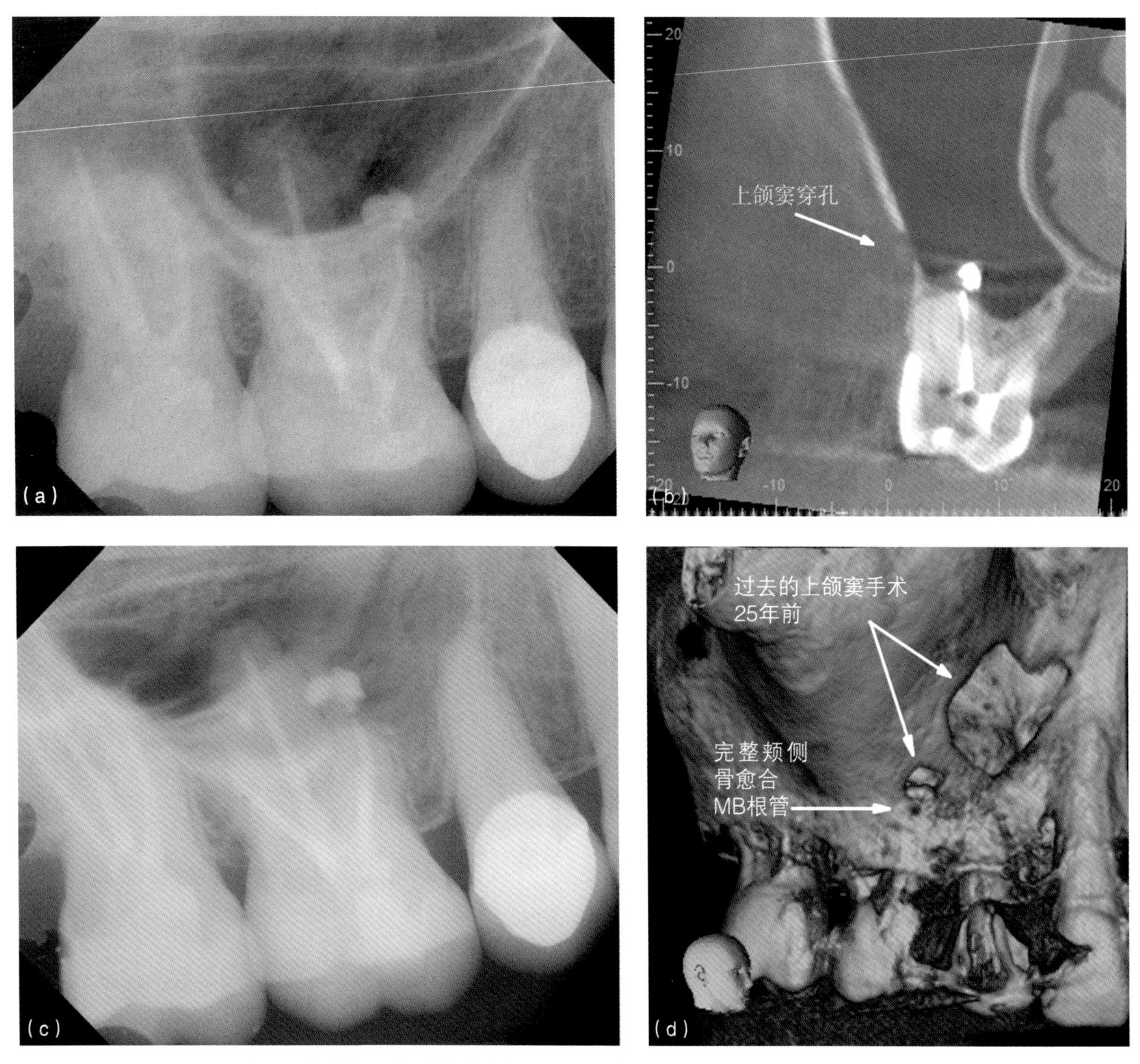

图14.5 上颌窦暴露、波及下颌神经和颏孔的病例。(a)既往治疗过的上颌第一磨牙。患者有症状，其病史提示上颌窦手术史。术前X线片显示曾行根管治疗，近中根管超填；(b)冠状面显示MB1根管遗漏、上颌窦内可见超填材料，以及既往手术部位的窦穿孔；(c)术后X线片。遗漏MB1根管，选择非手术再治疗；(d)CBCT三维渲染可见颊侧皮质穿孔及上颌窦手术部位。

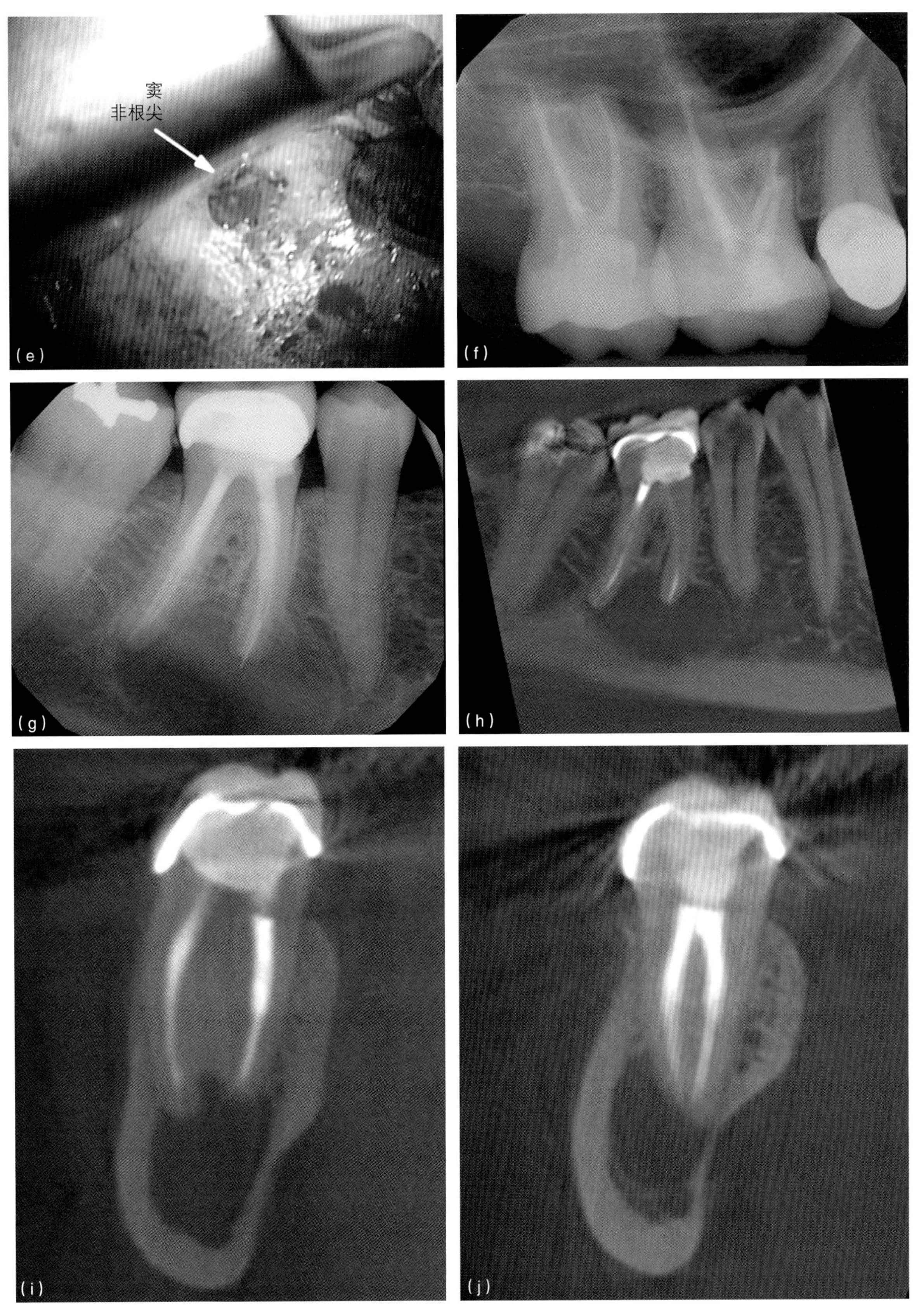

图14.5（续）　（e）由于患者的症状持续存在，计划再次手术治疗。口内照显示既往的上颌窦手术部位出现上颌窦暴露；（f）术后X线片显示切除的MB牙根和根尖倒充填材料；（g）根尖周X线片显示下颌磨牙有器械分离伴大范围低密度影。考虑分离器械的位置和病变的大小，选择手术方法；（h）矢状面显示出大的低密度影，波及下颌神经；（i）冠状面显示近中根周围病变范围；（j）冠状面显示远中牙根周围病变的范围。

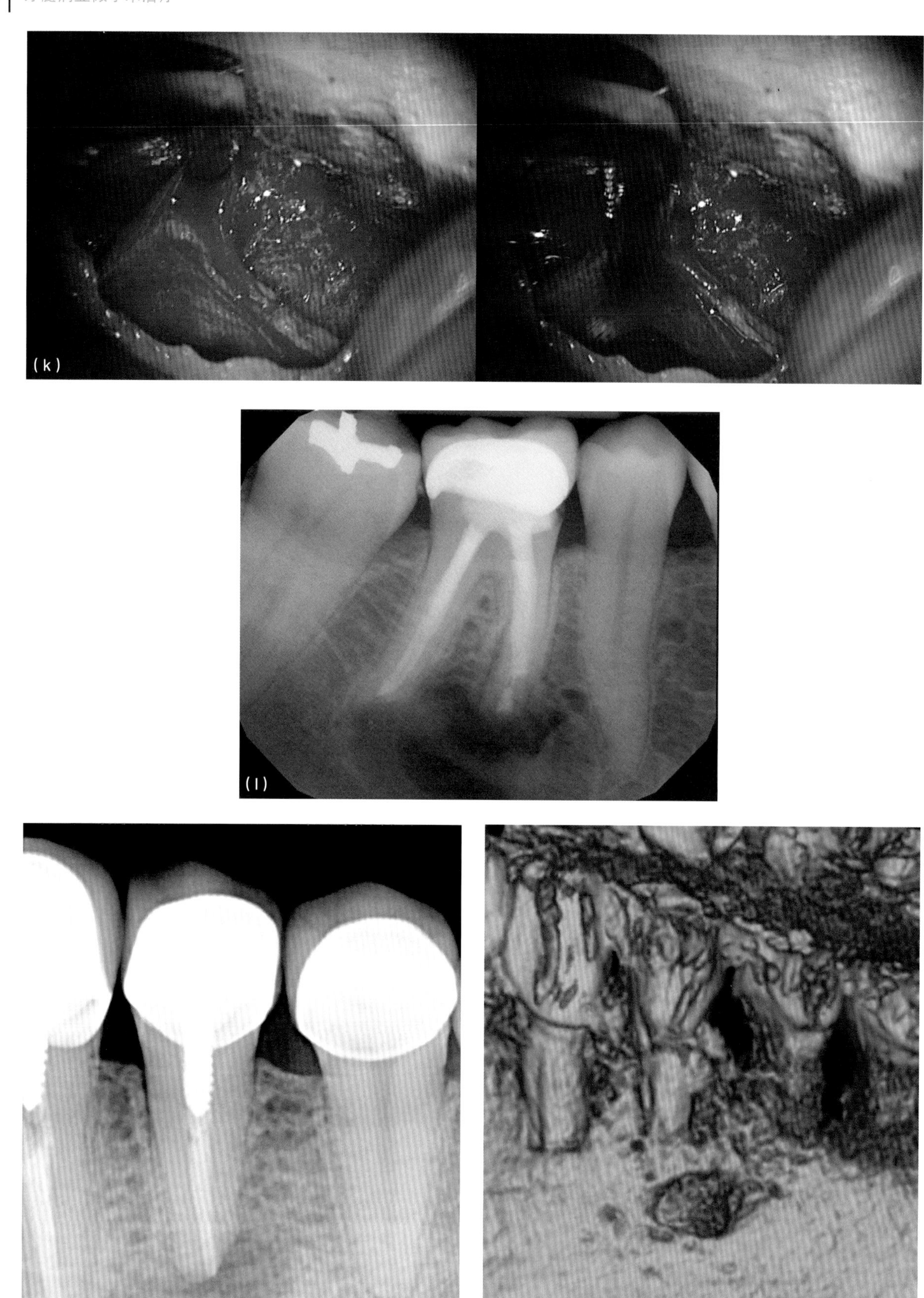

图14.5（续） （k）显示病变范围和暴露下颌神经的手术照片；（l）术后X线片显示切除的近中和远中根部及充填材料；（m）根尖片显示下颌前磨牙根尖的透射影。这颗牙齿之前已完成治疗，并且烤瓷冠和桩修复都比较良好；（n，o）CBCT图像显示颏神经与根尖非常接近，采用意向性再植术；（p）再植后X线片显示根尖切除和根管倒充填。

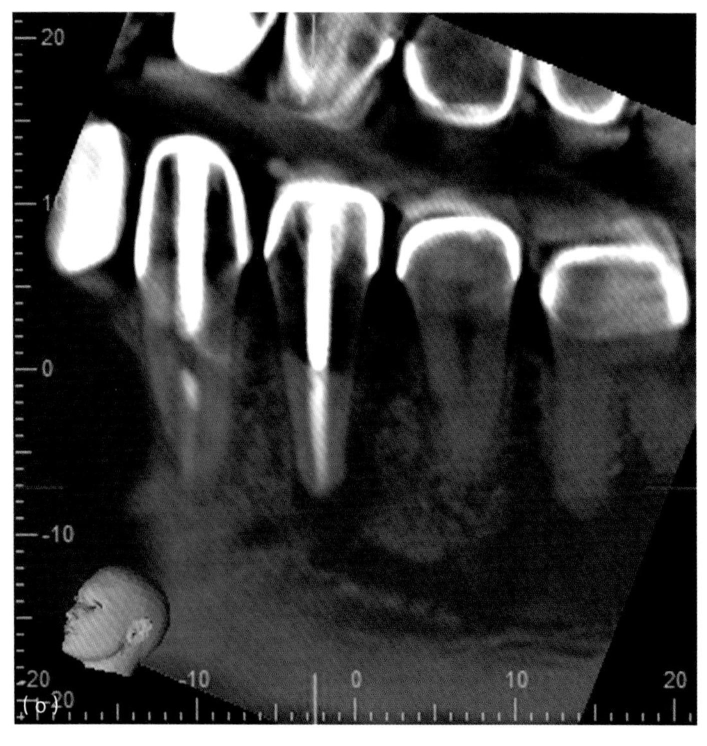

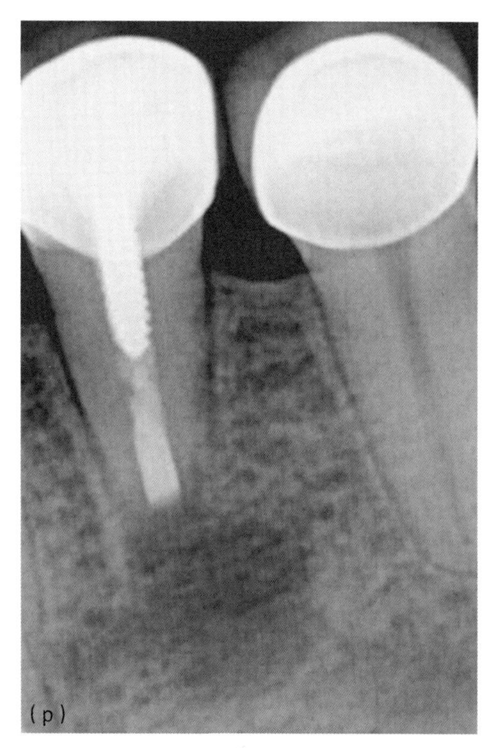

图14.5（续）

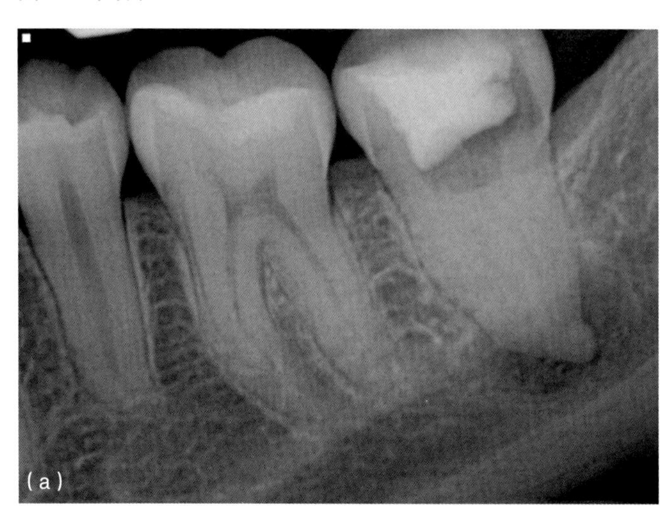

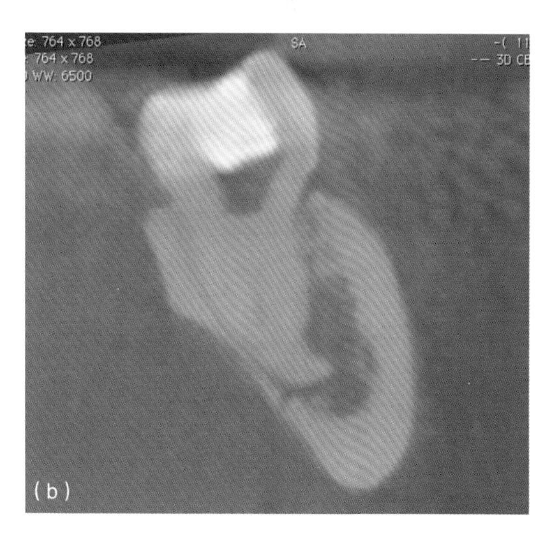

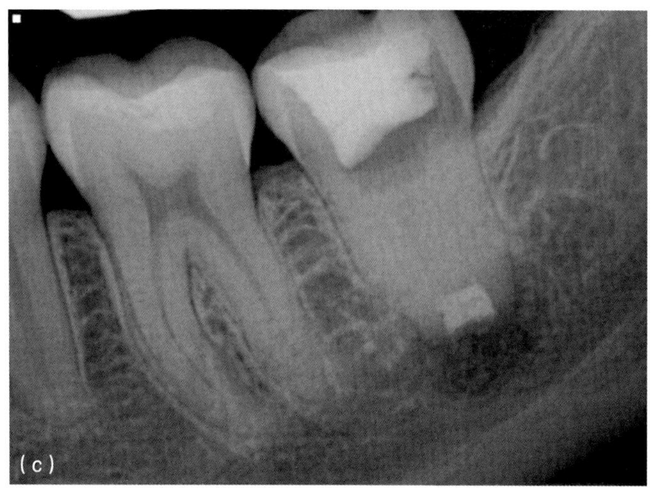

图14.6　下颌第二磨牙根尖片。疏通钙化根管的尝试没有成功，选择意向性再植。（a）术前X线片；（b）冠状面显示根尖弯曲旋转朝向颊侧。弯曲的牙根会导致拔牙困难，进而导致牙根断裂。根据CBCT获得的信息，将牙齿向颊侧旋转并在未损坏牙根的情况下拔除；（c）术后X线片显示牙齿成功再植、根部切除和根管倒充填。

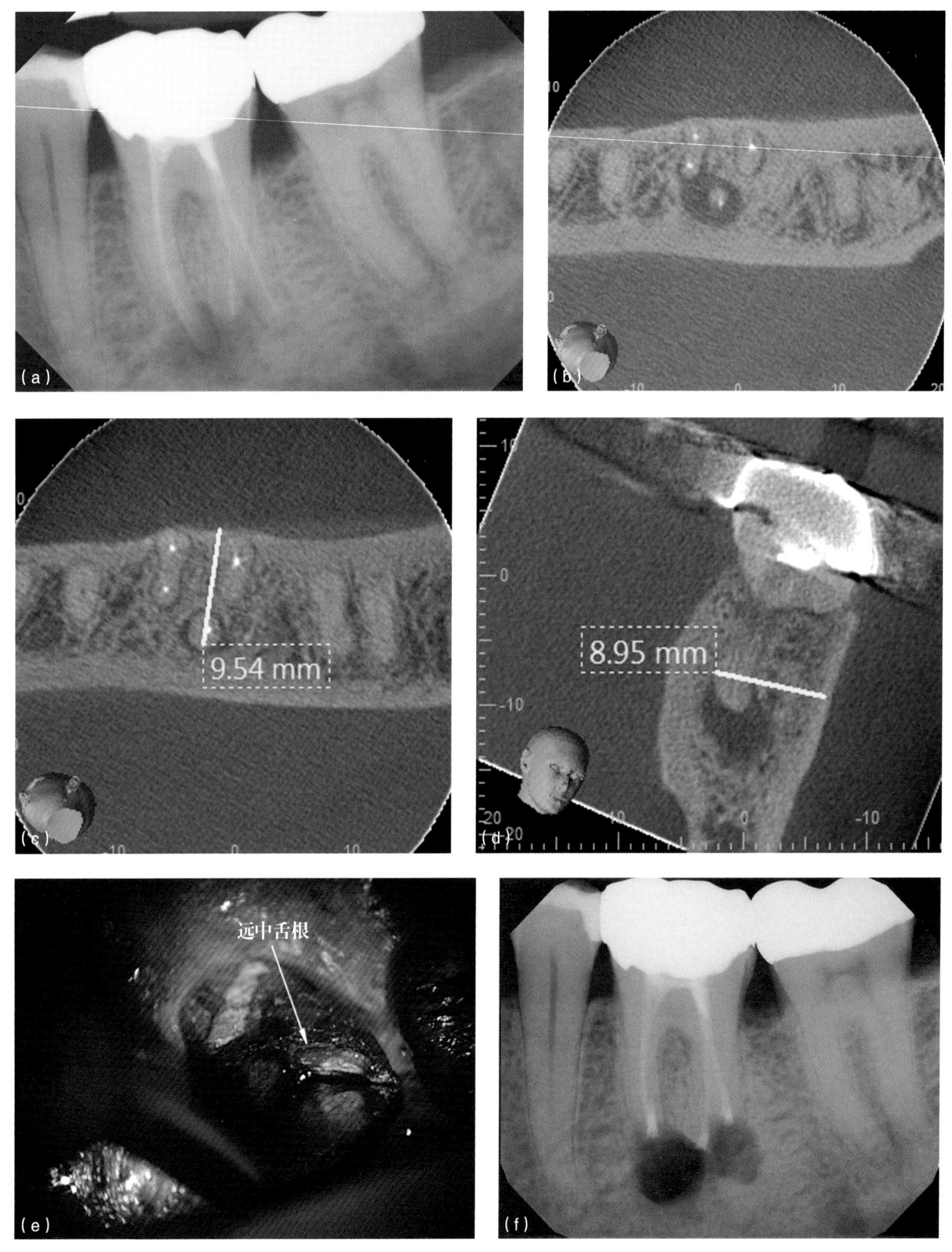

图14.7　下颌磨牙与远中舌根。（a）X线片显示既往治疗过的下颌第一磨牙根尖暗影；（b~d）轴向面确认仅在额外的远舌根周围存在低密度影。在轴向面和冠状面上测量颊侧皮质骨与远舌根之间的距离。影像学分析证实显微根尖手术可以处理该远舌根。选择手术再治疗；（e）切除远舌根并放置根尖充填材料；（f）术后X线片显示根尖切除和根管倒充填。

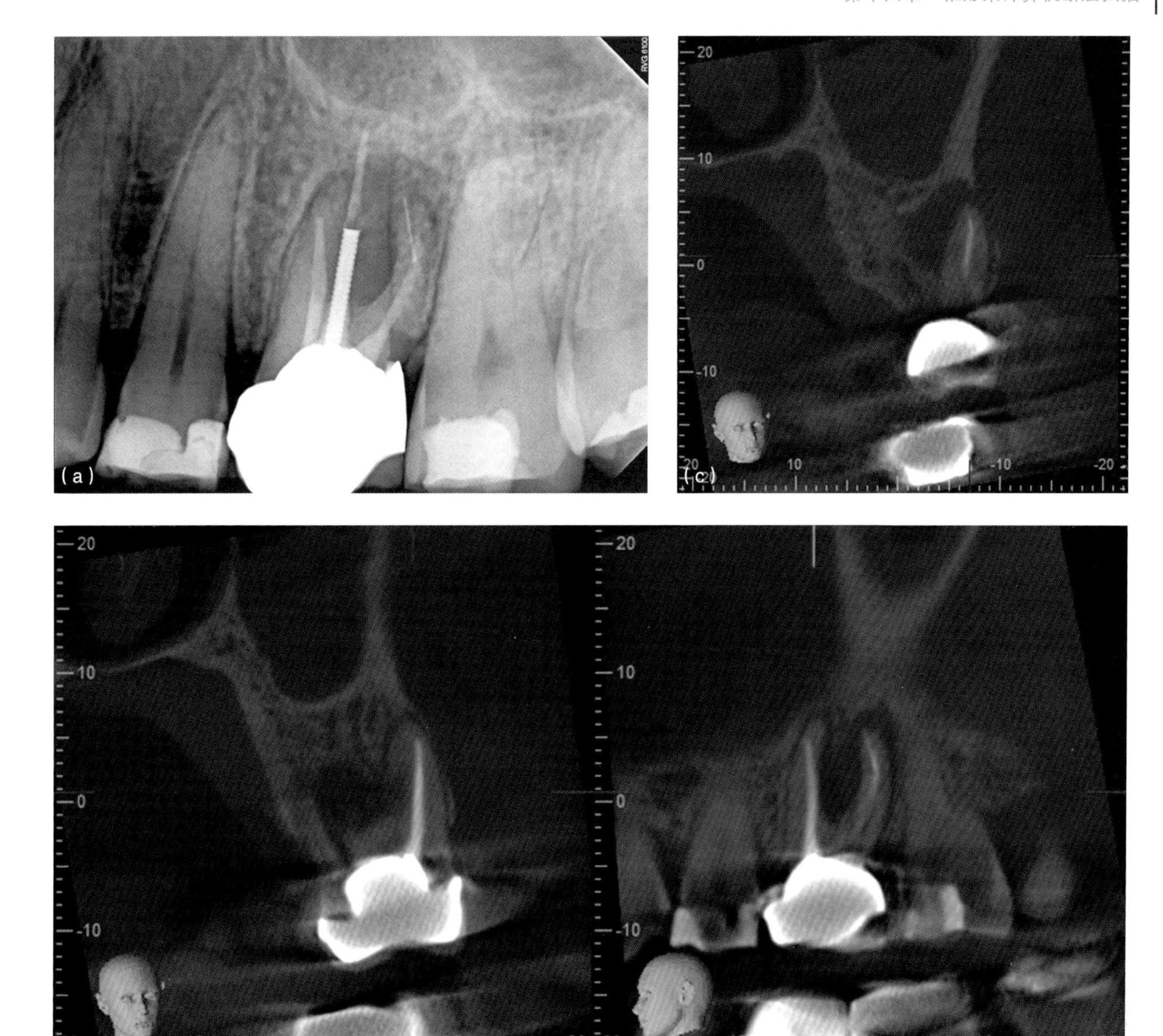

图14.8 既往治疗过的上颌第一磨牙根尖周炎。（a～d）根尖片显示近颊根和远颊根中间有一个大的透射影，远颊根内器械分离，以及近颊根管偏移。CBCT显示一个延伸到根分叉的大的低密度影，以及腭根可见桩引起的根管穿孔。

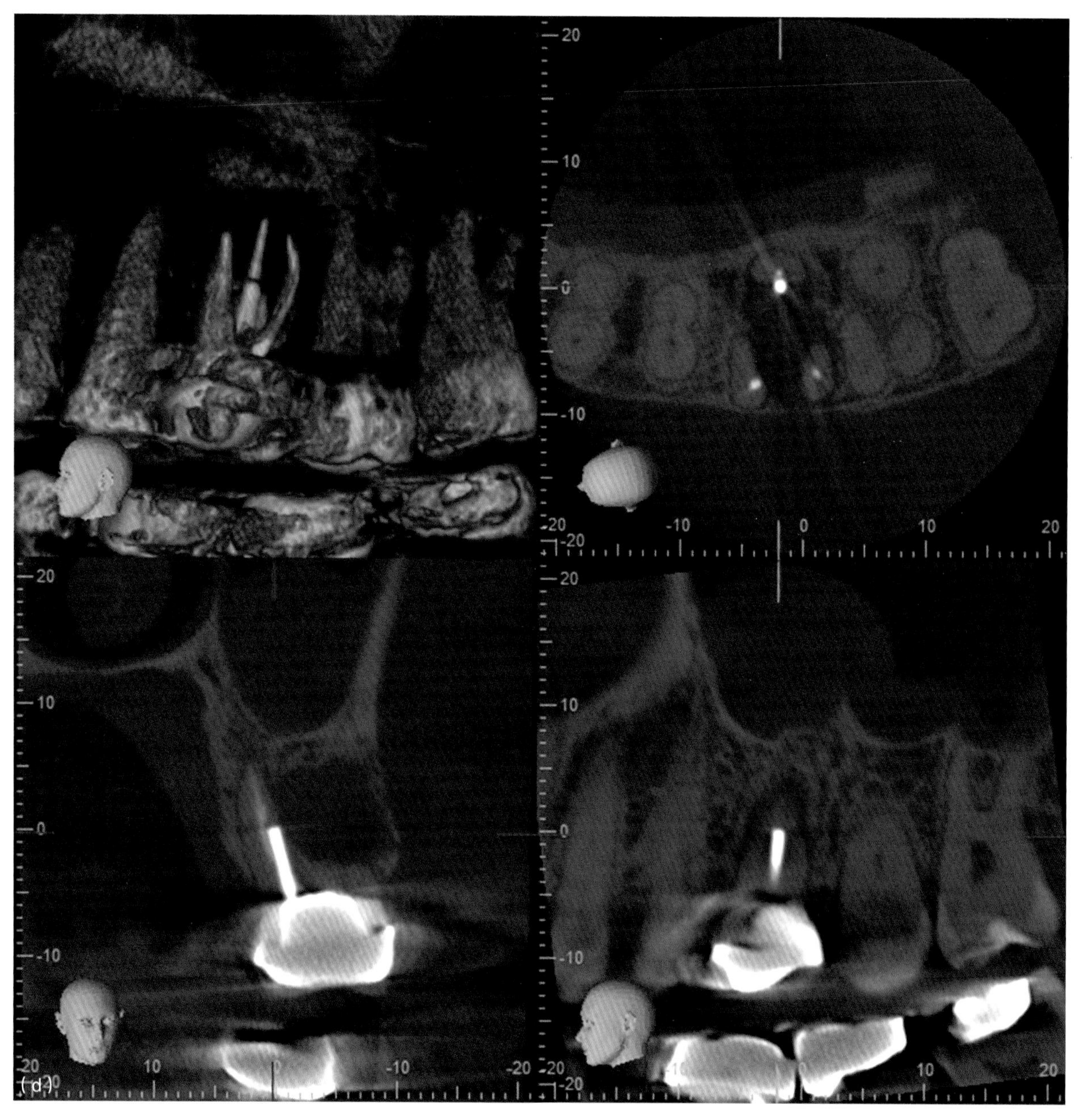

图14.8（续）

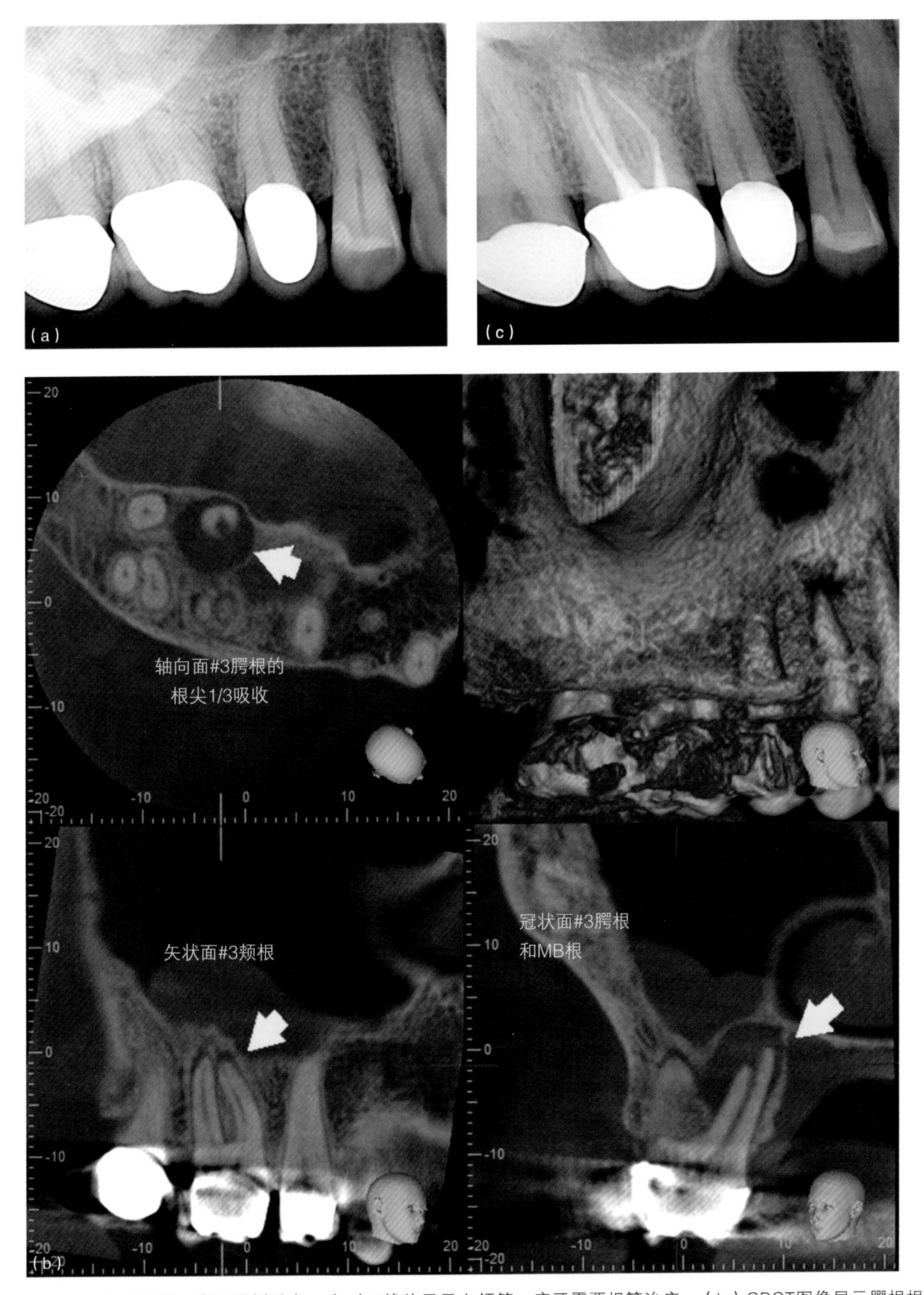

图14.9 右上颌第一磨牙腭侧手术。（a）X线片显示上颌第一磨牙需要根管治疗；（b）CBCT图像显示腭根根尖吸收，周围有大范围透射影；（c）术后根尖片。

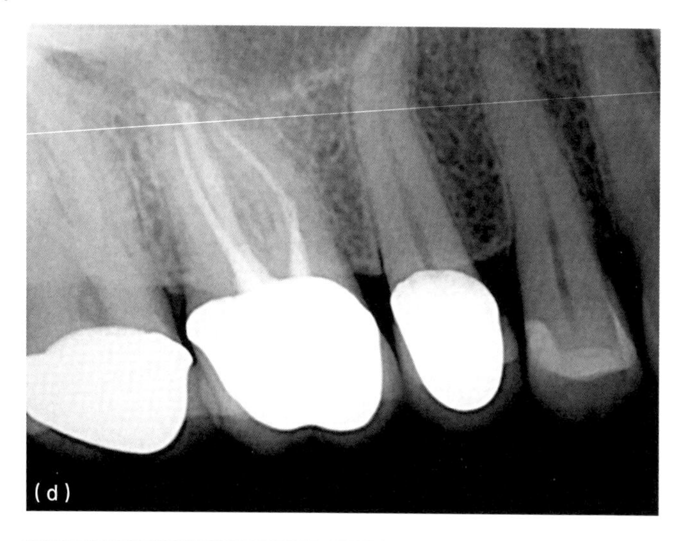

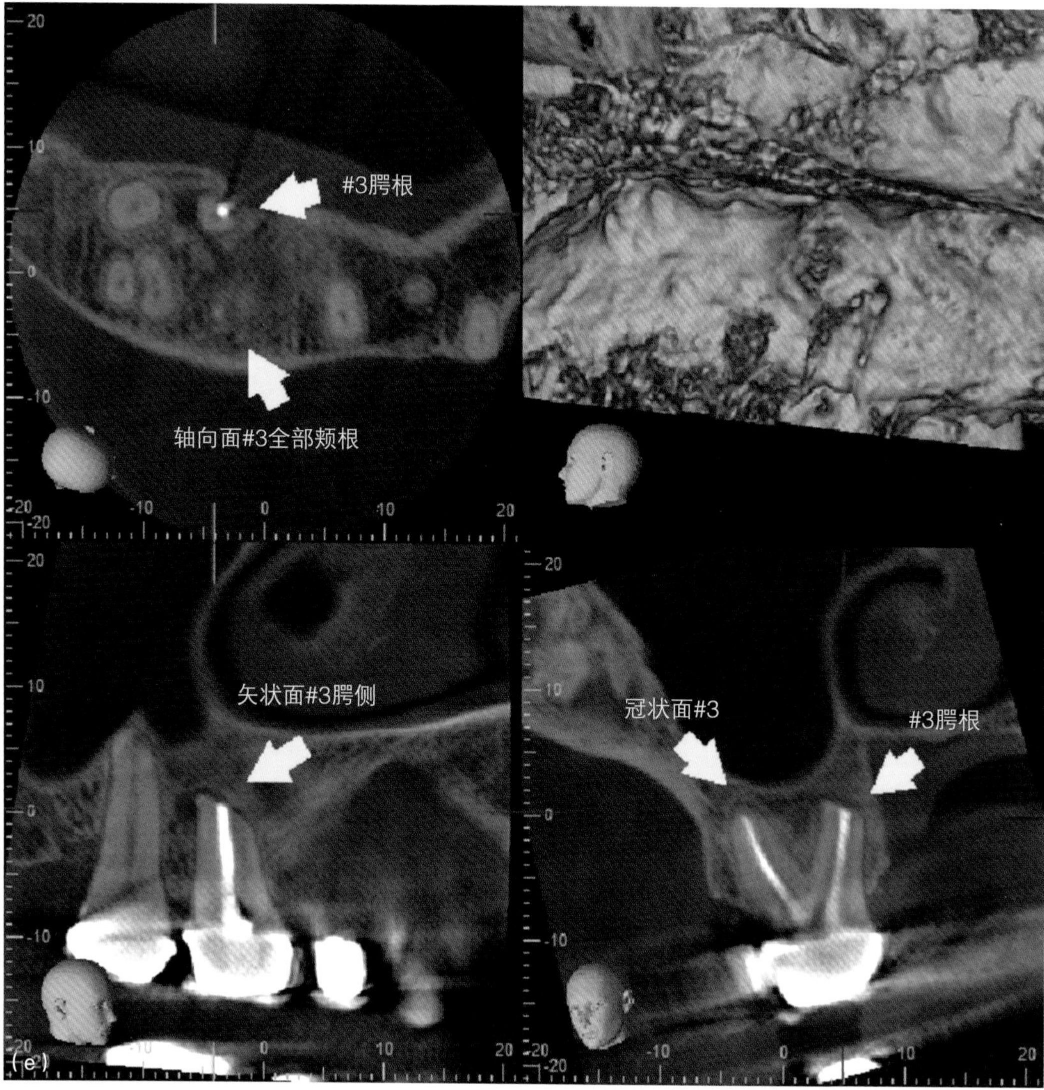

图14.9（续） （d）1年随访；（e）手术部位的1年随访CBCT图像显示皮质骨愈合和PDL间隙重建。

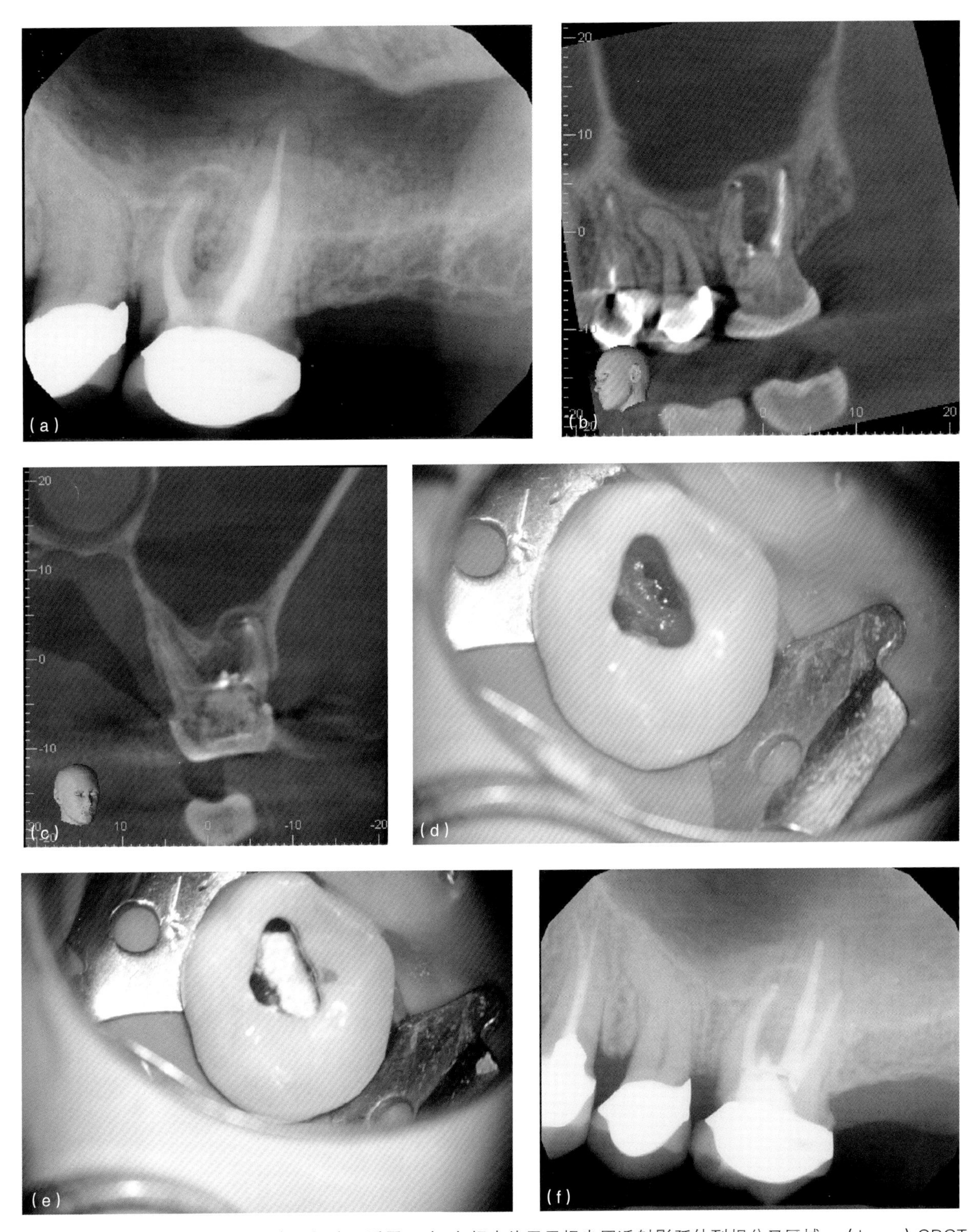

图14.10　既往治疗的上颌第一磨牙根分叉受累。（a）根尖片显示根尖周透射影延伸到根分叉区域；（b，c）CBCT图像显示根尖和根分叉低密度影。在CBCT扫描中确定了根分叉穿孔和既往的修补；（d，e）口腔内照片显示根分叉穿孔处和使用生物陶瓷腻子进行的二次修补；（f）术后X线片显示根管治疗与根分叉穿孔修补成功。

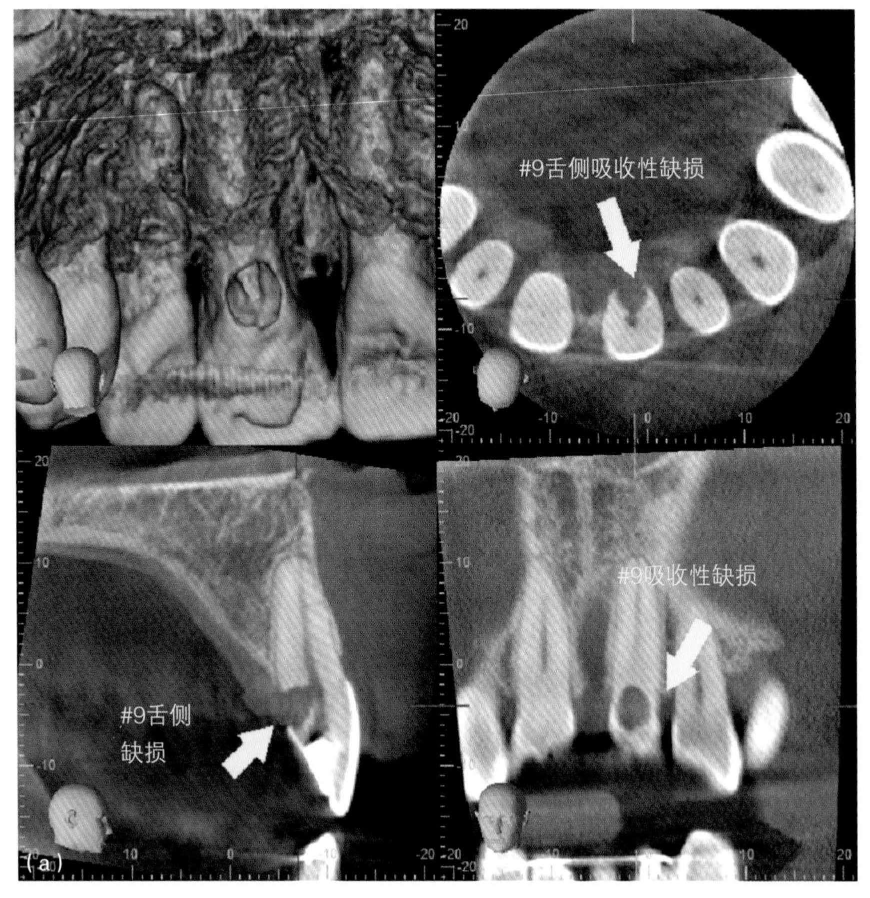

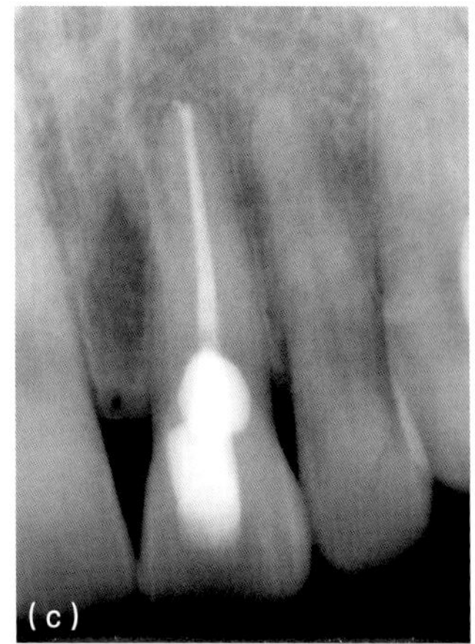

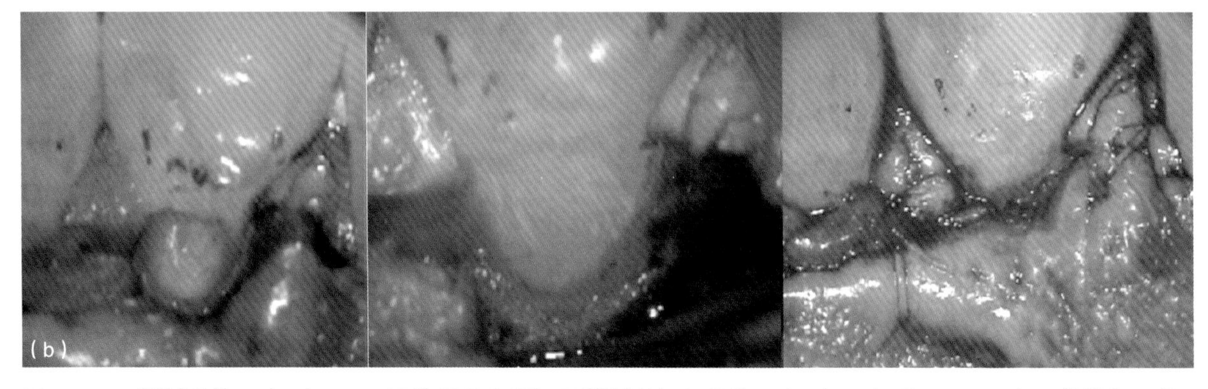

图14.11　腭侧吸收。（a）CBCT图像显示上颌切牙腭侧颈部根吸收；（b）口内照显示牙颈部吸收缺损及使用Geristore修复；（c）术后X线片显示根管治疗后的冠部和颈部充填物。

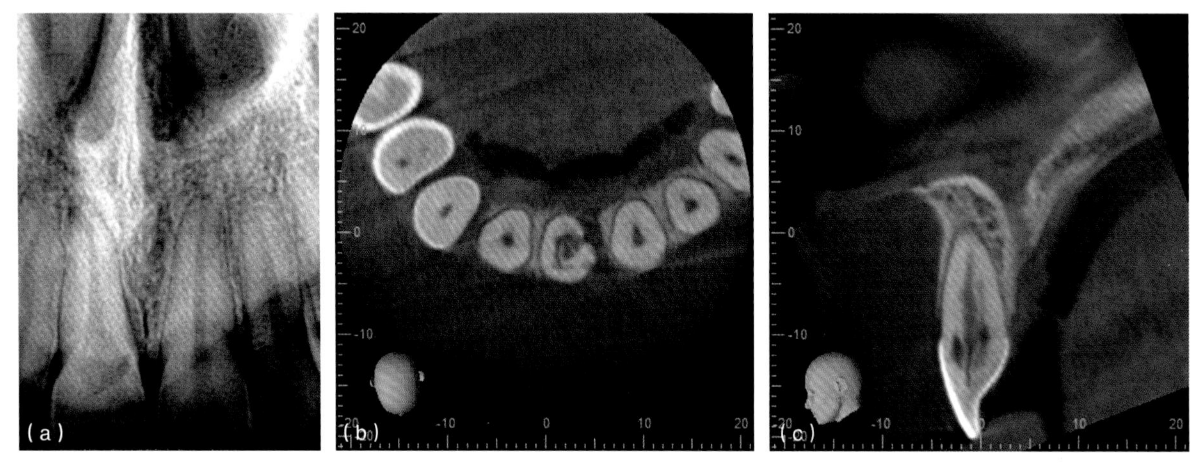

图14.12　牙颈部根吸收。（a）根尖片显示上颌右侧中切牙颈部吸收暗影；轴向面（b）、冠状面（c）显示严重的牙根外吸收。由于吸收缺损的程度，无法进行牙髓病治疗。

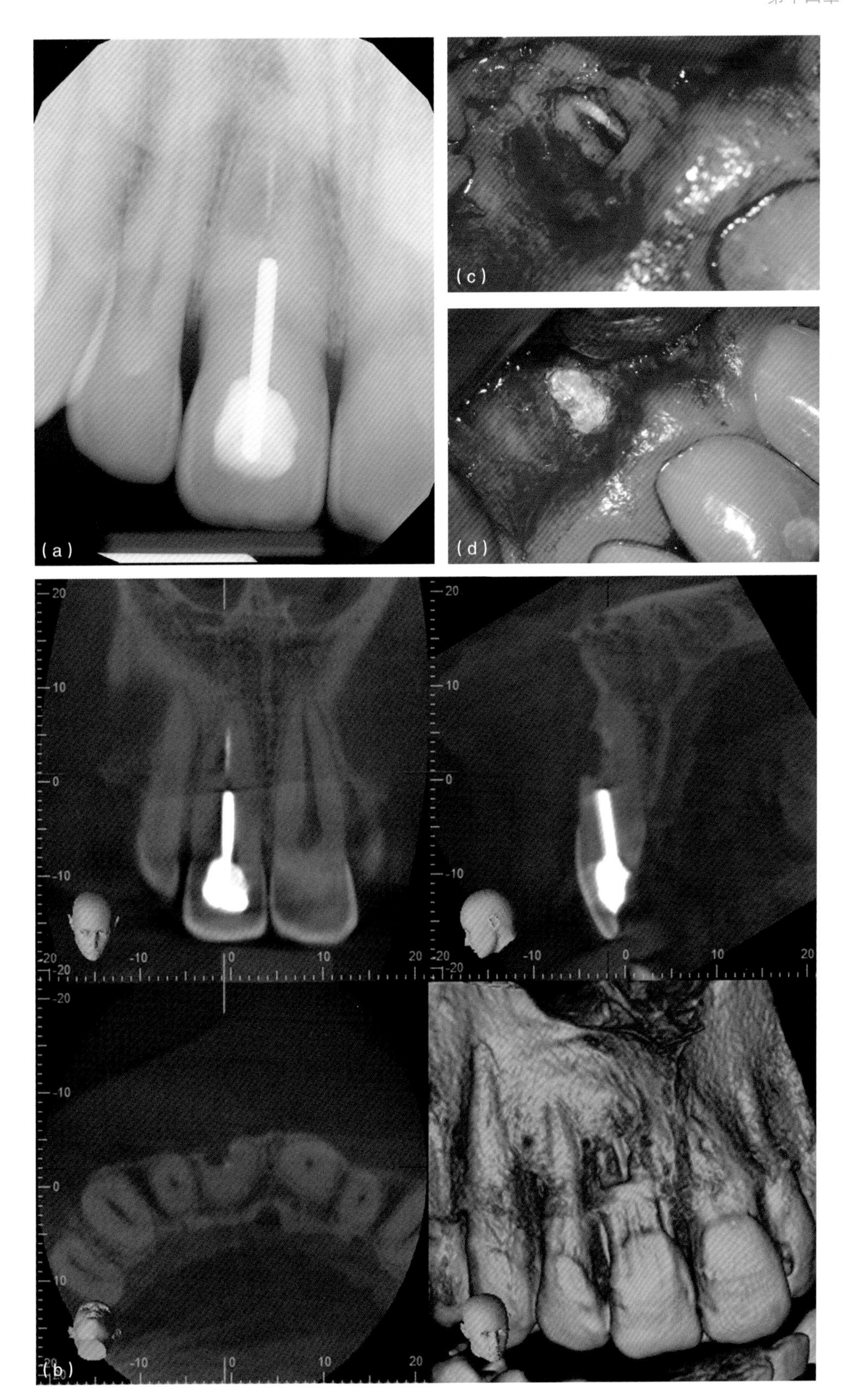

图14.13　既往处理过的上颌中切牙伴有大直径桩和根尖吸收。（a）术前X线片；（b）CBCT图像显示根中部唇侧穿孔，唇侧皮质骨板缺如；（c，d）显示吸收缺损和使用生物陶瓷牙根修补材料修复的口内照。考虑骨缺损的位置和完整的根尖骨，未行根尖切除术。

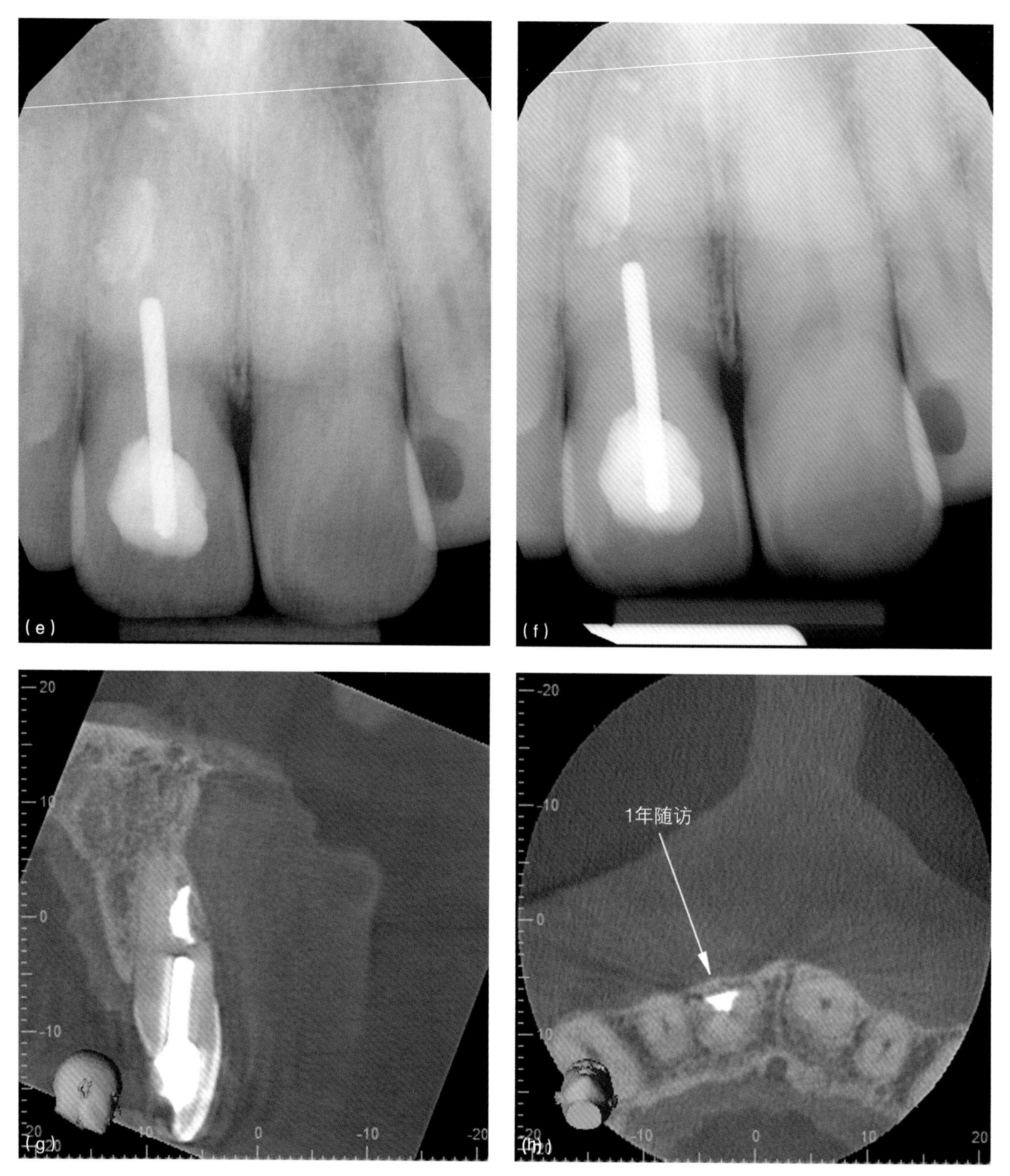

图14.13（续） （e）术后X线片；（f）1年随访X线片；（g）冠状面图显示1年随访时牙根修复材料周围的皮质骨愈合；（h）轴向面显示1年随访时牙根修复材料周围的皮质骨愈合。

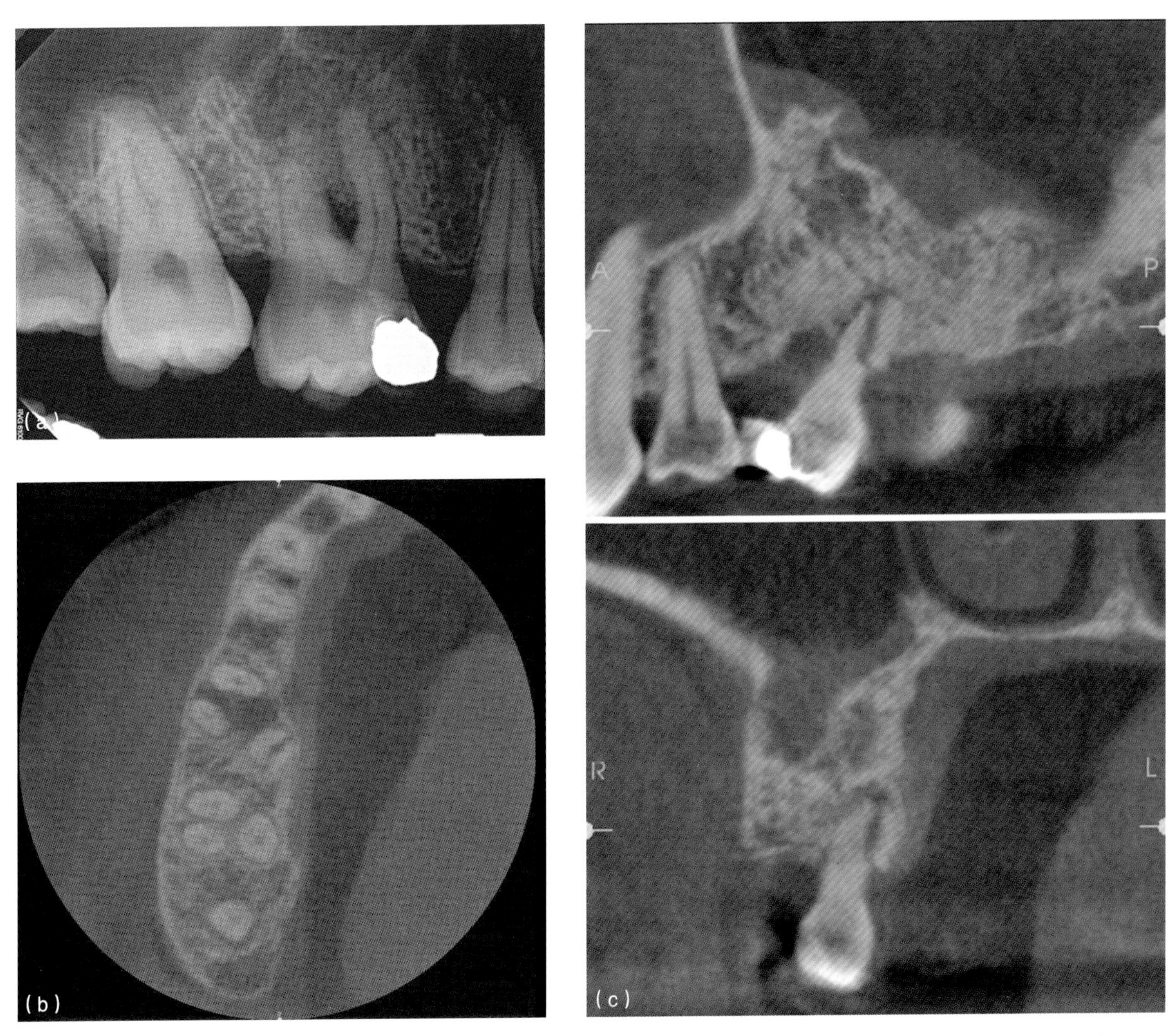

图14.14　上颌第一磨牙的诊断。（a）根尖周X线片显示需要根管治疗的上颌第一磨牙（b）和CBCT图像（c）显示X线片无法识别的腭根折裂。

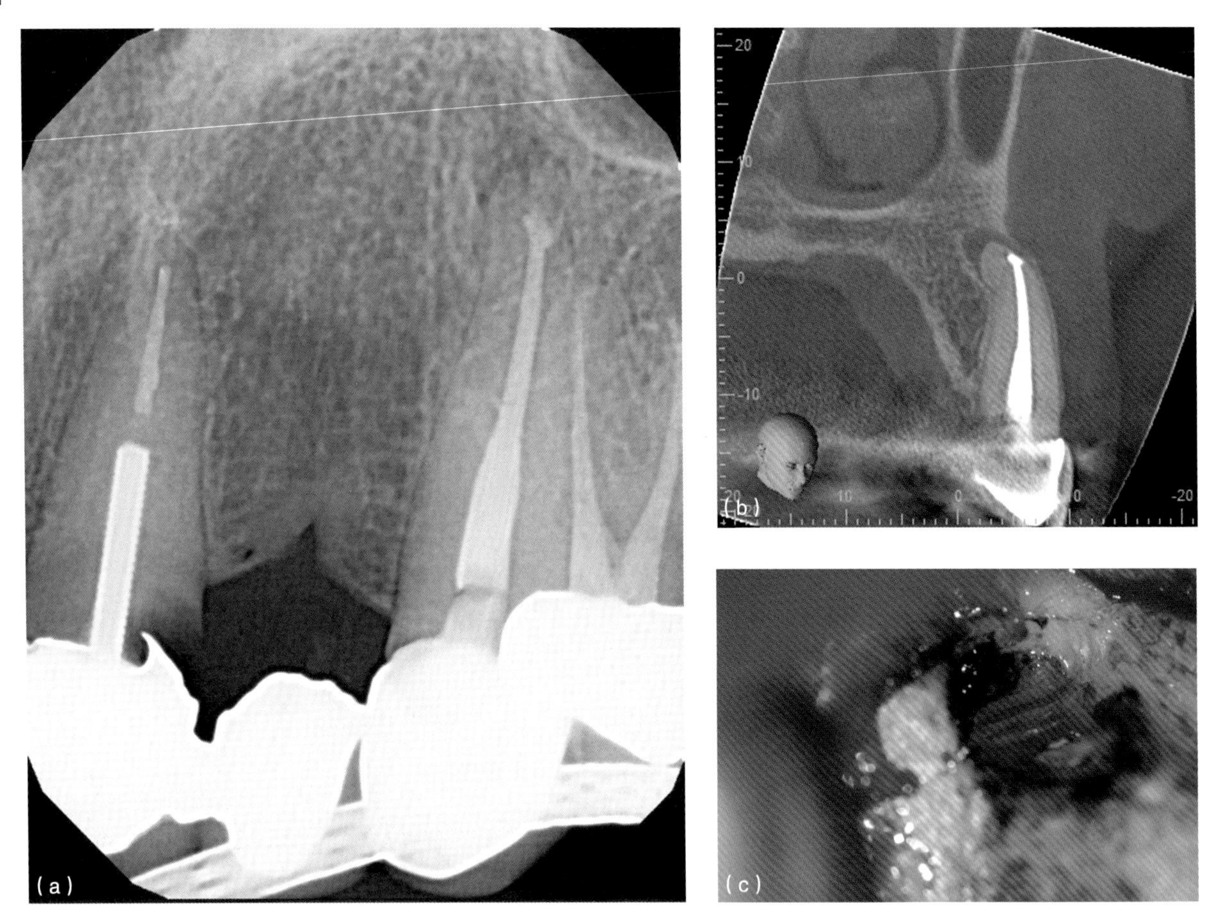

图14.15 既往进行根尖切除术的上颌尖牙。（a）根尖片显示既往手术过的上颌尖牙。之前的根尖手术不成功；（b）冠状面；（c）口内照显示既往的根部切除，根管倒充填。根尖未完全切除，根管倒充填不足以封闭根管。

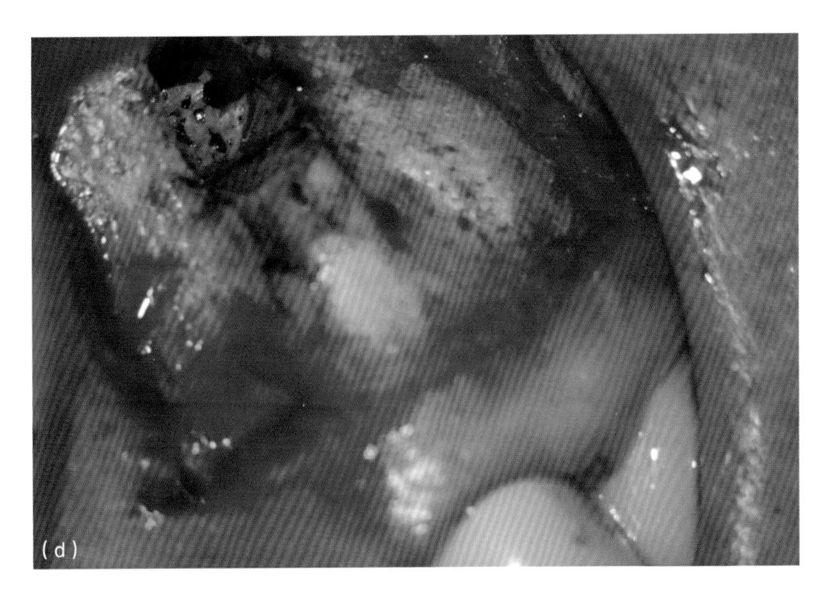

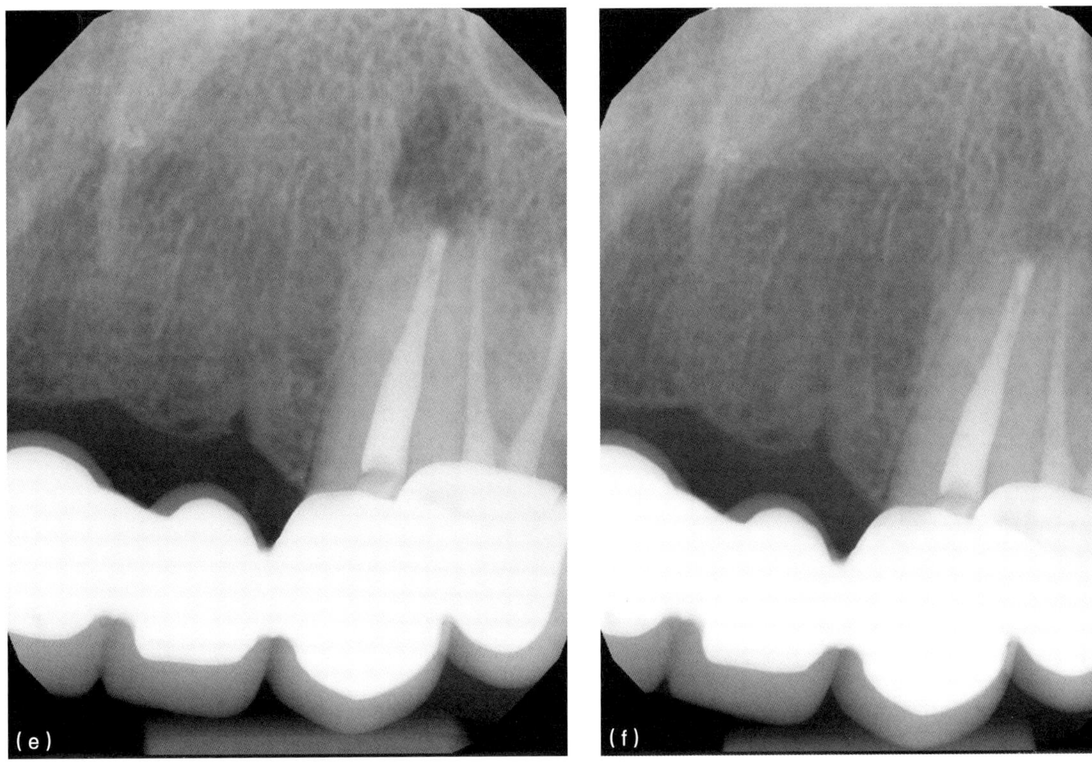

图14.15（续）　（d）根部切除得以纠正；（e）术后X线片显示根尖封闭；（f）8个月随访。

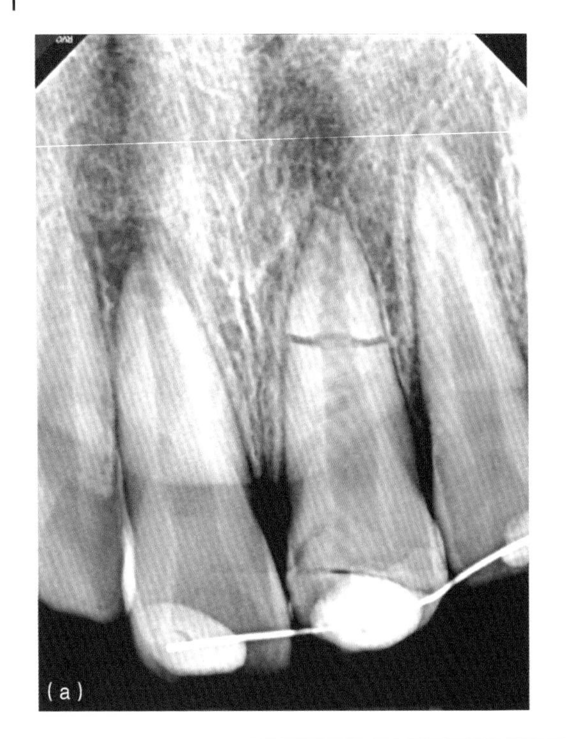

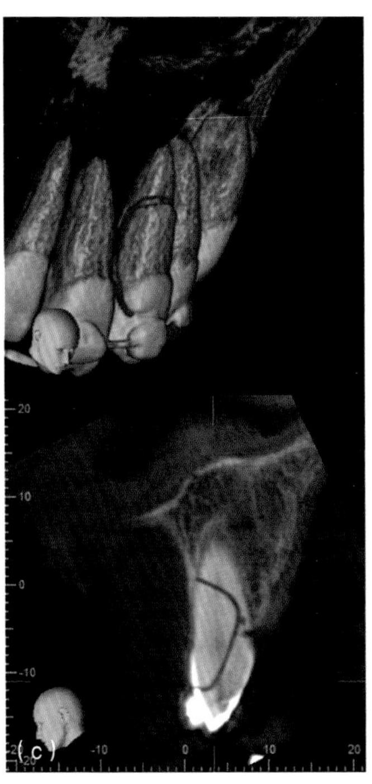

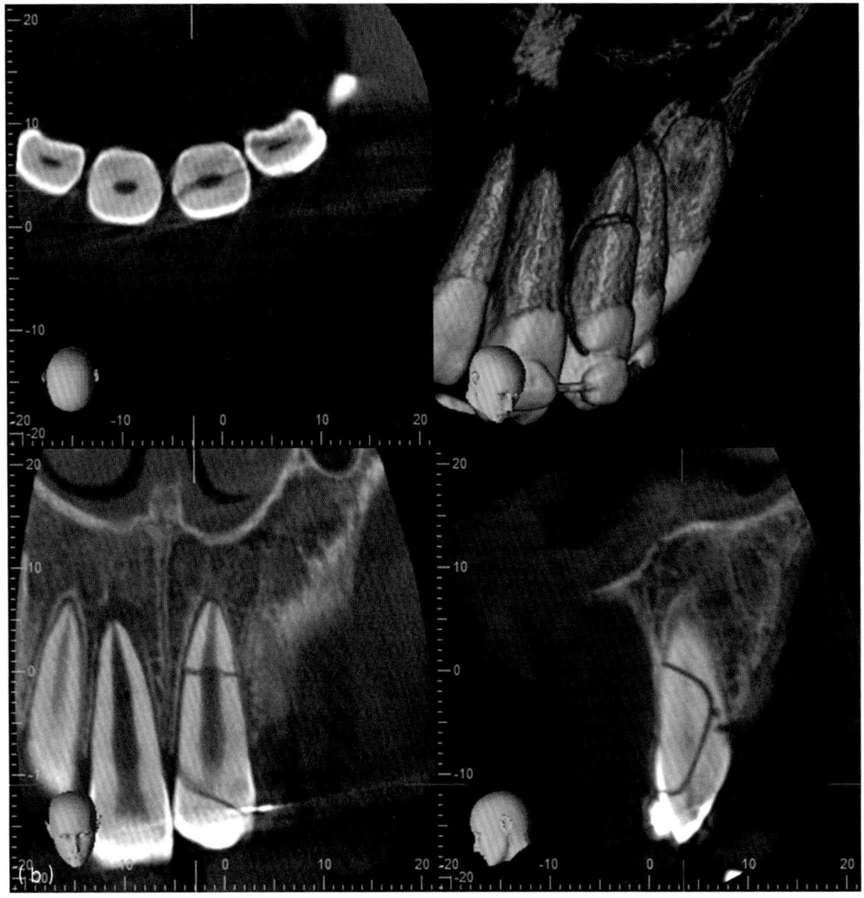

图14.16 9岁患者上颌中切牙外伤。（a）X线片显示位于牙齿根尖1/3处的水平牙根断裂；（b，c）CBCT图像显示根折断的程度。牙齿需要拔除而非观察。

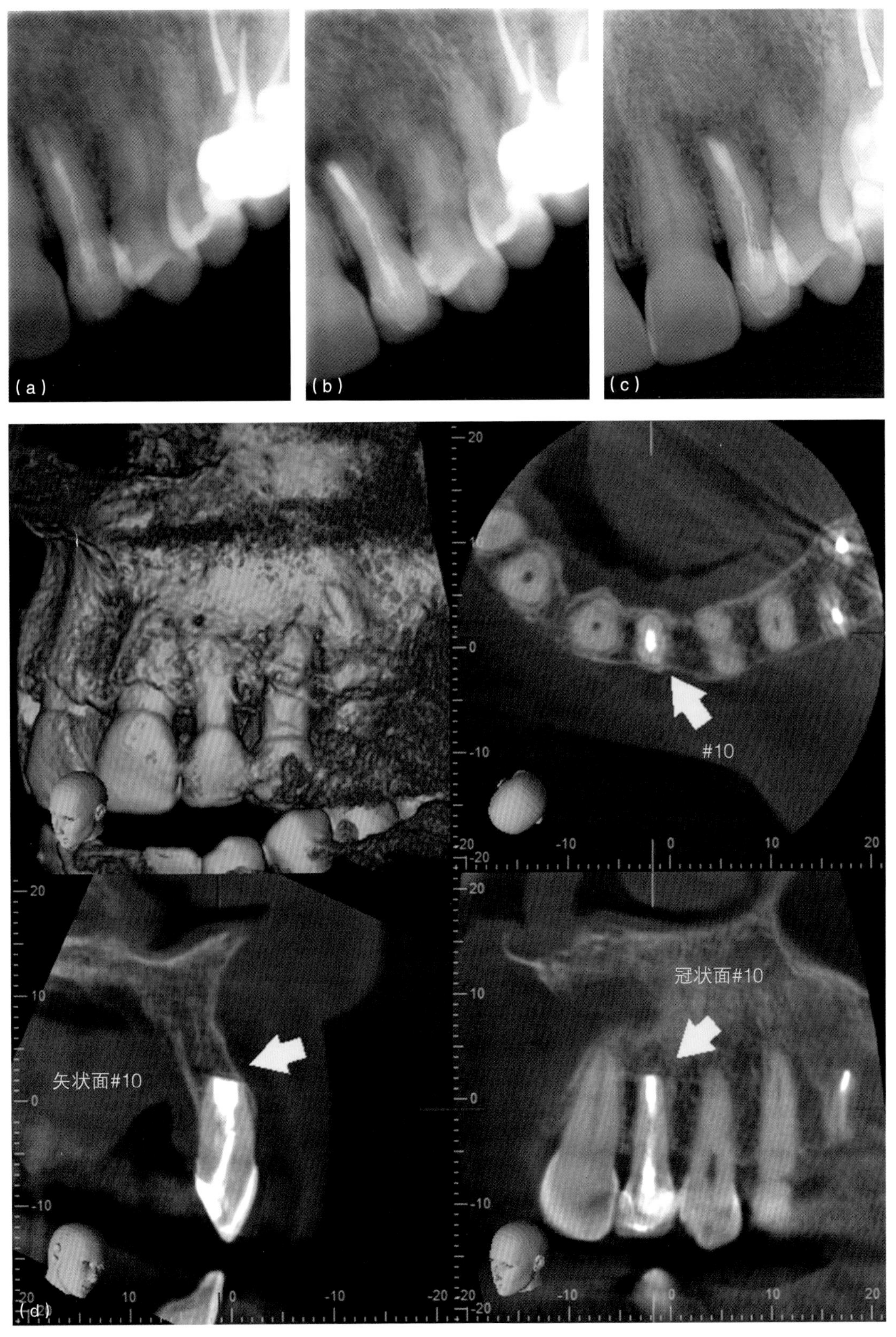

图14.17　既往治疗过的上颌侧切牙，有临床症状。（a）桩比较长，且冠修复良好，计划行手术治疗；（b）显示根切除和根管倒充填的术后X线片；（c）5.5年随访X线片；（d）5.5年CBCT显示根尖和皮质骨完全愈合及PDL重建。

第十五章

颏神经管理

Paula Mendez-Montalvo, Fouad Al-Malki, Syngcuk Kim

主要概念

- 颏孔最常位于下颌第二前磨牙的根尖，其次位于第一前磨牙和第一磨牙的根尖附近。
- CBCT可提供最精确的颏孔位置。
- 下颌骨沟槽技术可为拉钩提供稳定的固位，以免在手术过程中损伤颏神经。
- 临床医生应明确神经感觉功能障碍的水平和程度，一旦发生，应记录在案并持续跟进。

15.1 所需器械

- CBCT。
- 超声骨刀设备和工作尖。
- KimTrac拉钩。

手术医生应该对口腔的解剖标志有深刻的了解。在处理下颌后部区域时，要考虑最重要的解剖标志是颏孔/神经和下牙槽神经。侵犯这些标志中的任何一个都可能导致一系列神经感觉改变，这些改变带来的副作用可以是短期，也可以是永久的。通过CBCT确定这些标志和术前评估它们的位置，可以防止手术出现不利的结果及患者出现不良的术后反应。

15.2 颏孔和颏神经

颏神经是下牙槽神经（图15.1）的终末支，是下颌神经（MN，三叉神经第三分支）的主要分支，下颌神经是三叉神经（第五对脑神经）的三个分支之一。

颏神经在功能上完全是感觉神经，在降口角肌深处分为3个分支，支配下唇的皮肤和黏膜、下巴的皮肤和下颌第一磨牙近中的前庭区牙龈。MN的分布区域分为角支、内侧下唇、外侧下唇和颏支。颏分支对于牙髓病显微外科手术很重要。

15.2.1 位置

许多研究通过检查收集干燥颅骨标本、临床X线片和最新的CBCT来调查颏孔（mental foramen，MF）的位置。这些研究表明颏孔最常位于下颌第二前磨牙的根尖，其次常位于第一前磨牙和第一磨牙的根尖附近（图15.2）。

MF距离最近的根部距离平均为5.0mm（范围为0.3～9.8mm）；然而，在极少数情况下，MF甚至可能位于相毗邻根尖的同一水平甚至更靠冠方。

15.2.2 前袢

前袢（anterior loop，AL）是下颌管在MF近

Microsurgery in Endodontics, First Edition. Syngcuk Kim and Samuel Kratchman.

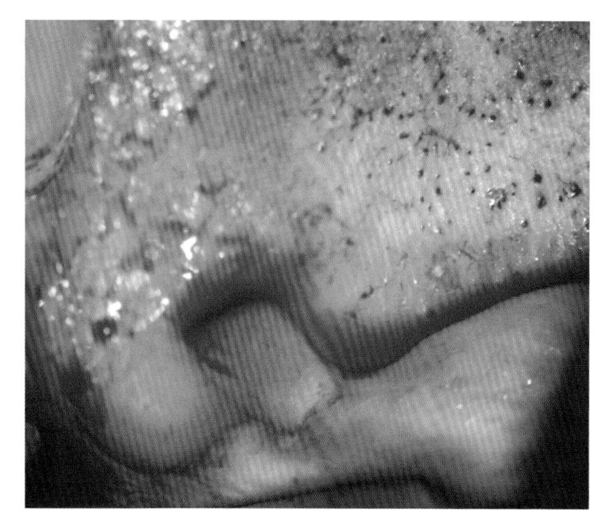

图15.1 出颏孔的神经束。

中的延伸部分，并在离开MF之前向后弯曲。它的大小或发生率尚不清楚。在根尖周手术时，对于下颌前磨牙，应始终考虑前袢存在的可能。CBCT是确定袢延展的可靠工具。已发现前袢长达2.63mm，这与避免在根尖手术中损伤MN所需的3mm安全边际一致。

15.2.3 颏孔数量

下颌神经可在上下平面或内外侧平面存在分叉。因此，一根分叉的下颌神经将存在多个颏孔。

副颏孔（accessory mental foramina，AMF）（图15.3）很难在根尖片或全景片上观察到，因为其尺寸通常小于1.0mm，但它们可以用CBCT观察到。当在CBCT上看到AMF时，应注意不要损伤它。

15.3 X线片上的颏孔检测

如今，拍摄不同角度的根尖片和全景片来检测颏孔的位置仍在应用。然而，在现代牙髓病显微外科手术过程中，常规X线片已显得过时，而变得满足不了临床需求。CBCT检查正在慢慢成为任何根尖手术开始之前的标准程序之一，检查存在必要性。

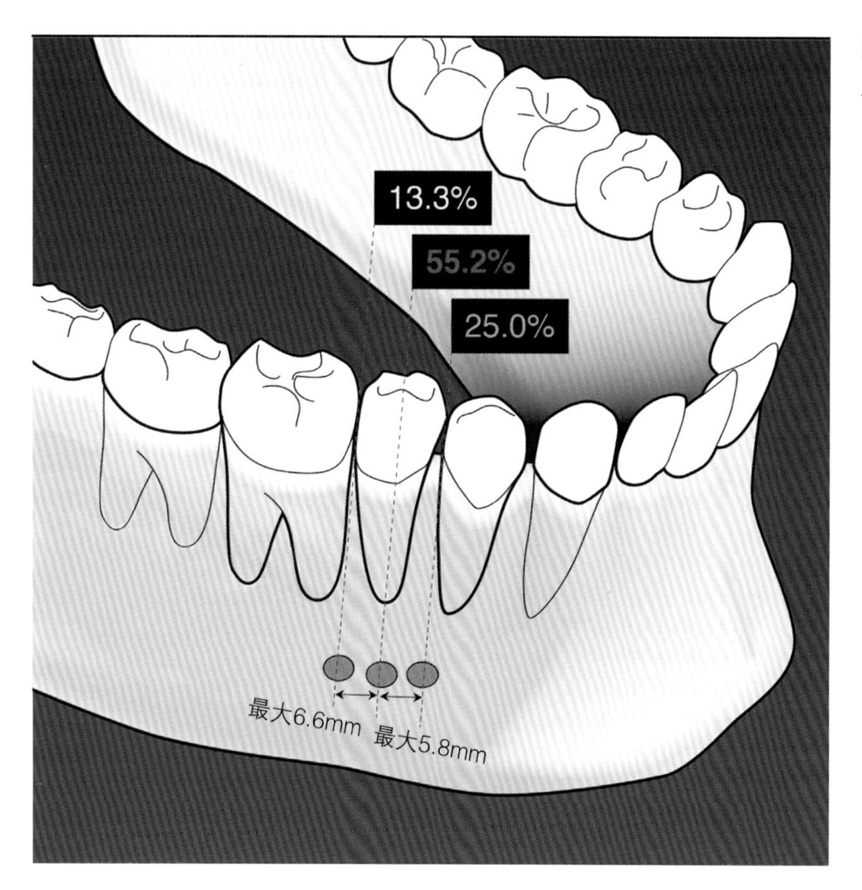

图15.2 颏孔常位于下颌第二前磨牙根尖或前磨牙根尖之间。

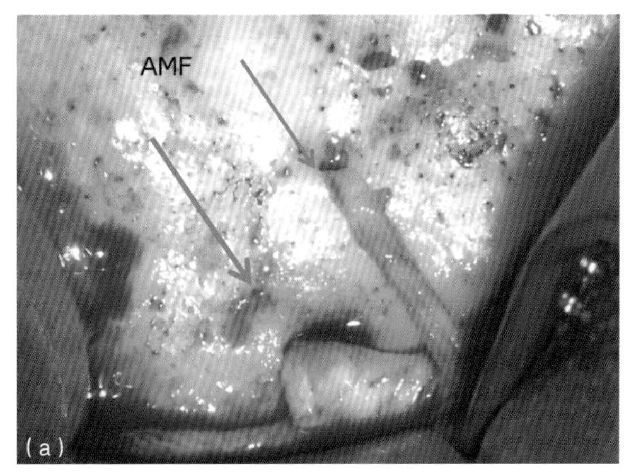

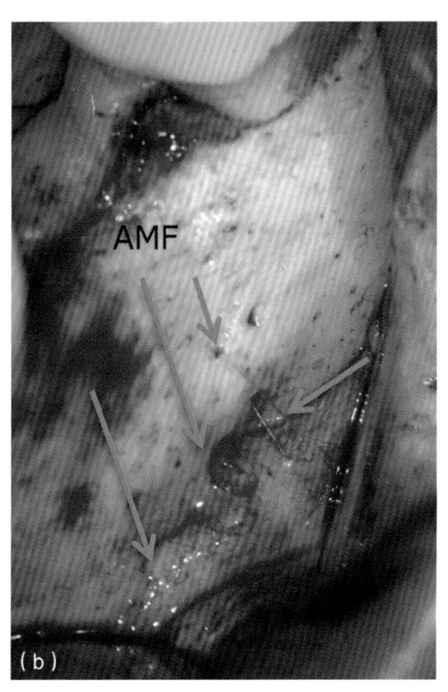

图15.3　副颏孔（AMF）。（a）大型AMF；（b）颏孔周围小AMF，多存在于第一磨牙根尖区和颏孔后或下部区域。

15.3.1　根尖片

口内X线片上观察颏孔可能很困难，必须谨慎解读。这种困难的最常见原因是当它靠近根尖周透射影时难以区分。有些患者存在嘴巴小、下牙床大、口底浅或牙齿错位，这些因素可能会妨碍片子的正确放置而未能暴露颏孔。诸如此类的病例可能需要多张X线片来观察颏孔（图15.4）。

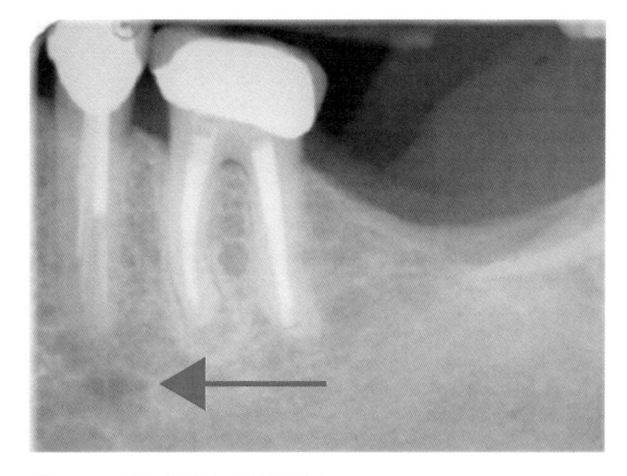

图15.4　X线根尖片显示颏孔。

15.3.2　全景片

许多情况下，全景片上可以检测到颏孔，但并不总是能看清楚。全景片和根尖片能显示颏孔实际位置的时候小于50%。全景片具有20%～36%的放大系数，这使得MF的位置与其真实的临床位置有显著不同（图15.5）。

15.3.3　CBCT

CBCT的高分辨率局部显示是制订手术治疗计划的必要条件。三维成像使我们能够清楚地识别牙齿的解剖结构、根尖病变的范围以及它们与重要解剖标志的关系，如颏孔、下颌管内下牙槽神经和副神经（图15.6～图15.8）。

15.4　神经感觉改变

在下颌后部区域进行牙髓病手术之前必须预先告知患者，下唇、下巴或周围皮肤和黏膜的感觉改变是术后可能出现的后遗症。医源性神经感觉异常仍然是一个复杂的临床问题，具有医学/法律影响。

据报道，在颏孔区周围进行根尖手术后，神经感觉改变的发生率不同，与多种因素有

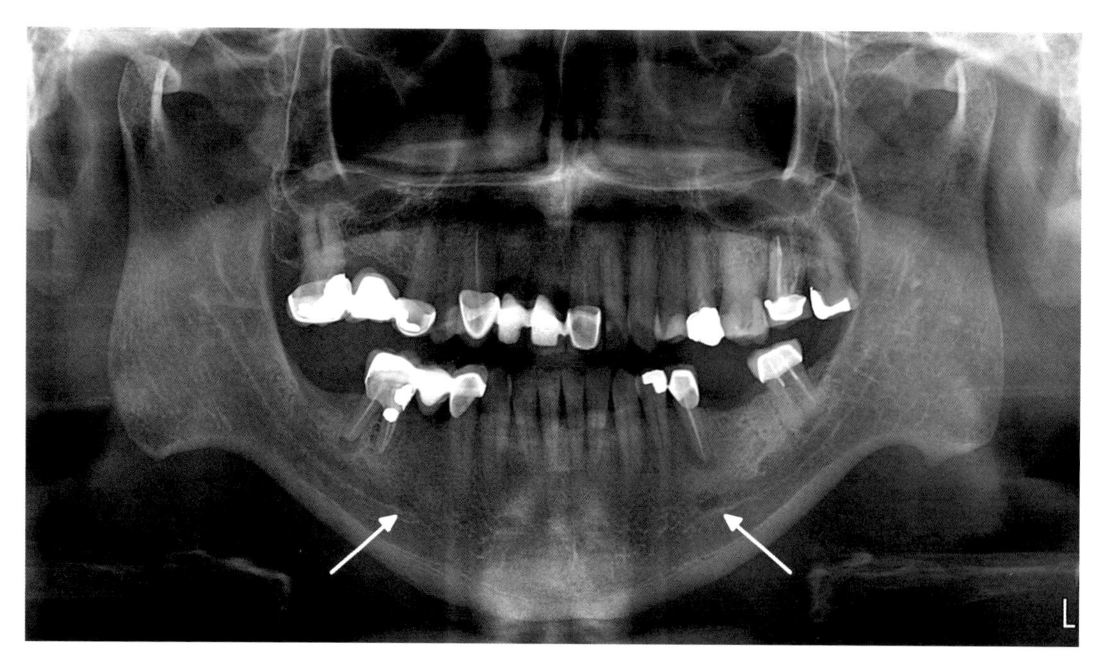

图15.5 全景片显示颏孔。

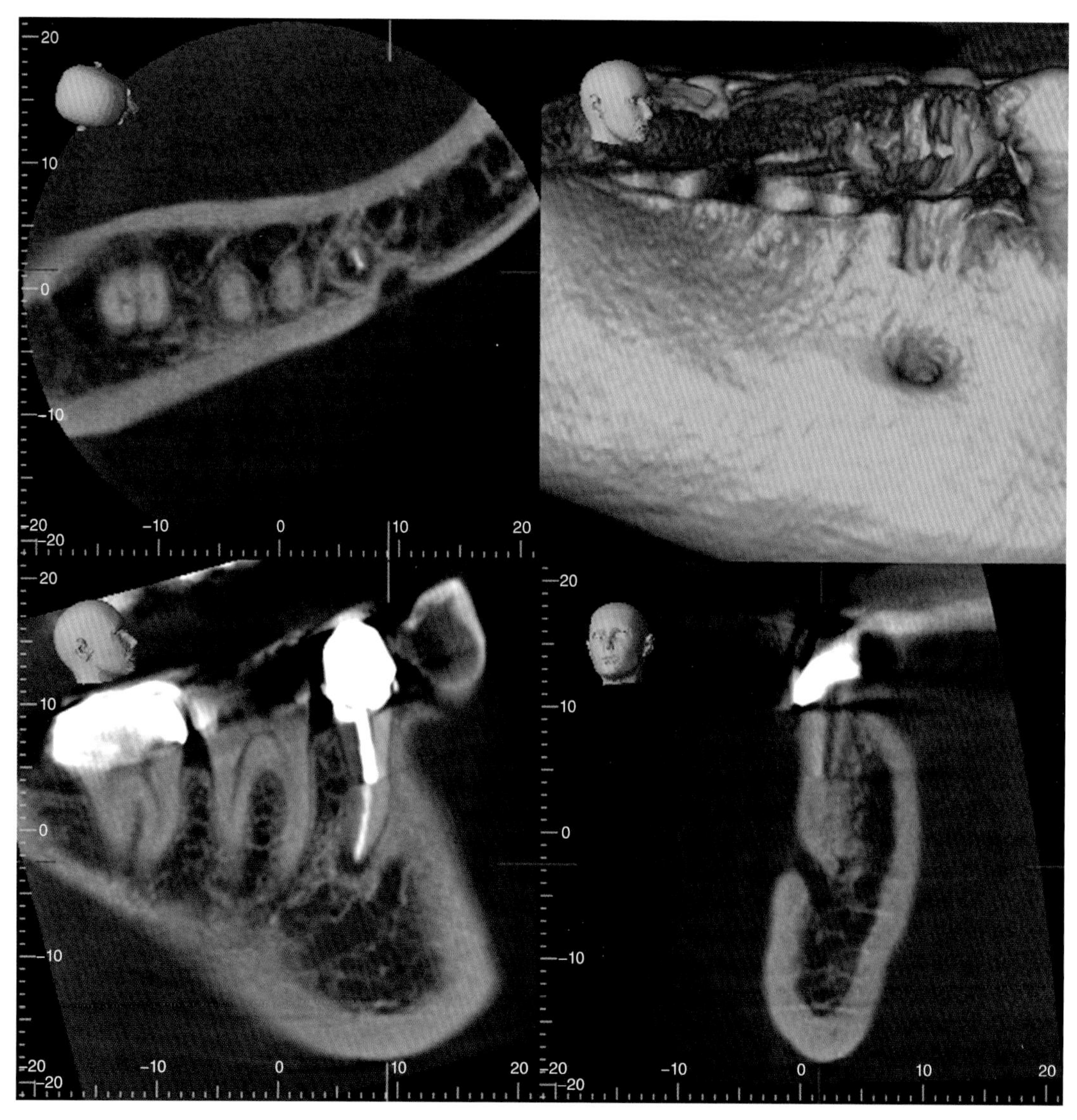

图15.6 CBCT显示下颌右后区的冠状面、矢状面和轴向面，以及颏孔的清晰视图。

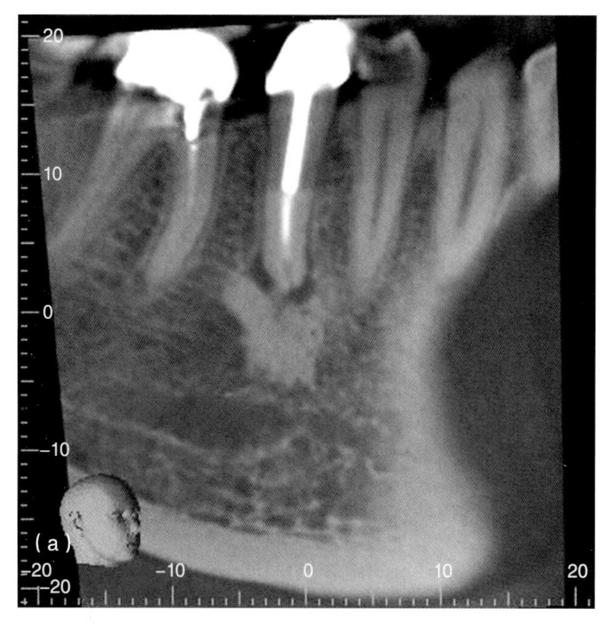

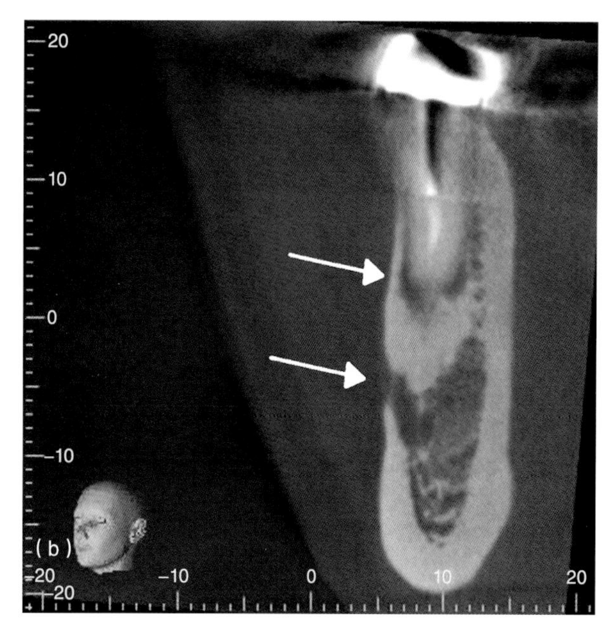

图15.7　#29的CBCT。（a）清晰的颏孔；（b）箭头指向根尖和颏孔。图示为平均距离。

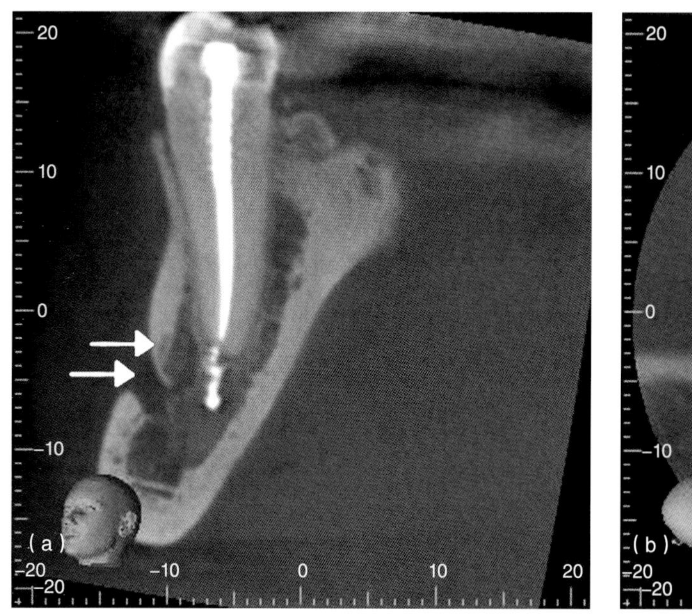

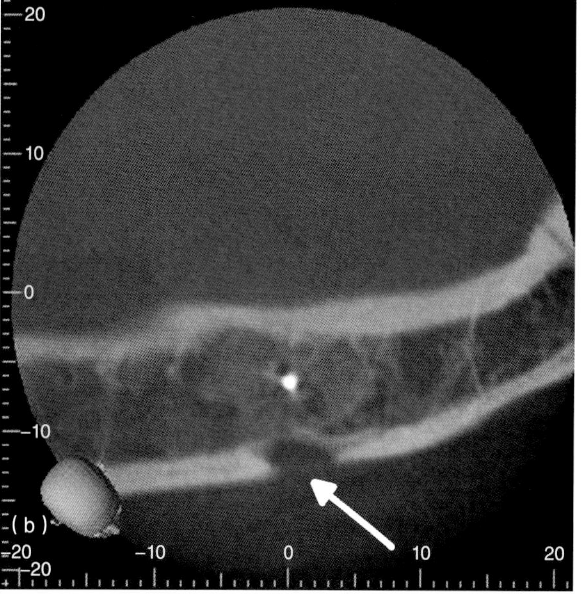

图15.8　#20的CBCT。（a）#20冠状面。注意颏孔与根尖的接近程度；（b）轴向面显示颏神经通过颊侧皮质骨的入口。

关：采取的术式、去骨的位置、使用的技术和手术医生的经验。

导致神经感觉改变的创伤有两种类型：间接创伤和直接创伤。间接创伤是下颌或颏神经炎症肿胀的结果。直接创伤是由软组织分离过程中的拉扯或压迫引起的。根尖手术后的大多数神经感觉改变症状是短暂的，仅持续1～4周。

与根尖周手术相关的最常见的两种神经感觉改变类型是：感觉异常（麻木感）和感觉减退（感觉降低）。不常见的后遗症有：感觉过敏（敏感性增加）、感觉障碍（感觉疼痛）和麻醉（感觉完全丧失）。

一种罕见的情况见于医源性的切口时不小心造成的所谓神经切断术：神经切断，其造成的感觉异常的解决通常预后不佳。

一旦存在神经感觉改变的情况，临床医生

应进行主观和客观分析。

主观分析：

（1）您的嘴唇、牙龈或下巴是否感觉正常?

（2）您是否有麻木、刺痛或疼痛的感觉?

客观分析：

（1）在患者的图像或照片上绘制受影响的区域。

（2）应用卷起的纸巾尖端确定患者是否有感觉拂扫方向（1cm）的能力。

（3）请患者描述当27号针以足够的压力压入皮肤而不刺穿皮肤时的感觉（图15.9）。

在颏孔区进行根尖周手术时，避免医源性的颏神经创伤和损伤应在以下4个步骤中谨慎操作：

- 龈瓣设计和垂直切口位置。
- 全厚黏骨膜瓣翻开。
- 组织牵拉。
- 在病变靠近颏神经的情况下进行去骨和刮除。

下颌后部区域最常见的龈瓣设计是全厚型龈沟内切口三角瓣。垂直切口应在颏孔所在位置前面的一颗牙齿的近中邻接位置。颏孔所在位置由CBCT确定（图15.10）。

然后在龈沟内切口处行全厚粘骨膜瓣的翻起。使用骨膜剥离器仔细充分地翻开龈瓣以识别颏孔。垂直松解切口可延长至根尖，而龈瓣被翻起以识别颏孔。一旦找到颏孔，调整垂直松解切口以便在不触及颏孔的情况下翻开颏孔前的龈瓣。

15.5 使用超声骨刀的沟槽技术

当必须在重要的软组织区域（如颏神经血管束）附近切割骨头时，超声骨刀技术非常有用。在最坏的情况下，外周神经即使直接暴露在超声骨刀手术区，也不会被超声骨刀切断。

超声骨刀技术使用专门设计的手术器械，其功率大约是传统超声器械的3倍。振动频率（为25 ~ 30kHz）、切割功率和冲洗都是可调的，必须调节冷却液的流速以防止骨过热的发生。骨组织加热超过47℃ 1分钟就会显著减少骨形成，这可能与不可逆的细胞损伤和脂肪细胞侵入有关。超声骨刀技术的优点在于操作手柄的轻加力和盐水冷却喷雾系统的整合，不仅能维持术区处于低温状态，还能保持视野清晰。超声骨刀技术的主要缺点在于设备昂贵（图15.11）。

用于根尖周手术的拉钩应具有锯齿状工作端，以便更好地固定在骨面上以防止牵拉过程中发生滑动。

新的Kimtrac拉钩能帮助手术医生在所有区域获得稳定的牵拉效果（图15.12）。

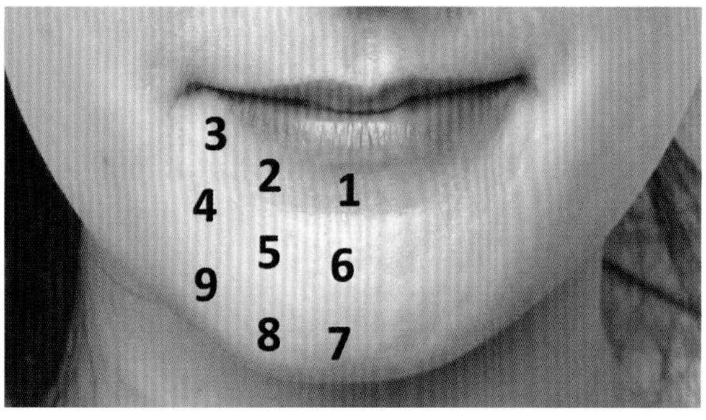

图15.9 用于评估感觉异常程度的穿刺试验区域。

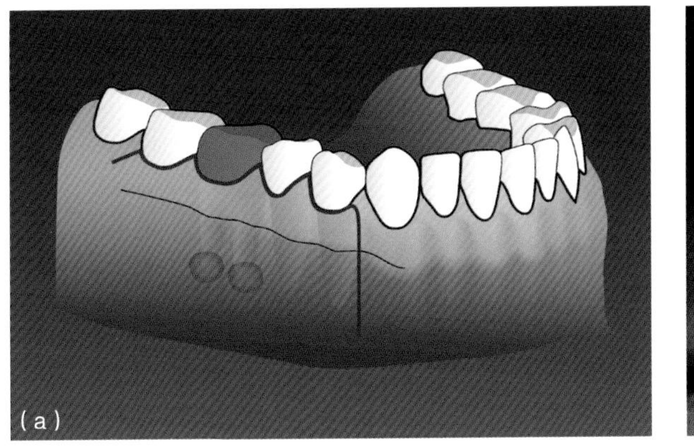

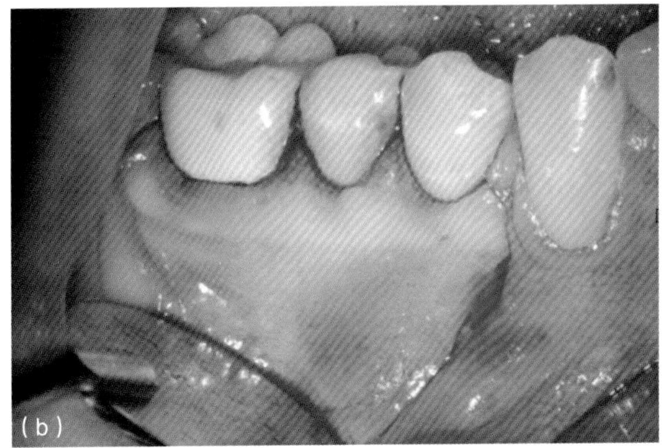

图15.10 下颌后区的龈瓣设计。（a）右下颌第一磨牙根尖手术时的龈沟内三角瓣切口示意图；（b）临床病例。

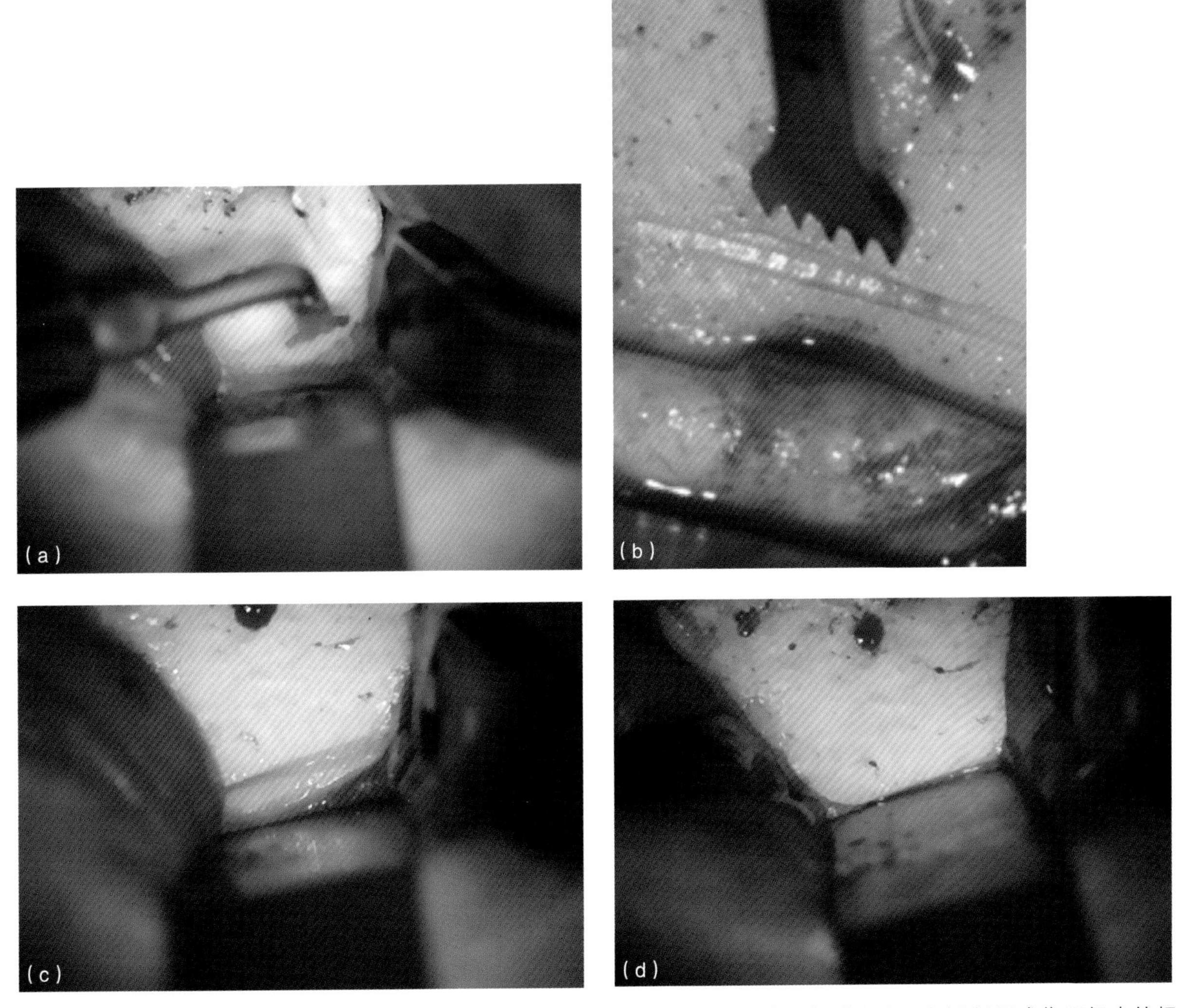

图15.11 沟槽技术。（a）超声骨刀刀头正在形成沟槽；（b）刀头刚好位于颏孔上方，但远低于或位于根尖的根方；（c）沟槽完成；（d）Kimtrac拉钩卡在沟槽中。

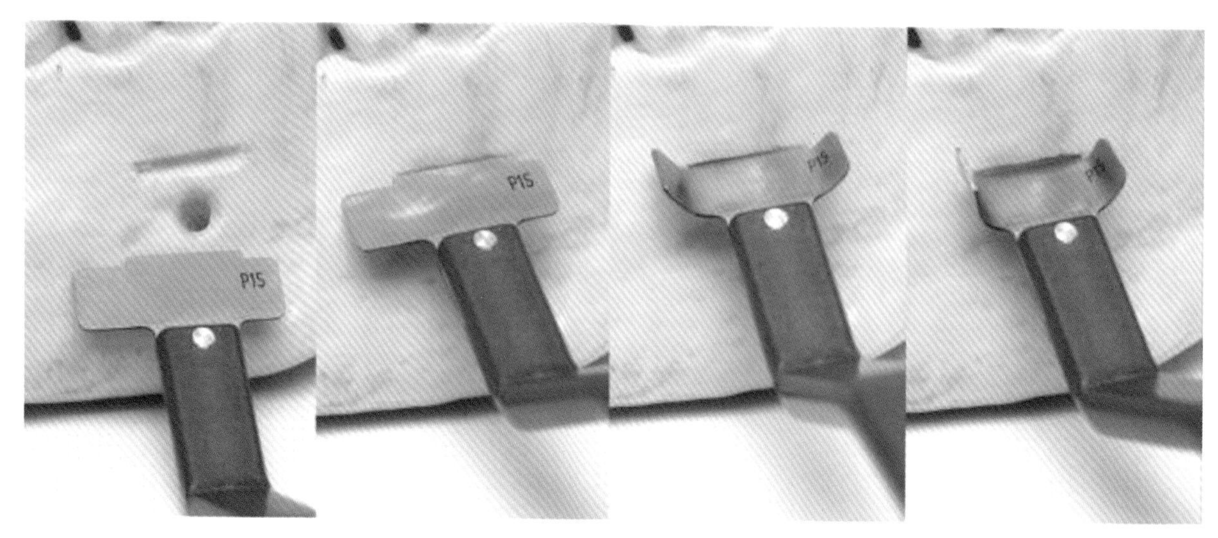

图15.12 Kimtrac拉钩卡在颏孔上方的沟槽内的示例。

第十六章

上颌后牙区手术、上颌窦和腭侧入路管理

Garrett Guess, Samuel Kratchman

主要概念

- 进入上颌第一前磨牙的腭根并沿适当的轴线去倒预备这些细牙根具有挑战性。
- 上颌窦暴露并不代表会有并发症，但碎屑掉入开放的窦腔中可能会出现问题。
- 通过适当的瓣设计和患者体位调节，能直达术区且使用手术显微镜也可以看到术区时，上颌磨牙腭根采用腭侧入路是行之有效的。
- 上颌第二磨牙的挑战与牙齿位置、腭板倾斜角度以及接近腭大神经束有关。
- 引导组织再生术有助于克服颊侧骨板薄、根分叉病变和牙髓/牙周问题带来的不利影响。

大多数情况下，上颌前磨牙根尖周炎不愈合时，考虑到前磨牙的细根形态和修复条件有限，根尖手术方案为首选。除此之外，上颌磨牙由于近颊根结构复杂、远颊根可能发生的异常结构如远颊根与近颊根或腭根融合的情况，也常常需要考虑根尖手术方案。

16.1 上颌前磨牙

16.1.1 直线入路

上颌前磨牙代表了一些需要治疗的最简单的病例，但有时由于腭根的变异，它们可能成为最具挑战性的牙齿。会带来重大挑战的原因在于其腭根位置较深、横截面较细以及根尖相对于术者的视线处于偏近中和靠上方的位置。在上颌第一前磨牙的颊侧和腭侧根部间隔较宽的情况下，由于牙齿的颊舌向倾斜和术者的视角，通常需要扩大颊侧根部的切除，并将去骨术向近中延伸，靠近相邻的尖牙，以便到达并看见腭根尖。因此，术前CBCT计划对于定位腭根、避免损伤相邻尖牙以及保持颊侧牙根长度至关重要。

16.1.2 根管倒预备

上颌前磨牙的根管倒预备是一个精细的过程，因为这些牙根的结构非常薄，而且根尖1/3处的牙根弯曲通常很突然。确定超声工作尖的正确放置角度可能具有挑战性，因此这些操作必须在低放大倍率下完成。

16.1.3 窦腔暴露

在上颌后部区域的手术中，经常会遇到上颌窦。但不要惊慌，而是要了解解剖结构并准备改变您的技术以便可以临场控制，以尽量减少对窦腔的创伤。一定要识别Schneiderian膜并区分膜和肉芽组织，肉芽组织通常附着在膜上。Schneiderian膜呈蓝色，在手术显微镜下

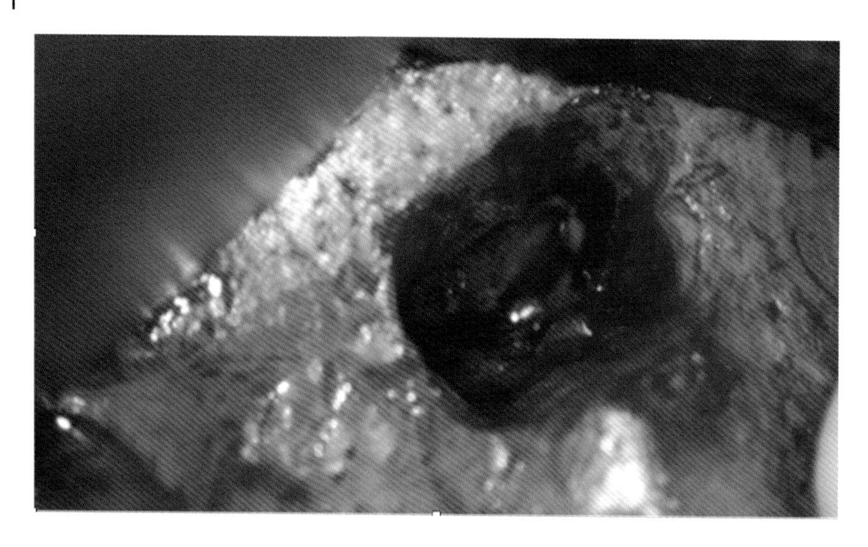

图16.1 上颌右后部看到的Schneiderian膜。

可以看到穿过窦膜的小血管（图16.1）。这与肉芽组织不同，肉芽组织呈红色，通常有些纤维化，可能含有脓性分泌物甚至颗粒。如果不确定窦膜是否存在，请捏住患者的鼻子片刻，同时让他们通过鼻子呼气，就像在飞机上处理耳鸣一样。窦膜会因呼气时产生的负压而“颤动”。

当牙根或肉芽组织穿孔进入窦腔时，保护窦腔免受过多碎屑进入的技术之一是“棉球塞”技术。首先估计窦腔穿孔的大小，准备一个比穿孔稍大的棉球，并将缝线穿过棉球。将缝线打结并剪断缝针，然后刻意将棉球放入窦腔，缝线伸出腔外，用缝线拉动棉球，直到它在根尖后面楔入窦腔壁（图16.2）。请注意，如果您现在用高速车针或超声工作尖碰到棉球，您的治疗将会被中止或棉球被拉出。建议在手术显微镜下操作，从而控制器械以避免碰到棉球。完成根管倒充填后，通过拉动缝合线取出棉球，并让它在根尖表面擦拭，这是清除根尖多余材料的第一步。

当根尖明显位于窦腔中时，另一种技术是一次性将整个末端切掉3mm，而不是一点儿一点儿地磨除。这个技术由术者或助手用大号针持夹住牙根尖，同时术者切断牙根尖，将其一并取出（图16.3）。这可以防止多余的碎屑掉入窦腔或根尖掉入窦腔。在整个手术过程中还应注意，当窦腔穿孔且患者仰卧时，用盐水过度冲洗会使患者有溺水的感觉，因此每次冲洗手术部位时，请保持助手的吸管靠近并轻轻冲洗。

窦腔穿孔时的其他一些建议是在手术后

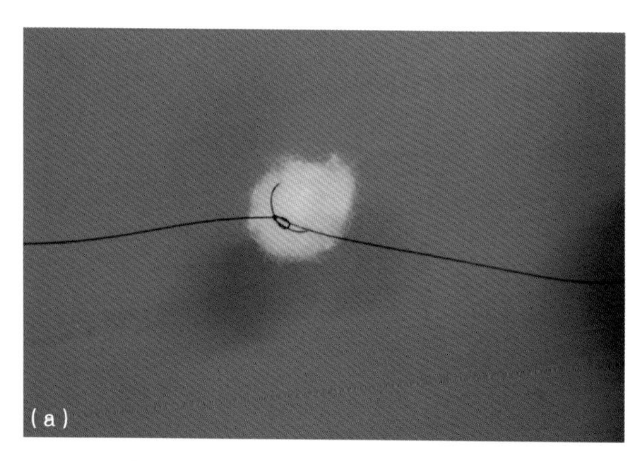

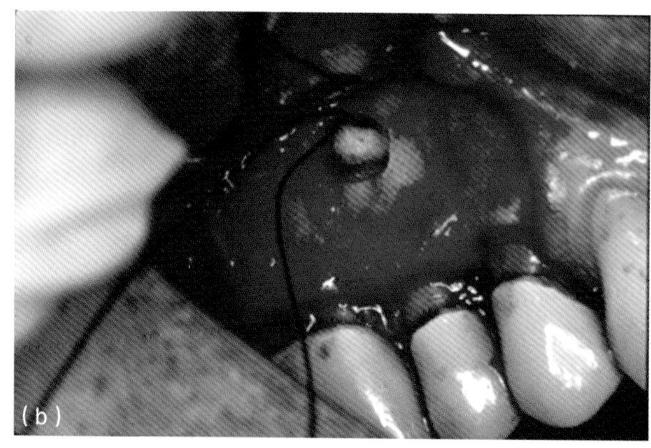

图16.2 （a）棉球用4.0号丝缝线结扎；（b）将棉球结扎到位，保护上颌窦。

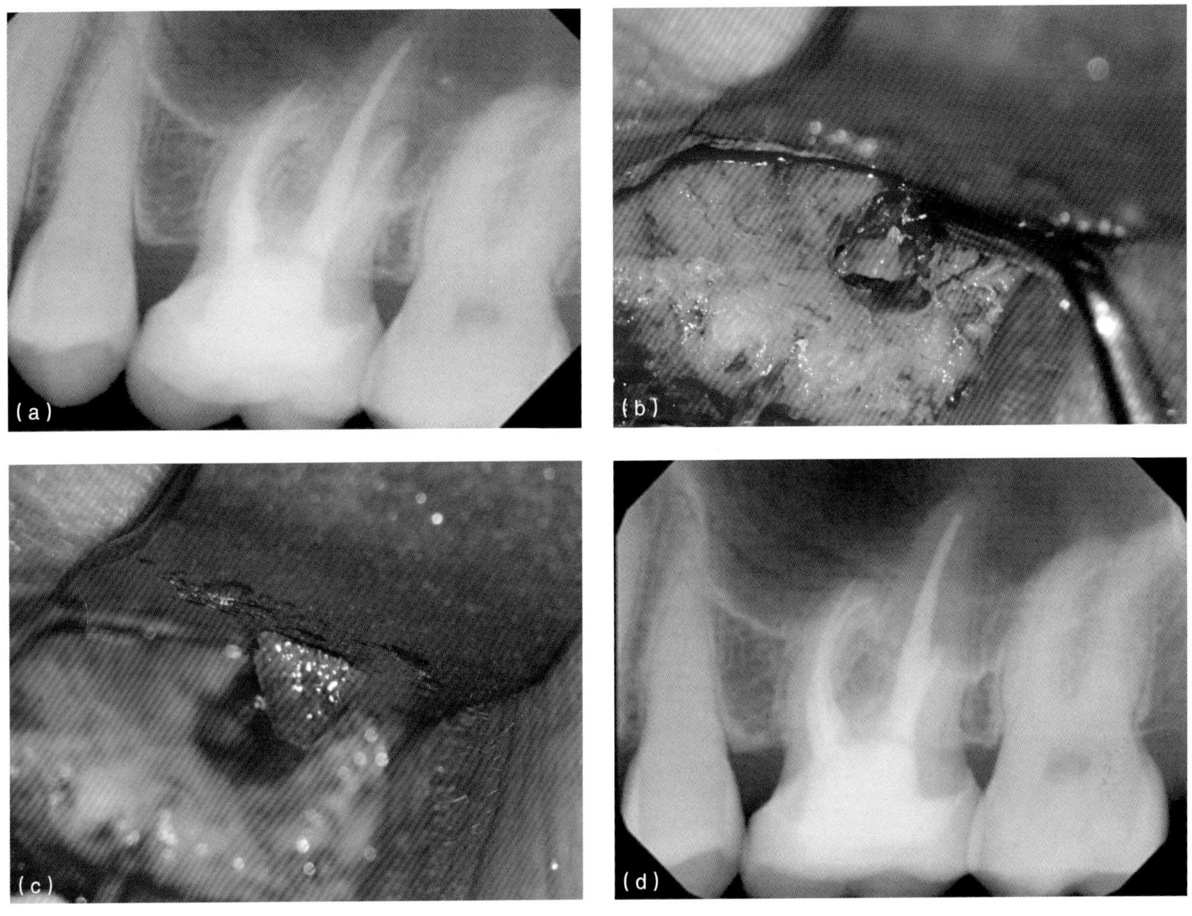

图16.3　DB根尖周病变，伴临床症状。在根尖手术中，发现DB根部位于上颌窦内，因此将3mm根尖切除术一次性完成，而助手则用大号针持夹住根部末端。（a）术前X线片；（b）暴露的DB根部3mm；（c）切除3mm的根尖；（d）1年随访。明显骨质形成，没有任何症状。

服用抗生素，例如环丙沙星或克拉维甲酸阿莫西林，1周。请咨询药师以了解推荐剂量，并注意所推荐的抗生素可能会逐年变化。此外，建议手术前1～2天，患者服用血管收敛剂（如Sudafed 30mg）和鼻腔喷雾剂/血管收敛剂（如0.25%去氧肾上腺素）。这两种药物都是非处方药。还应指导患者在接下来的几天内避免打喷嚏或擤鼻涕，睡觉时要抬高头部，并告知患者可能会流鼻血。

尽管窦腔穿孔不会改变牙髓病手术的预后，仍建议术前进行CBCT，明确窦腔与手术部位的接近程度，并确定根尖周病变是否与窦腔交通。即使根尖周病灶范围广泛并导致窦膜消失，在手术切除病灶后，窦膜仍可以重新形成（图16.4）。

如果常规治疗过程中造成异物进入窦腔，例如分离的器械或超填的牙胶，此时需要进行牙髓病显微手术（图16.5）。术前CBCT对于准确显示异物的位置以及它是否在窦腔中至关重要。

16.2　上颌第一磨牙

16.2.1　直线入路

对于上颌磨牙持续性根尖周炎来说，牙髓病显微手术也是一种预后确切的治疗方法，但与治疗前磨牙相比存在更多挑战。牙齿位置越

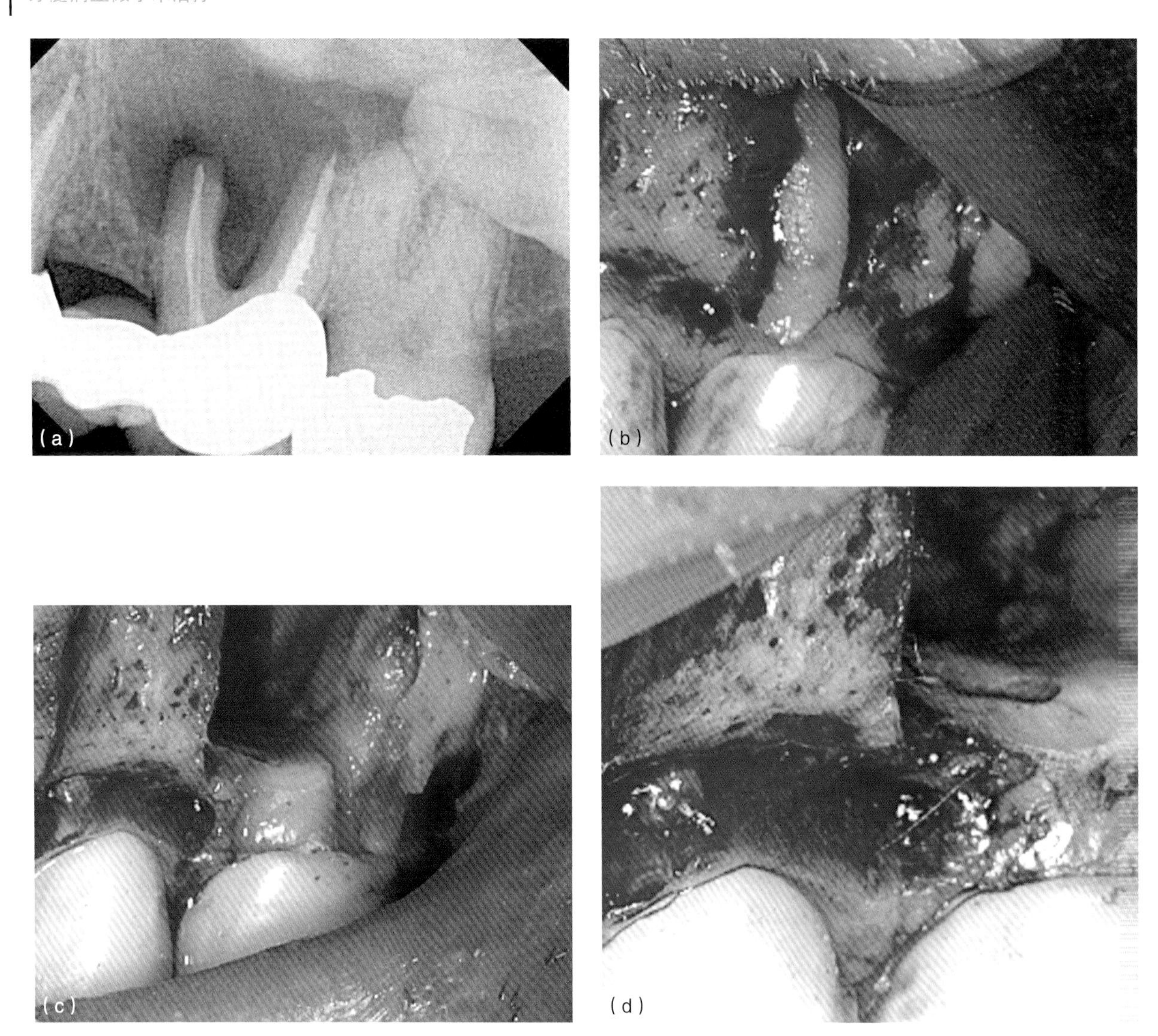

图16.4 三单位桥修复和涉及上颌左侧第一磨牙的近期急性脓肿病史。在紧急切开引流和抗生素使用后，进行了根尖手术，注意到病变波及了窦膜，并因此产生了一个大的窦穿孔、脓液和感染组织被清除。MB根被切除到近远中有骨保留的水平，病变组织病理检查提示根尖囊肿。（a）术前X线片；（b）切开后，观察到MB根部完全开窗；（c）切除MB根部，在骨中留下大约 3mm的根部；（d）灰色MTA根尖充填。

靠后，挑战就越大。直线进入术区受限有多种原因，但主要是由于拉钩放置后紧绷的软组织和嘴唇阻止了充分的翻瓣，导致手机不能到达术区。喙突靠近牙槽骨时，也能影响手机进入术区。调整患者的下颌位置，使用不同类型的拉钩以适合手术操作空间，是解决这一问题的方法。建议在术前咨询阶段即应确定是否有足够的直线通路。一旦可以从颊侧进入，治疗上颌磨牙的颊侧牙根就面临着正确处理包含多个根管的宽大牙根的挑战，尤其是当近颊牙根和远颊牙根与腭根融合时。这些根部需要在接近零度的斜角处进行切除。解剖学研究表明，上颌磨牙的近颊根需要4mm的根尖切除，才能预期暴露多个根管之间的峡区，以便有效地清洁和切除，这种切除必须是在几乎没有斜面的情况下进行，以露出偏腭侧的根管。近颊牙根中MB2根管的角度或长轴通常远离手术术者朝向腭侧，此时需要在根管倒预备时识别解剖结构，

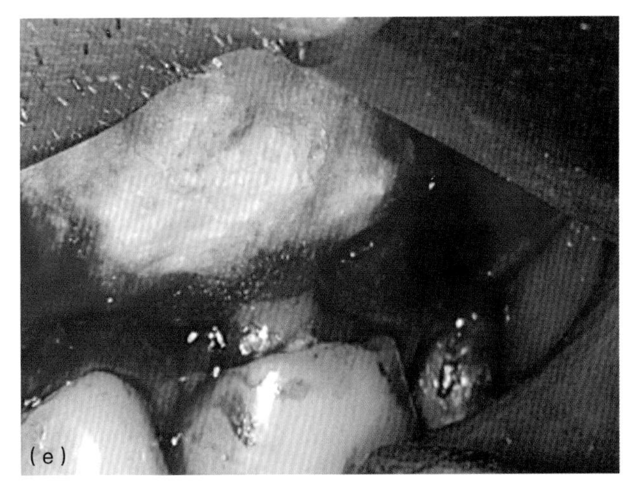

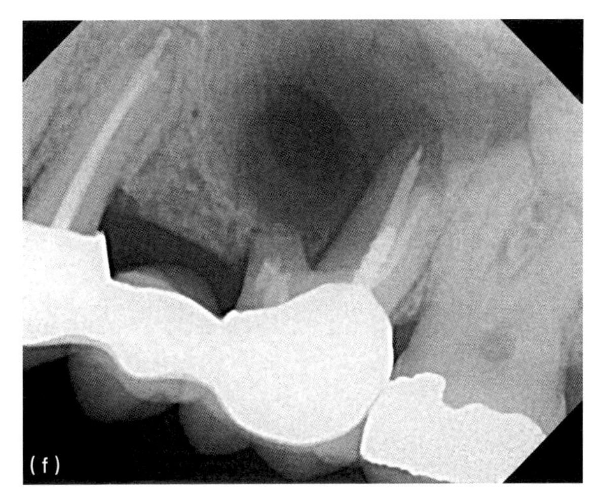

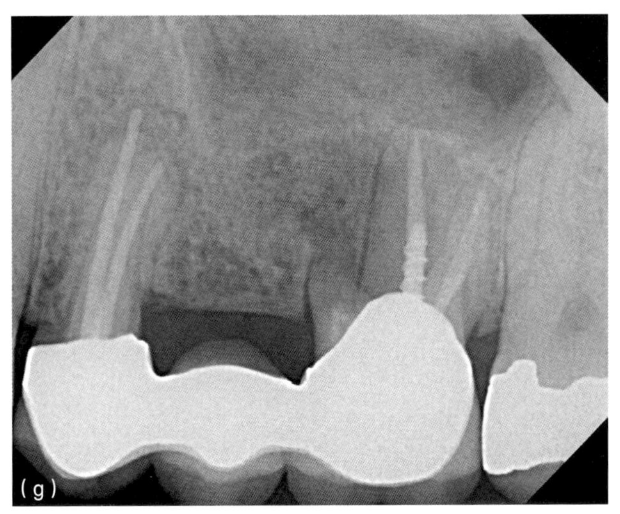

图16.4（续）　（e）Collacote可吸收胶原膜；（f）术后X线片；（g）8个月的随访显示骨修复和窦膜的重建。

更换成钝角超声工作尖端，以便能准确地沿着根管的长轴进行预备。采用CBCT成像为术者提供了在术前识别根管位置和角度的优势。

16.2.2　腭部入路

腭部手术是一种值得学习和能够实施的重要手术方式，但是当需要进行腭部手术时，手术显微镜的使用受到限制。由于手术的部位以及对口腔顶部的持续刺激，还有操作如此厚的组织瓣的困难性，该过程可能很尴尬，且需要更长的恢复期。虽然同期进行颊侧和腭侧手术是可能的，但如果有选择的话，应考虑在不同的时段进行这两项手术。若一次只做一项，将避免造成完全穿通。强烈建议在腭侧手术前进行CBCT成像，以确定腭根尖与骨的接近程度，确定牙根是否在上颌窦内。此外，根据腭根与颊根的接近程度，对腭根进行颊侧手术的可能性是存在的。在大多数情况下，腭侧手术应仅限于第一磨牙或之前的牙齿，因为第二磨牙可能难以到达腭根，并且存在更多解剖风险。腭大孔位于硬腭后缘前方3~4mm处，神经和血管在黏膜下层向前延伸（图16.6）。在翻起腭侧软组织瓣以治疗第一磨牙腭根时，腭大神经和血管可能包含在瓣中，一般情况这不会出现任何问题（图16.7）。

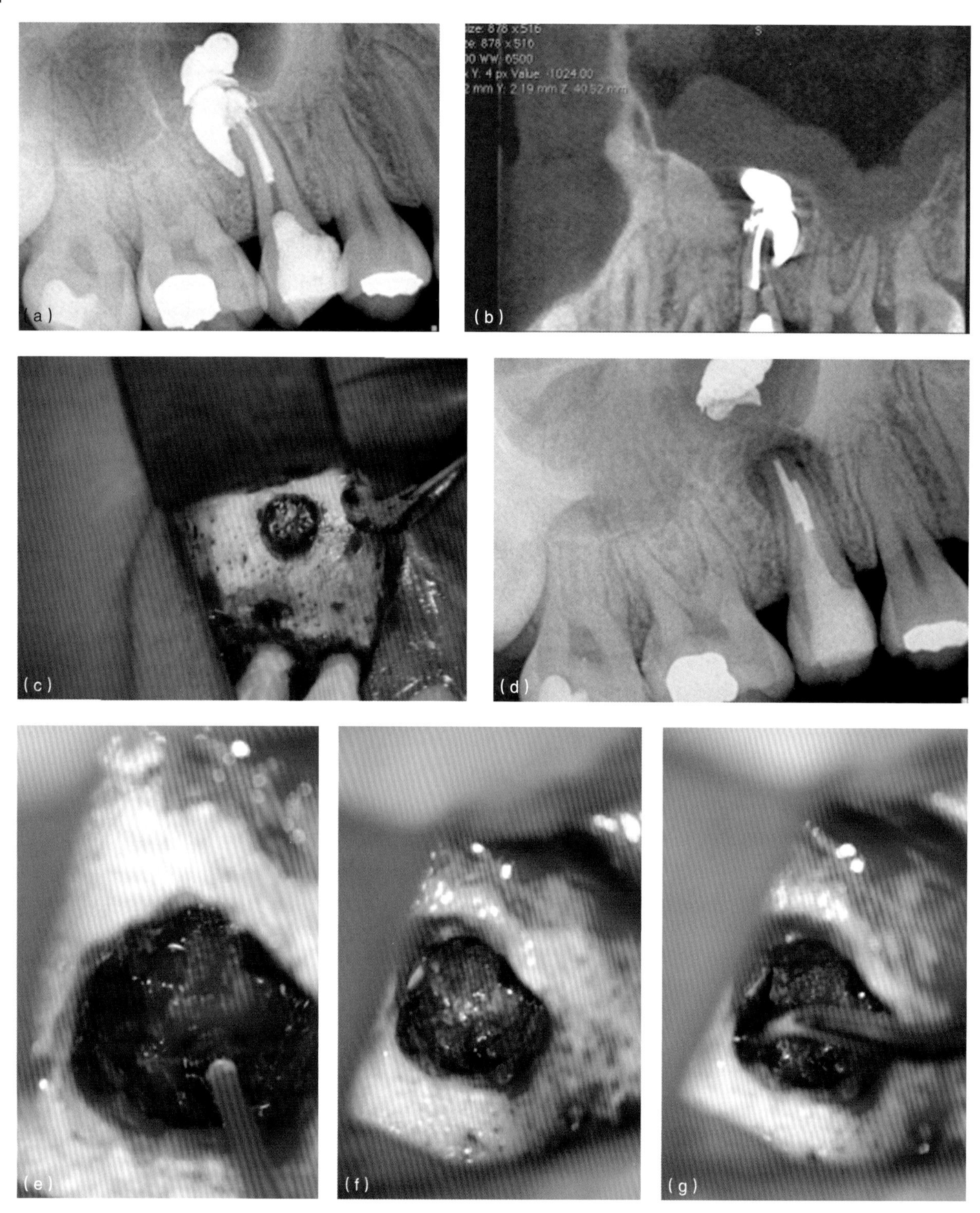

图16.5 上颌右侧第二前磨牙超填严重，上颌窦内有牙胶。手术处理后，部分牙胶被移除，部分牙胶进入上颌窦。在上颌窦中切出一个更大的孔并使用微抽吸法取出剩余的牙胶，然后完成根管倒预备和根管倒充填。（a）上颌右侧第二前磨牙，牙胶溢出；（b）CBCT图像显示牙胶侵入上颌窦，以及窦黏膜炎症；（c）手术切口和去骨后，观察到过量的牙胶；（d）在试图取出多余的牙胶时，其中一块分离并进入上颌窦；（e）置于上颌窦内的显微吸头尝试取出牙胶；（f）在上颌窦左上角看到的牙胶；（g）挖匙的背面用于在上颌窦中制造出更大的穿孔，以便能够将器械插入窦腔内部以取出牙胶。

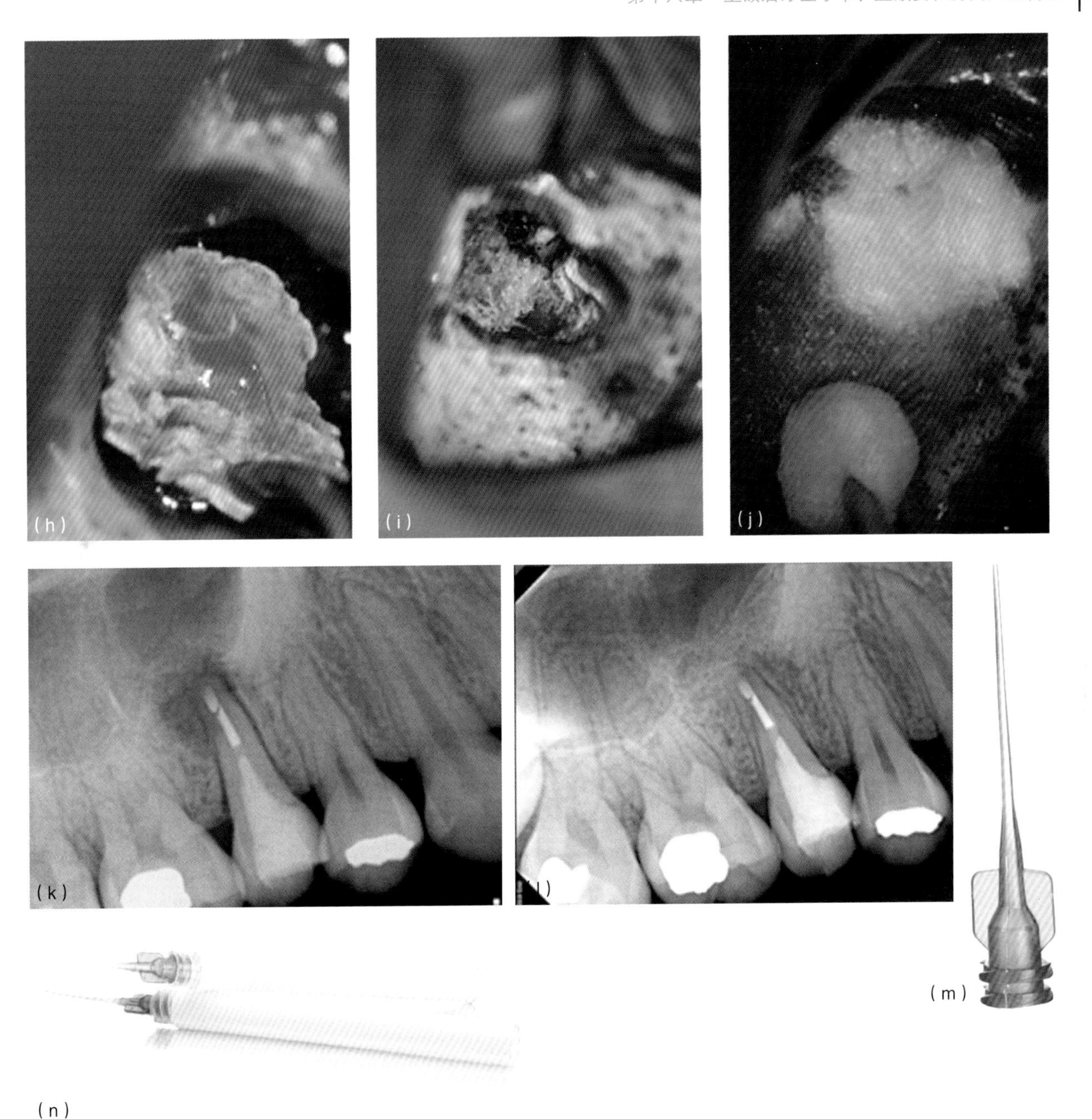

图16.5（续）　（h）取出的牙胶；（i）生物陶瓷根尖充填；（j）Collacote可吸收膜；（k）术后X线片；（l）4个月的随访；（m）毛细管尖端（Ultradent提供，South Jordan，Utah）；（n）Luer真空吸头（Ultradent提供，South Jordan，Utah）。

进行腭侧入路手术时的另外一个建议是翻一个长点的龈瓣，以便更容易进入手术部位并减轻翻起组织的一些压力。在口腔其他任何地方进行牙髓病显微手术时，通常建议将切口延伸到被治疗牙齿两侧各一颗牙齿，而在第一磨牙上进行腭部手术时，切口将向前延伸到尖牙区域。此外，永远不要施行后部垂直松解切口，这将大大增加损伤腭大神经血管束的机会。为了弥补没有进行远端垂直松解切口，前垂直松解切口通常会更长一些。翻起上腭软组织后，将缝合线穿过该龈瓣的前部，将龈瓣拉向上颌骨的另一侧，然后将缝合线“套索”到另一侧的牙齿周围，从而产生持续的张力，这将保持翻起的软组织不会妨碍术者（图16.8）。现在可以使用扁平拉钩来轻松控制软组织，例如Seldin拉钩（图16.9），有时可以在骨和翻

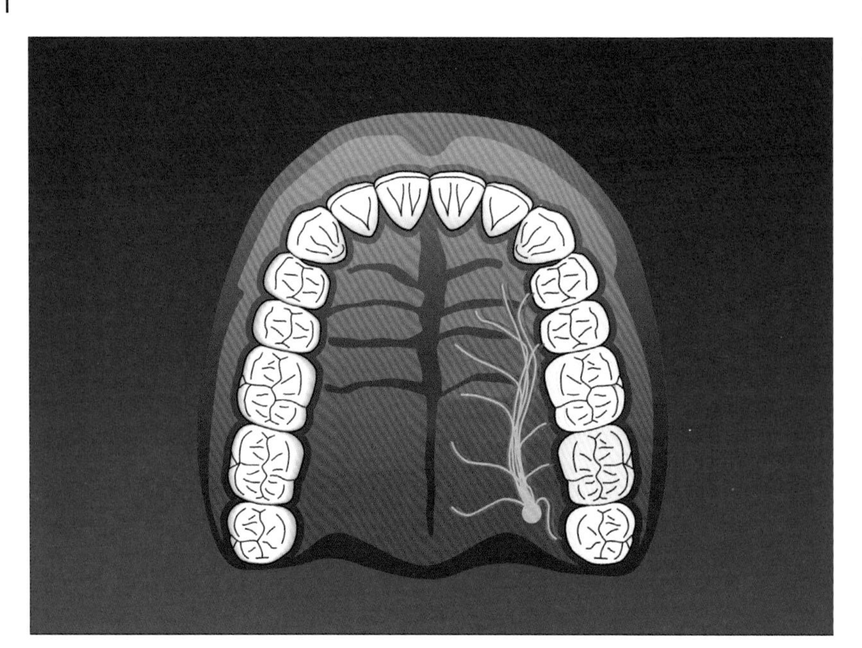

图16.6 腭部血供和神经分布示意图。

起的龈瓣之间放置2cm×2cm纱布，以帮助止血及保持手术部位的视野清晰。如前所述，手术显微镜在腭侧工作时存在局限性，通常需要间接影像。这会很麻烦，因为在通过手术显微镜观察镜子时，助手必须始终保持镜子干燥，还要记住术者的哪些动作会使术者的视野脱离术区。因此，建议术者手持一个镜面镜（图16.10），以扩大视野。助手仍然需要在镜面镜旁边回吸，尽量保持镜子清晰。在口腔的任何地方使用间接影像都会减缓手术速度，因为需要不断地暂停来重新调整并保持镜子清晰。在腭部手术中，患者处于尴尬不适的位置，向后躺，下巴抬起，嘴巴张得很大。术者在工作时，尤其是在冲洗时，必须始终意识到需要小心保护患者的气道。保持助手的吸管靠近冲洗注射器，并在手术显微镜下轻轻冲洗手术部位，确保不要损害患者的气道。

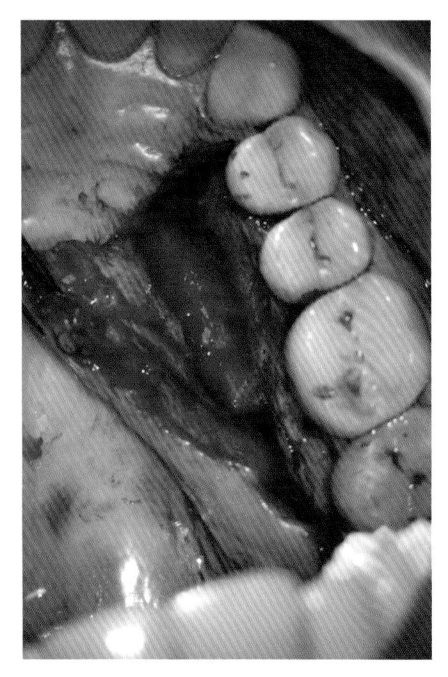

图16.7 腭大动脉和神经束离开腭大孔并位于翻开的软组织内。

如前所述，上颌第二磨牙不仅难以接近，而且靠近腭大动脉/神经束。因此，与其尝试对第二磨牙进行手术，不如考虑再植，此过程将在后续章节中详细讨论。如果需要在第二磨牙上进行腭部手术，由于有限的手术入路，可能需要切除较大部分的腭部牙根组织（图16.11）。

CBCT检查是进行腭部手术的先决条件，可以看到腭根与腭骨以及窦腔的接近程度。如果先对牙齿进行保守治疗（如封闭穿孔），则可以用MTA或生物陶瓷顺行充填牙根。然后，在根尖手术中，只需要切除腭根，无须进行超声倒预备和倒充填（图16.12）。即使可以有效地完成腭部手术，手术过程中的超声根管倒预备

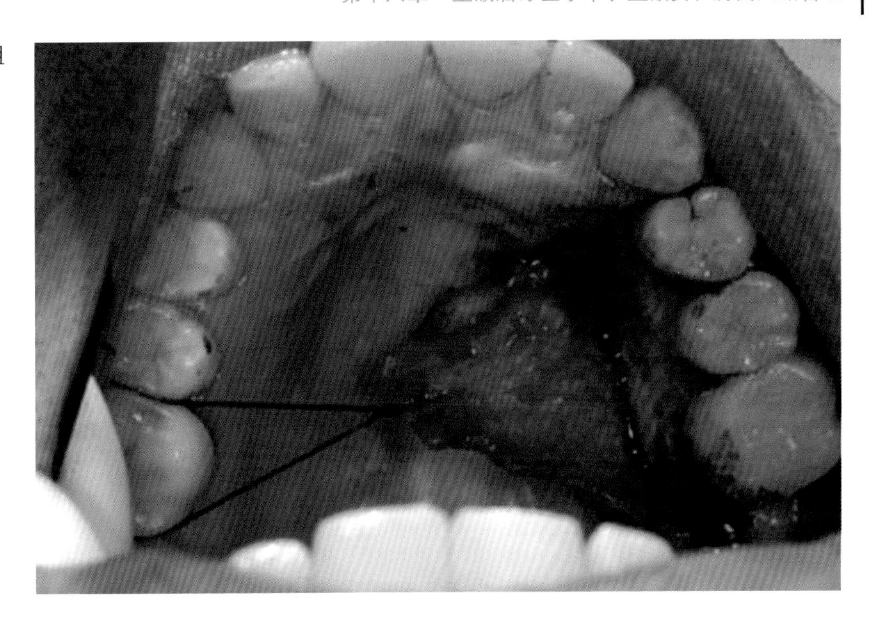

图16.8　“套索”技术保持上腭组织抬高便于观察手术部位。

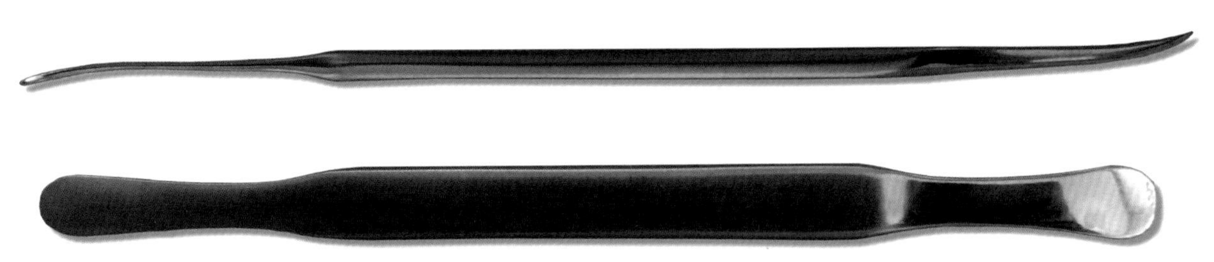

图16.9　用于腭部手术的拉钩。

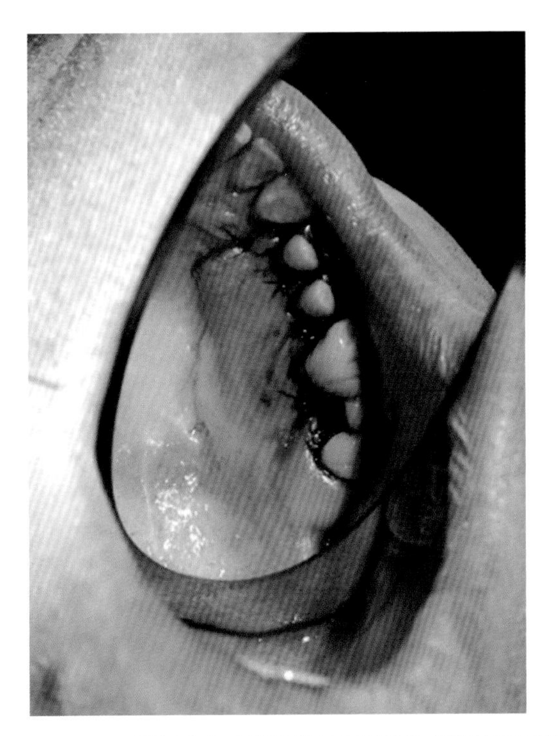

图16.10　腭部手术时能提供更广泛间接视野的镜面镜。

和根管倒充填仍然是很困难的事情。超声工作尖的进入和角度问题都很棘手，因此如果可以用MTA或生物陶瓷常规充填腭根的上端部分，这将是根尖手术前的理想选择。

16.3　上颌第二磨牙

上颌第二磨牙的显微根尖手术之所以具有挑战性，是因为以下原因：

- 位置靠后，这会造成进入困难。
- 牙齿倾斜，其中根尖在腭侧方向上处于牙槽骨深处。
- MB根位置与上颌第一磨牙的DB根紧密相关，有时第二磨牙MB根的根尖会藏在第一磨牙DB根后面。
- 常见牙根融合，形成的峡区和鳍部必须找到并治疗。

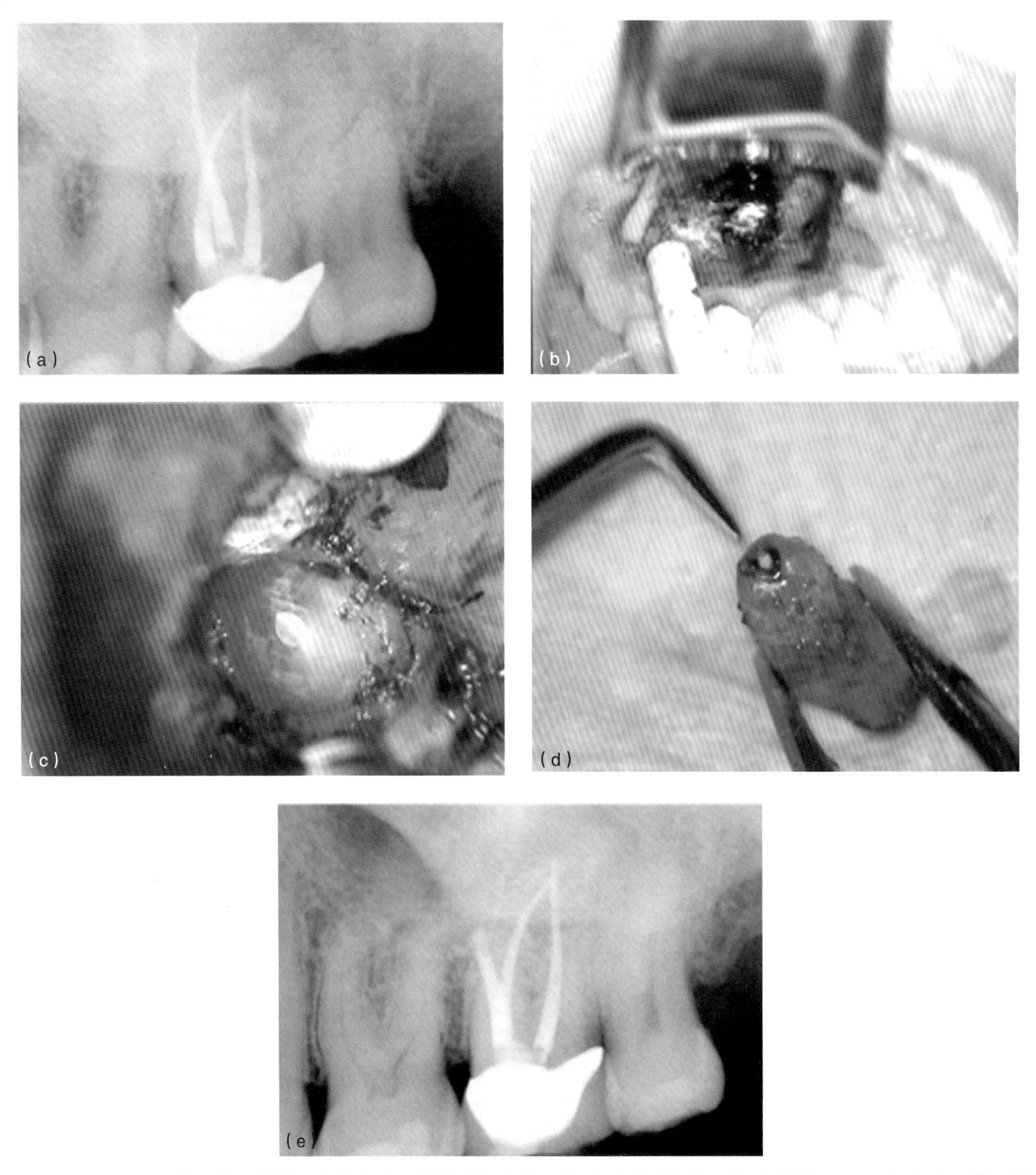

图16.11 左上颌第二磨牙根管再治疗失败，计划手术治疗。（a）术前X线片；（b）腭侧入口；（c）在显微口镜中用亚甲蓝染根截平面；（d）切除的根尖；（e）术后 X 线片。

手术部位的术前评估，包括评估相邻牙根的倾斜度和毗邻度是必不可少的，尤其是在上颌第二磨牙的近颊根上尝试根尖手术时，该牙根紧邻重要的第一磨牙远颊根。CBCT成像将提供关于牙根相对于邻牙的毗邻度和深度的有用信息，但仍需要进行临床检查，考虑到喙突的干扰、患者的开口度以及软组织的灵活性等情况，以保证入路畅通。因为术者的位置通常与牙齿成偏近中的角度，而不是直接成一直线，所以上颌第一磨牙和第二磨牙的根部之间需要有一些空间，且软组织需要很柔软，才能成功地触及上颌磨牙的根尖。

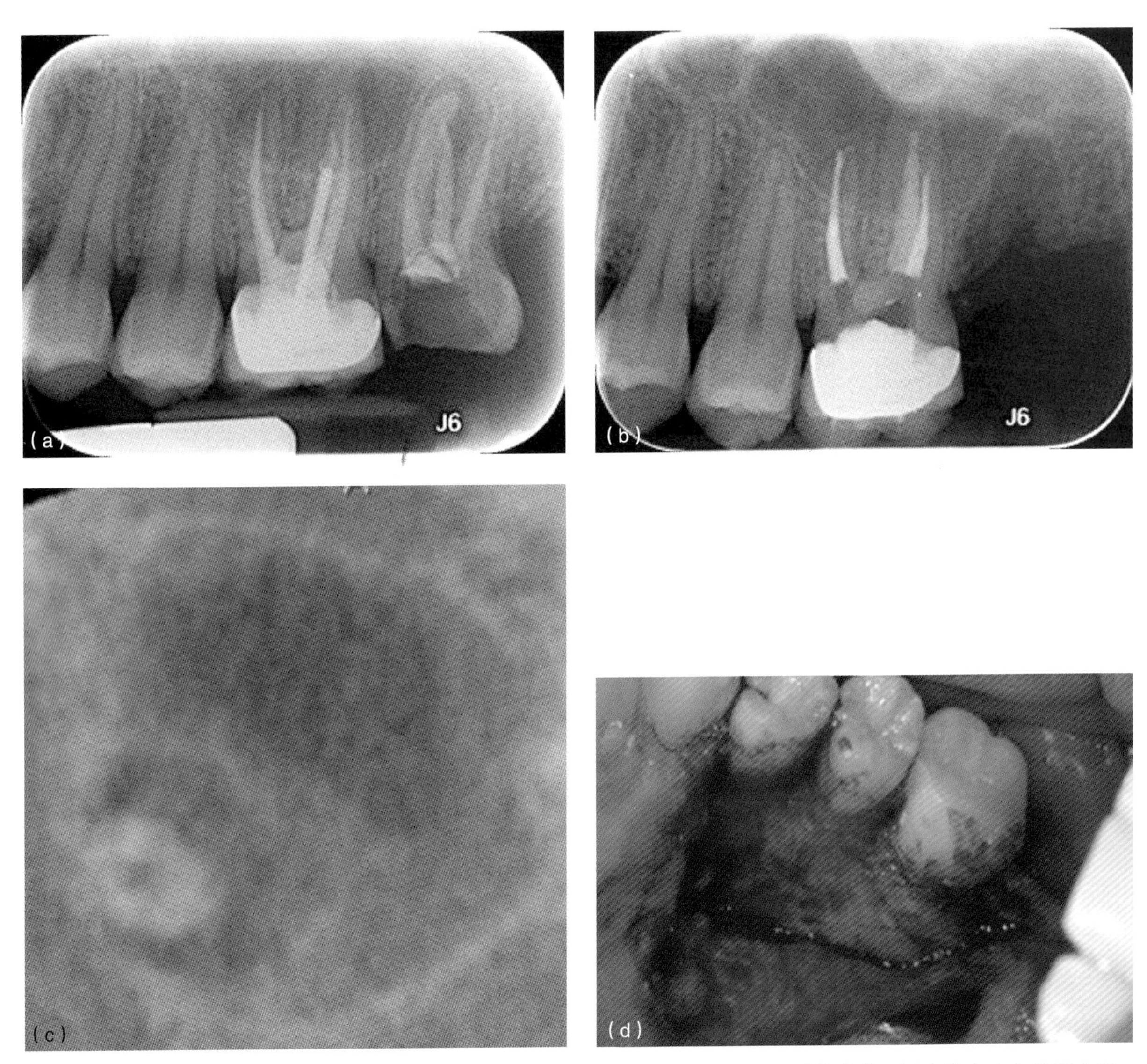

图16.12　左侧上颌第一磨牙腭根穿孔病史；用MTA内部封闭，并计划进行上颌手术治疗，以去除有病变的根尖部。（a）术前常规根管再治疗；（b）腭根行常规术后再治疗并行MTA顺行填充。请注意，因无修复价值，左侧上颌第二磨牙被拔除；（c）CBCT层面显示腭根靠近腭骨且不在上颌窦内；（d）暴露出手术部位。

16.4　牙周考虑

上颌第一磨牙和第二磨牙经常有薄的颊板，可能有开裂、根分叉暴露和开窗，这将导致日后牙周状况恶化加速。利用引导组织再生术可以有效地减少2类根分叉骨缺损，将它们转化为1类骨缺损，有时甚至使其完全消失。使用包括移植物、屏障膜和生物活性分子在内的引导组织再生术可以减少手术对牙周的影响，并有可能提高手术治疗效果，尤其是当存在牙髓/牙周治疗病变时。上颌后牙牙髓病手术是解决顽固性根尖周炎的一种可行方法，利用CBCT成像辅助制订术前计划，同时将手术显微镜的放大及照明技术融入上颌后牙牙髓病根尖手术过程中后，将有利于减少术后并发症，提高手术预后。

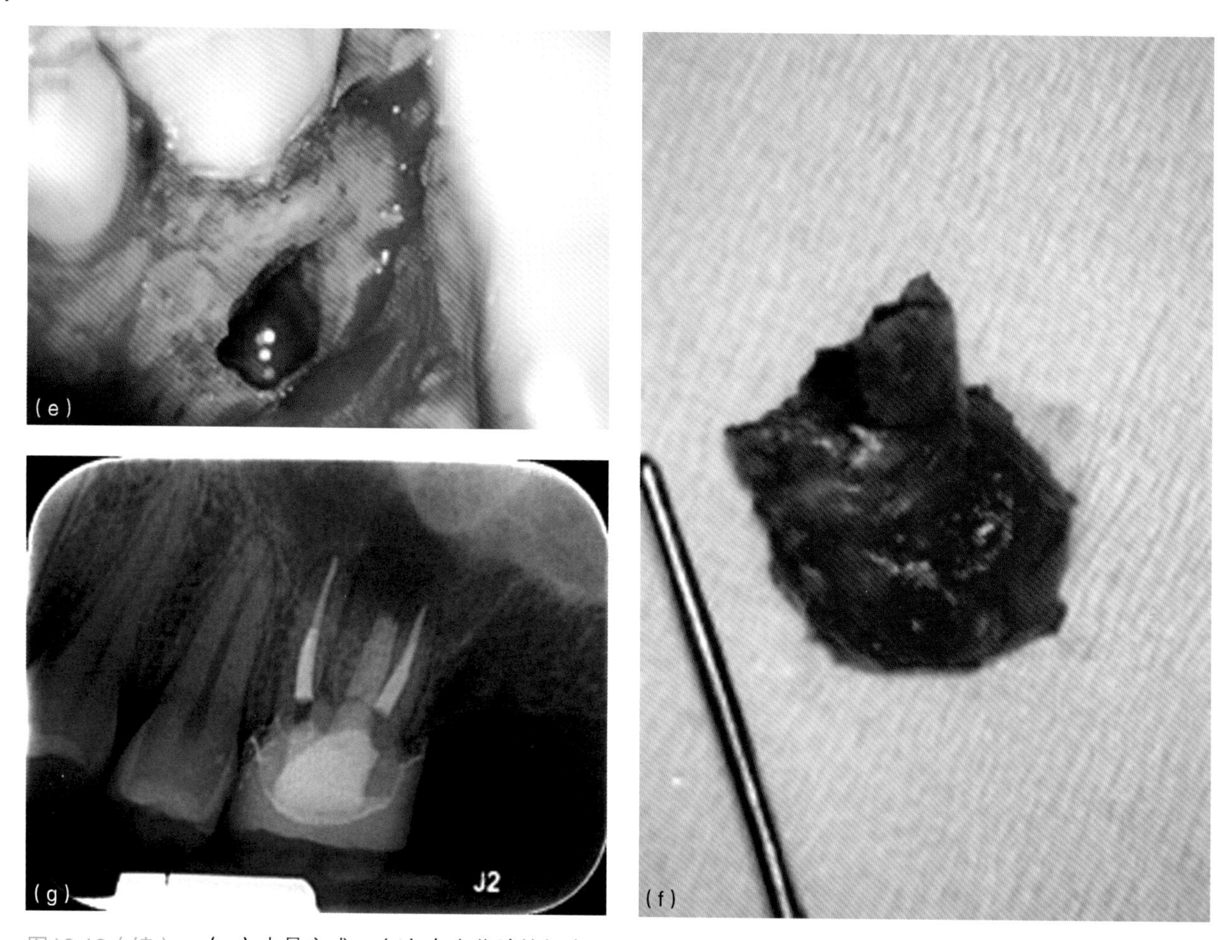

图16.12（续） （e）去骨完成；（f）有肉芽肿的根尖；（g）术后X线片（由David Moore医生提供）。

第十七章

牙根穿孔的手术修补

Raed Kasem, Samuel Kratchman, Meetu Kohli

主要概念

- 牙根穿孔如果得不到及时有序的处理，通常会导致拔牙。
- 穿孔位置相对于骨的水平，以及从穿孔到修补的时间，是决定牙齿留存时间的关键因素。
- CBCT对于确定穿孔部位的确切位置和可及性是必要的。
- MTA、生物陶瓷和Geristore（DenMat，Orange, CA，美国）是封闭穿孔的首选材料。穿孔位置以及封闭穿孔的能力是选择材料的关键因素。
- 手术治疗吸收性病变时，去除整个缺损、获取清晰的边界至关重要，以便完全阻止吸收并充分封闭缺损。

牙根穿孔对牙髓病治疗牙齿的长期预后有负面影响，因为牙根穿孔会导致邻近支持性牙周组织的破坏和骨吸收。穿孔可能是牙根吸收的结果，也可能是牙髓病治疗后或根管预备后的医源性错误的结果。

穿孔修补具有挑战性，如果不成功可能导致预后不良。以前，穿孔修补的成功率很低，临床医生经常选择拔除而不是尝试修补。由于牙根系统的解剖结构，通过根管空间进入穿孔部位的机会有限，即使使用像MTA这样的生物相容性骨水门汀，单独的非手术穿孔修补的结果也是预后不佳（图17.1）。此外，由桩道针预备或桩道攻入系统引起的许多穿孔会导致条状或椭圆形穿孔，如果不进行手术干预，可能无法完全封闭（图17.2）。现如今，CBCT、手术显微镜、超声工作尖、显微外科器械以及生物相容性材料（如MTA和生物陶瓷）的使用使穿孔修补成为一种预后尚可的治疗选择，其长期预后良好。

人们普遍认为，穿孔和修补之间的时间间隔越长，预后越差。确实如此，在用显微外科治疗修补陈旧穿孔位置时，可以观察到穿孔处慢性炎症组织和上皮组织的长入。通过显微手术，这种组织可以有效地去除且预后良好，从而增强牙齿的修复、附着和改善长期留存能力。

17.1 非手术穿孔修补面临的挑战

1. 无法辨别穿孔缺损的准确大小和形状。
2. 难以通过根管系统进入穿孔部位。
3. 难以控制溢出到牙周膜和骨中的修复材料的量，这可能会增加慢性炎症及修补失败的机会。
4. 无法去除牙周组织和支撑骨中超出的修复材料。
5. 穿孔部位过多的出血会干扰修复材料的凝固。

Microsurgery in Endodontics, First Edition. Syngcuk Kim and Samuel Kratchman.

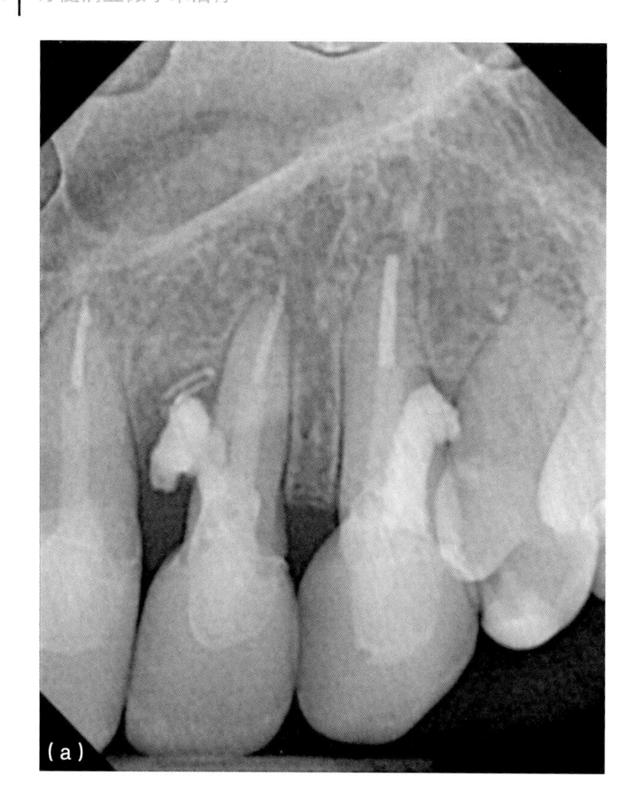

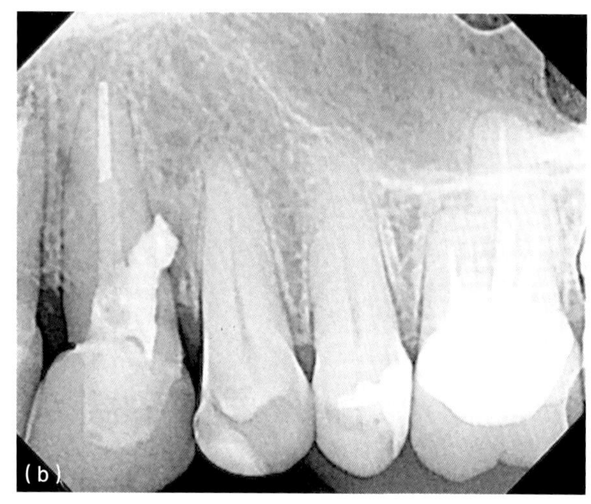

图17.1 （a，b）X线片显示两个单独的MTA修补穿孔病例，由于无法控制材料溢出而导致穿孔修补周围的骨缺失。

17.2 促进穿孔修补长期预后的因素

1. **完全封闭穿孔部位**。这允许牙周组织和骨组织重建、修复并可能附着到穿孔修复材料上。穿孔部位的完全封闭可防止细菌及其副产品或任何其他刺激物从根管系统中渗漏，从而导致炎症或疾病发生。
2. **恢复穿孔根面的原始解剖结构**。这将有利于相邻的牙周细胞和骨细胞重新机化并尽可能接近其原始组织位置。
3. **穿孔修复材料的生物相容性**。许多修复材料（如银汞合金和复合材料）会引起炎症反应，这可能导致纤维结缔组织的形成并最终导致治疗失败。穿孔修复材料的要求是：
   （1）生物相容性。
   （2）易于使用。
   （3）不可吸收。
   （4）抗边缘渗漏。
   （5）合理的凝固时间。
   （6）X线阻射。

MTA、SuperEBA、Geristore和生物陶瓷等材料均已显示出修补穿孔的长期成功率。许多研究证实MTA骨水门汀促进穿孔修补部位的愈合。Geristore（树脂改性玻璃离子）在某些条件下使用时也显示出良好的结果。这些材料中的任何一种都不具备理想的穿孔修复材料的所有要求。这些材料的特性已在第十一章中详细讨论。修补穿孔时，MTA的固化时间长是一个缺点，如果用于大的牙根穿孔、接近牙颈部水平的穿孔、与龈沟相连的穿孔时，MTA容易被冲洗掉。尽管MTA对空腔部位的初始附着力非常好，但唾液和血液很容易将MTA水门汀冲掉并导致失败。生物陶瓷牙根修复材料现在已经有快速固化配方，虽然材料在9～14分钟凝固，但如果放置在牙龈上方，尤其是在牙颈部根穿孔修复的病例中，它没有抵抗刮治和根面平整术的强度。在这种情况下，不溶于口腔液体的Geristore对牙本质具有很强的黏附能力，聚合收缩率低，抗压强度高，将是首选材料。Geristore是一种稳定的材料，具有快速凝固时间，且对相邻牙周组织有良好的反应。然而，Geristore可能难以操作，并且使用环境必须保持完全干燥。值得一提的是，虽然牙周

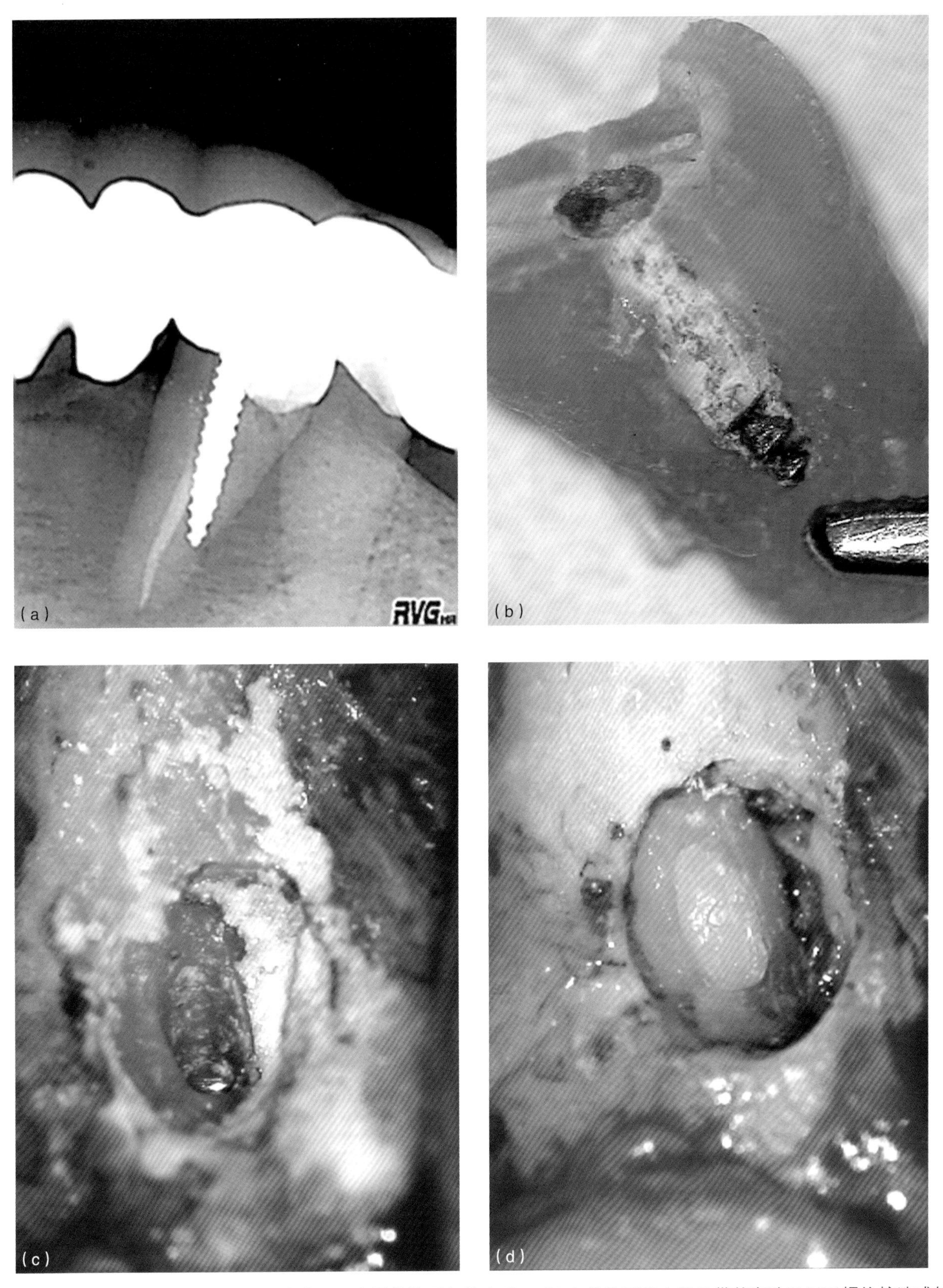

图17.2　牙根穿孔示例。（a）X线片显示由螺纹桩引起的穿孔；（b）拔除牙齿上所见带状穿孔显示了螺纹桩造成的损坏程度；（c）由桩道针产生的椭圆形穿孔；（d）用Geristore手术修复的椭圆形穿孔。

组织对Geristore的反应优于许多其他材料，但它与成骨细胞的相互作用却不如生物陶瓷。

4. **穿孔修补时间**。穿孔修补应尽可能接近穿孔时间。当穿孔部位靠近牙颈部水平并且与龈沟相通时，更要尽快修复。如果治疗延迟，周围组织完全修复的机会会显著降低（图17.3）。
5. **穿孔位置**。当穿孔部位完全被健康骨组织包绕时，穿孔修补的成功率显著增加。成功治疗此类病变后的愈合类似于侧支根管或根尖孔来源的侧向病变引起的感染根管的愈合。
6. **咬合**。牙根穿孔牙齿在穿孔修补后应具有正常至最小的咬合。过度咬合/创伤性咬合可能会导致治疗失败。
7. **降低牙齿活动度**。将穿孔修补牙齿的活动度保持在最低水平对于促进组织正常愈合来说很重要，如果治疗的牙齿具有Ⅱ级或Ⅲ级松动度，应考虑将夹板固定作为穿孔修补治疗的一部分。
8. **操作人员的技术能力**。关注手术穿孔修复的细节对于长期成功的结果至关重要。

17.3 穿孔的手术修补技术

手术穿孔修补的主要目的是消除穿孔部位的炎症和感染，并为骨再生建立一个健康的环境。大多数由预备时钻孔形成的机械穿孔都与牙根表面成颊向、近中或远中向的角度。由于上颌和下颌牙齿的角度，舌向或腭向的穿孔很少发生。一旦通过X线或CBCT确定牙根穿孔，术者必须确定应通过手术方法或非手术根管内治疗方法，还是两者组合来进行穿孔修补。如果穿孔部位被完整的骨骼很好地包绕，非手术再治疗可能是首选，使用MTA或生物陶瓷采用根管内方法进行穿孔修补。随访评估对于确定是否需要显微外科修补很重要。值得注意的是，术者应避免对穿孔缺损周围的牙体组织表面进行根面平整，以保留可能形成重新附着的剩余牙周纤维。

如果选择手术治疗修补穿孔，穿孔修补中使用的手术技术取决于穿孔的位置。

1. **根中至根尖1/3处的牙根穿孔，周围有完整的骨，有足够的手术入路**。如果操作者可以完全进入穿孔部位，这是预后最好、最简单的穿孔修补。穿孔缺损的封闭应类似于根尖端充填。手术暴露穿孔部位后，应使用适当的超声工作尖在牙根内进行至少2mm的倒预备。如果金属桩从穿孔部位伸出或靠近牙根表面，应尽可能使用新的0.25mm或0.5mm直径的钨钢球钻将金属桩切割到根内至少2mm。可以通过穿孔开口在牙根内进行切割，以便更好地保留修复材料（图17.4）。

   一旦修复材料被填入穿孔腔内，它应该在牙根外部表面形成一定的轮廓。如果穿孔部位很大并且用容易被洗掉的材料进行修复时，材料表面可以覆盖一层硫酸钙。当担心MTA会被冲刷掉时，应考虑使用生物陶瓷牙根修复材料（Brasseler：Savannah, GA）。
2. **穿孔导致根分叉病变，难以直达穿孔部位**。这种情况下，最好的方法是在根管内原有的或预备后的空间里填入水门汀修复材料。如果桩已经被粘接，则需要移除该桩修复。一旦通向穿孔部位的通道被彻底预备并消毒处理后，生物相容性修复材料（如生物陶瓷或MTA）可用于封闭该空间。材料可以直接加力推入穿孔部位，术后X线片应确认穿孔被无间隙的连续封闭。完成根管和冠方通路封闭后，将龈瓣翻起至穿孔部位以下水平，以允许直线通路去除任何多余的材料。一旦去除了多余的材料，使用显微修整器械恢复牙根表面的原始解剖结构外形非常重要。这种手术干预可以在时第二次就诊时，如非手术修复穿孔后约24小进行，以便材料完全凝固。去除多余充填材料后的空腔可选用硫酸钙或胶原蛋白作为移植材料（图17.5）。

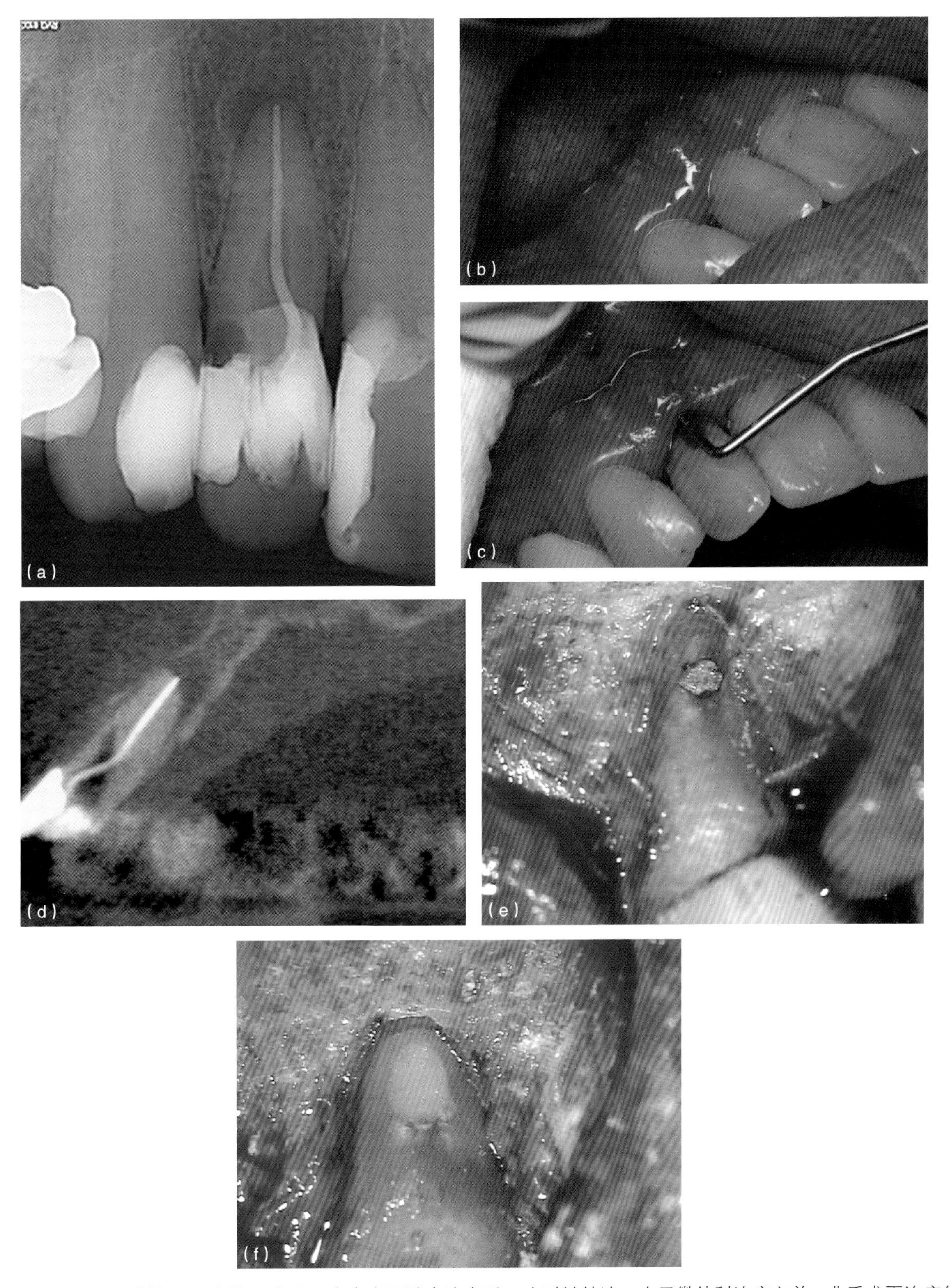

图17.3　上颌侧切牙唇侧龈下穿孔。患者在牙髓病治疗后24小时被转诊。在显微外科治疗之前，非手术再治疗包括去除牙胶、消毒、根管内封药、用牙胶封闭根尖以及将MTA置入穿孔部位的根管内。然后，手术暴露穿孔部位并使用Geristore进行修复。手术穿孔修复后的快速愈合清晰地表明在这种情况下立即进行手术干预的重要性。（a）术前X线片；（b）术前照片显示颊侧肿胀；（c）牙根穿孔的术前探查；（d）CBCT显示颊侧穿孔的范围；（e）手术暴露穿孔部位；（f）穿孔处用Geristore修复。

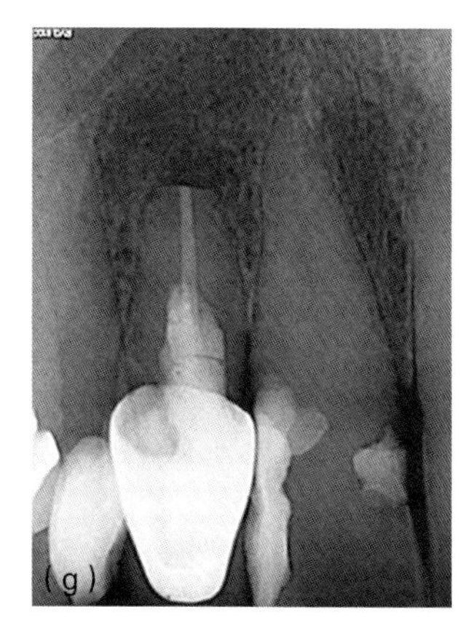

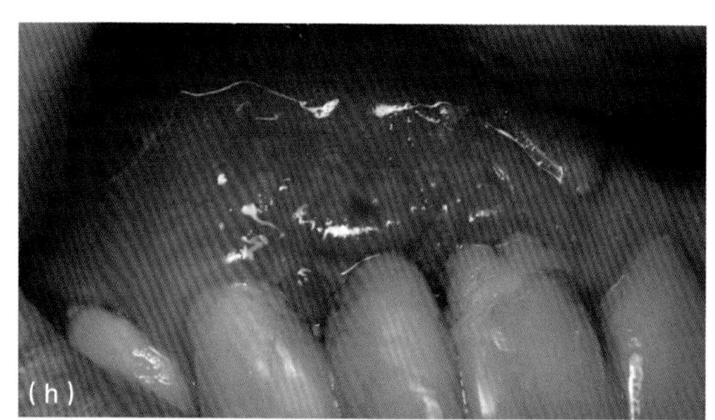

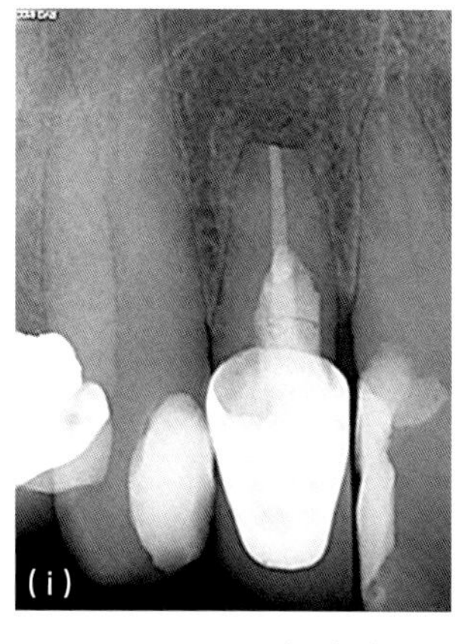

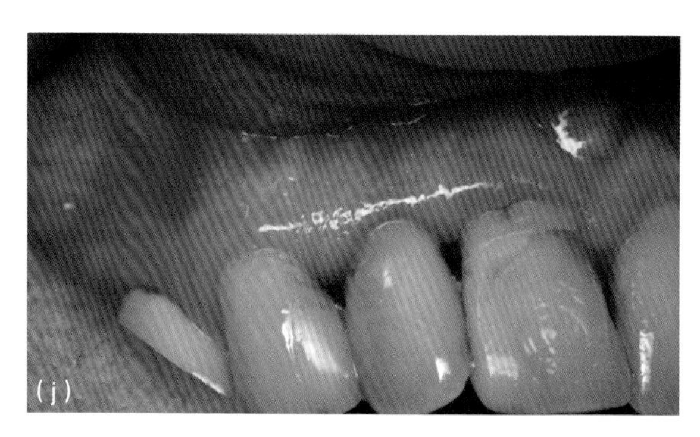

图17.3（续） （g）术后X线片；（h）最初的软组织愈合，手术后48小时；（i）13个月随访X线片；（j）术后13个月软组织愈合。

3. **邻间区域穿孔，难以直达穿孔部位**。对于此类穿孔，重要的是术者应尽量保留健康的骨组织并避免损坏邻牙。如果在手术治疗时无法直达穿孔部位，则需要去除修复体，以便为修复材料到达穿孔缺损提供根管内路径。多余的修复材料可以通过手术去除（图17.6）。
4. **与口腔直接连通的牙颈部穿孔**。这种类型的穿孔是牙髓/牙周的挑战，该穿孔的修复可能是所有类型中预后最差的，主要是由于牙周组织再生和附着的可能性存在问题。这种穿孔修补的成功结果很大程度上取决于治疗时间，穿孔后越早进行治疗，结果就越成功。牙髓病科医生应告知转诊牙科医生立即转诊此类病例以进行及时的治疗来减少此类情况导至的潜在并发症发生。

17.4 牙根外吸收的手术治疗

牙根外吸收是牙根外表面破骨细胞活动的结果，而牙根内吸收与牙髓的长期慢性炎症导致的牙本质壁上巨噬细胞的破坏活动有关。如果牙内吸收没有在早期通过牙髓病治疗进行处理，它可能会通过穿孔到牙根表面并与牙周组织相通而发展为牙根外吸收。常规牙髓病治疗后不建议对牙根内吸收进行手术治疗，除非它已导致牙根外部穿孔并且非手术根管充填不足以支持根周组织的愈合。

在任何手术干预之前确定牙根外吸收的病因很重要：首先确定是否需要手术治疗，然后防止在手术修复受损牙根表面后潜在的牙根吸收复发。评估和鉴别诊断应包括仔细询问可能的外伤史或正畸治疗史，进行牙髓活力测试、

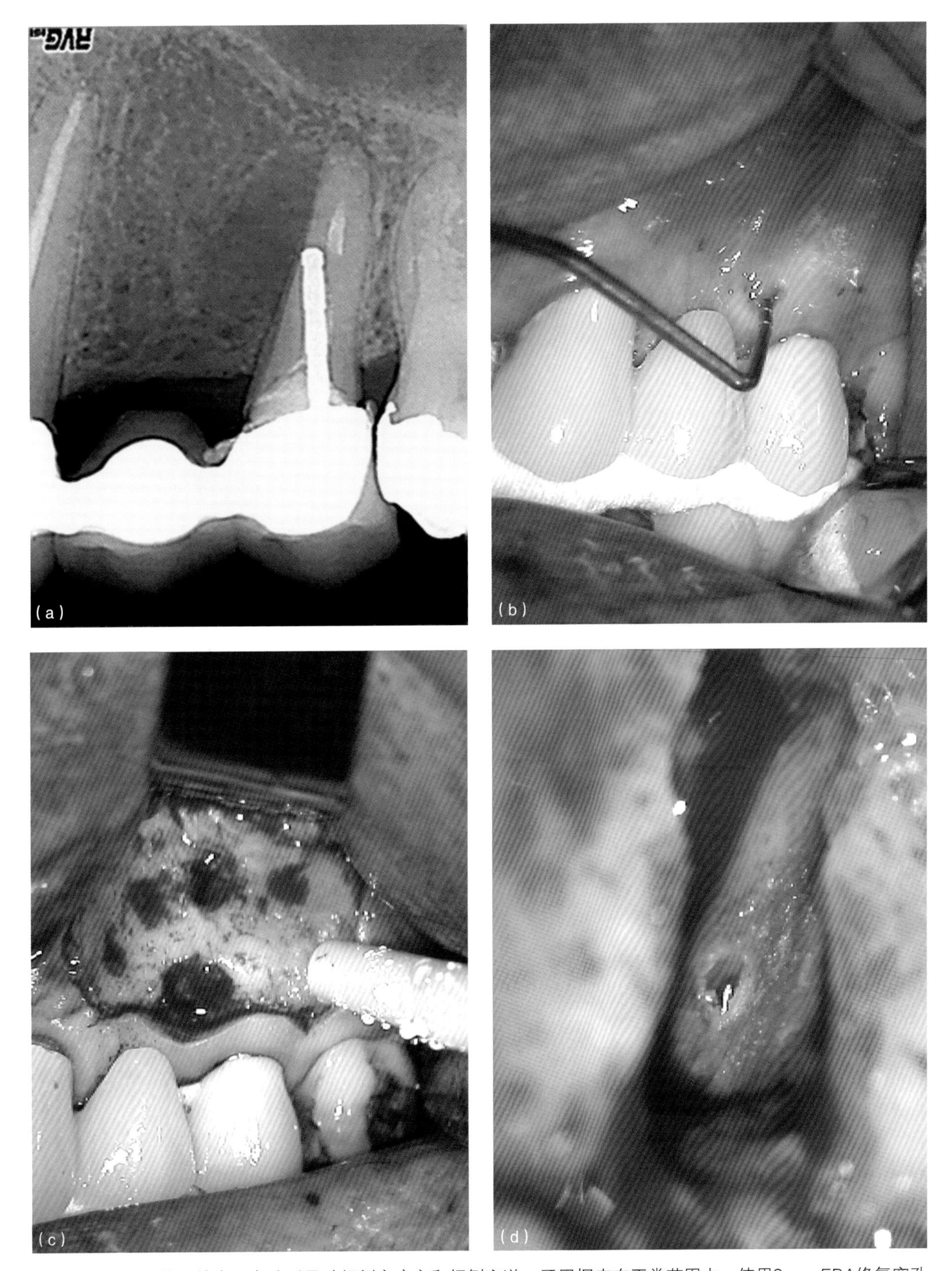

图17.4　左上颌第二前磨牙穿孔后导致根侧方病变和颊侧窦道。牙周探查在正常范围内。使用SuperEBA修复穿孔。（a）术前X线片显示牙根近中穿孔，造成大的根周病灶；（b）术前探查窦道；（c）向近中延伸的龈缘下切口，有利于正确地进入穿孔部位；（d）图示牙根穿孔和金属桩。

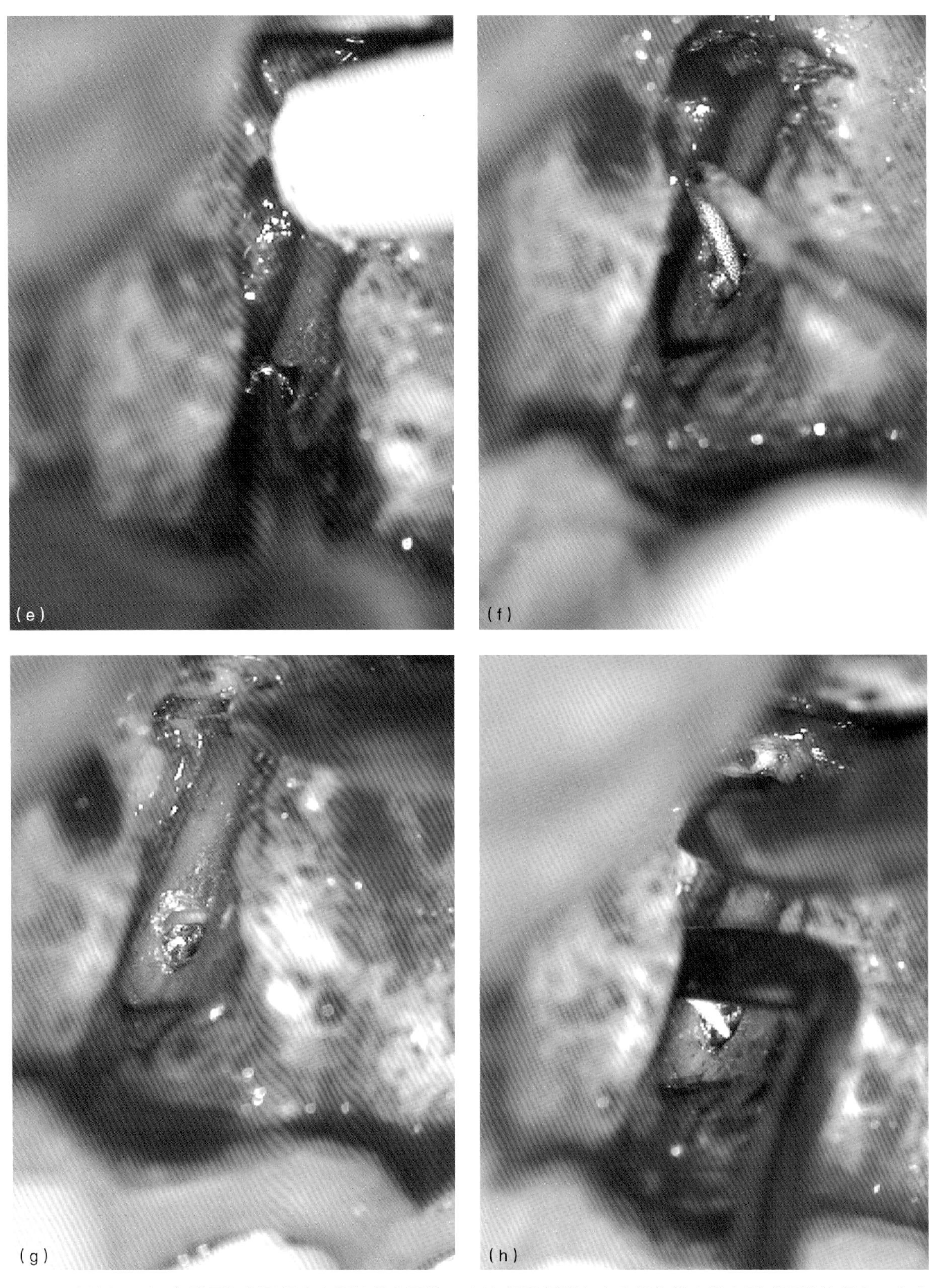

图17.4（续） （e）用于切割牙根内金属桩的小圆钻；（f）用于倒预备穿孔部位并在根内形成凹槽的超声工作尖；（g）预备好的穿孔部位；（h）使用塑料器械将SuperEBA放入准备好的穿孔部位。

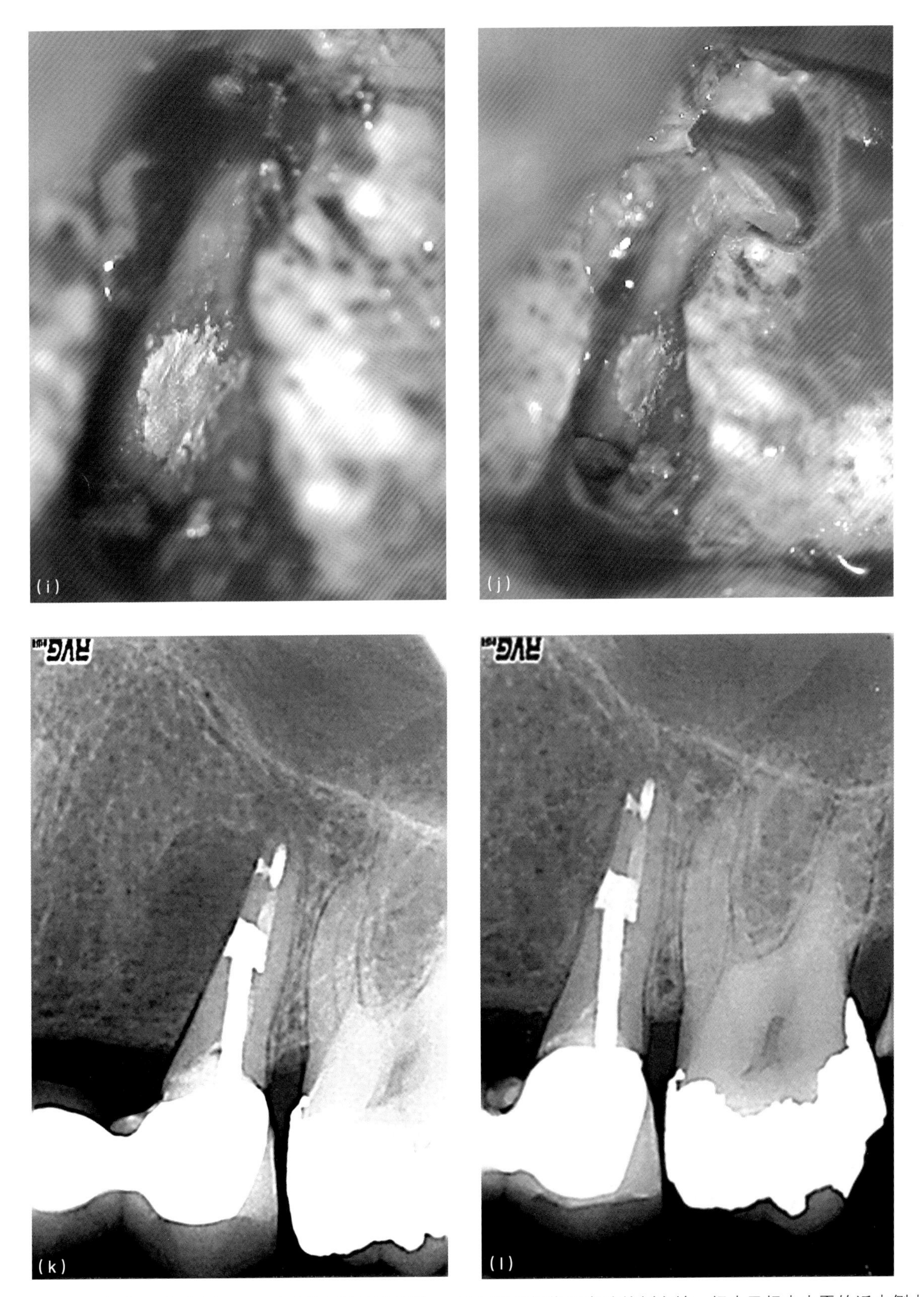

图17.4（续）　（i）用SuperEBA修复的穿孔部位；（j）手术部位和穿孔的倒充填、根尖及根尖水平的近中侧支根管（注意，牙根没有从近中侧支根管下方截断，以保持更长的根长，有利于更好地保留三单元固定桥）；（k）术后X线片；（l）6个月随访X线片显示骨完全再生。

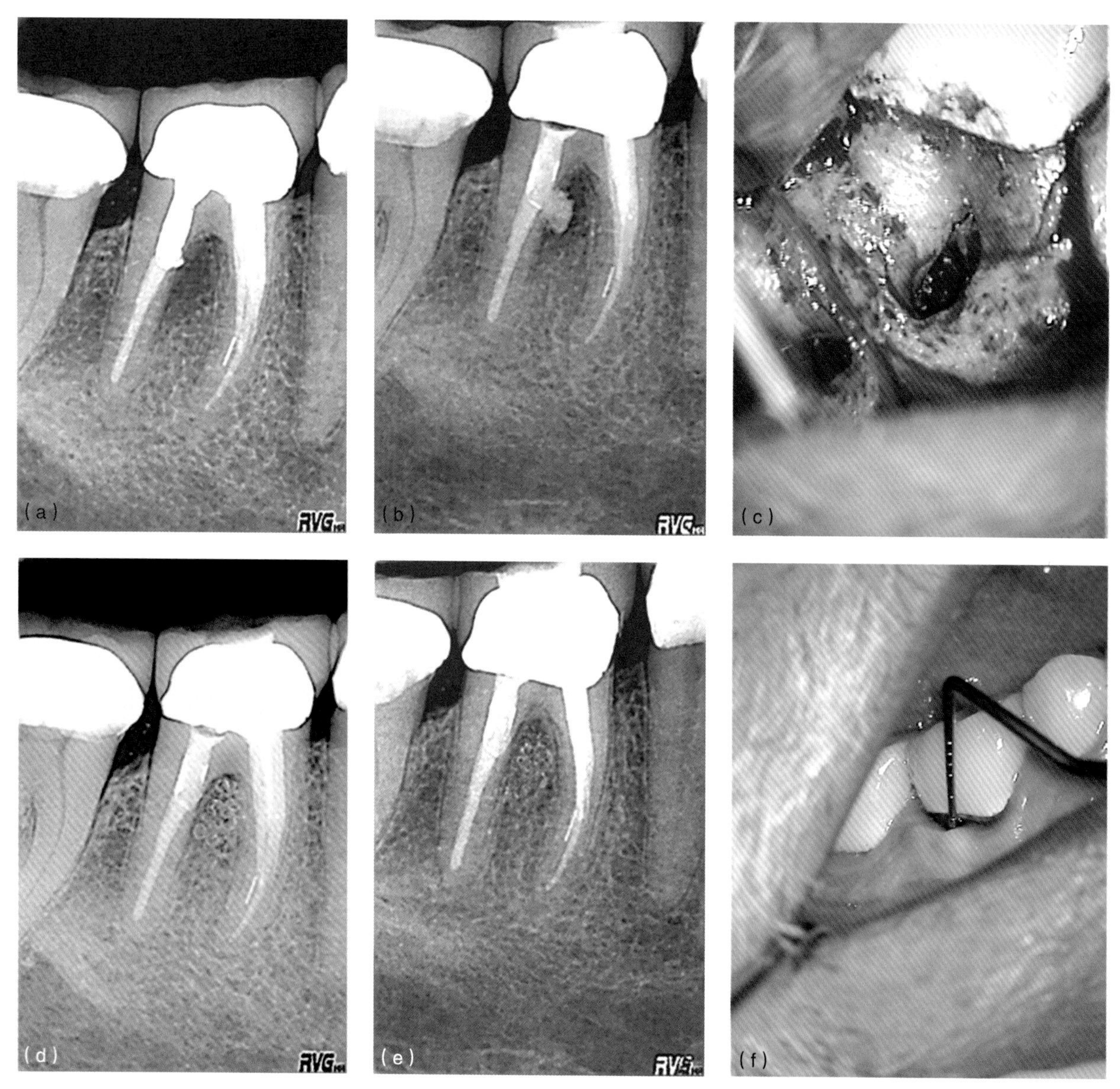

图17.5　右下颌第一磨牙远中根部穿孔，根分叉缺损，深牙周袋。取出桩后，通过远中根管用MTA修复穿孔，然后通过手术方法从根分叉处去除多余的MTA。（a）X线片显示远中牙根穿孔进入根分叉；（b）取出柱后，MTA被推出穿孔部位并进入骨缺损处；（c）手术去除多余MTA；（d）术后X线片显示放置在根分叉处的填充物；（e）术后 14 个月X线片显示根分叉骨完全愈合；（f）手术穿孔修复后 14 个月软组织愈合，牙周探查正常。

牙周探查、CBCT检查和咬合评估。如果发现牙根外吸收与慢性炎症或感染的牙髓组织有关，应在任何手术治疗之前进行牙髓病治疗，以减少可能引起破骨细胞活动激发的因素。这种破骨细胞活化在可能导致牙髓坏死以及牙骨质和牙周膜损伤的外伤中很常见。氢氧化钙作为一种根管内抗菌药物，可提高牙本质的pH并抑制牙周膜中的破骨细胞产酸。牙齿在压应力和张应力下会发生弯曲，张力和压力最终可能对牙本质组织和牙周组织造成损害。持续和频繁过度的咬合力会导致牙根表面局部应力集中区域的牙骨质吸收，这反过来可能是巨噬细胞分化为破骨细胞的触发因素，而破骨细胞负责牙根外吸收。在这种情况下，有必要对牙齿的咬合和下颌偏移进行彻底评估。

如果牙根外吸收与牙髓组织不直接相关或

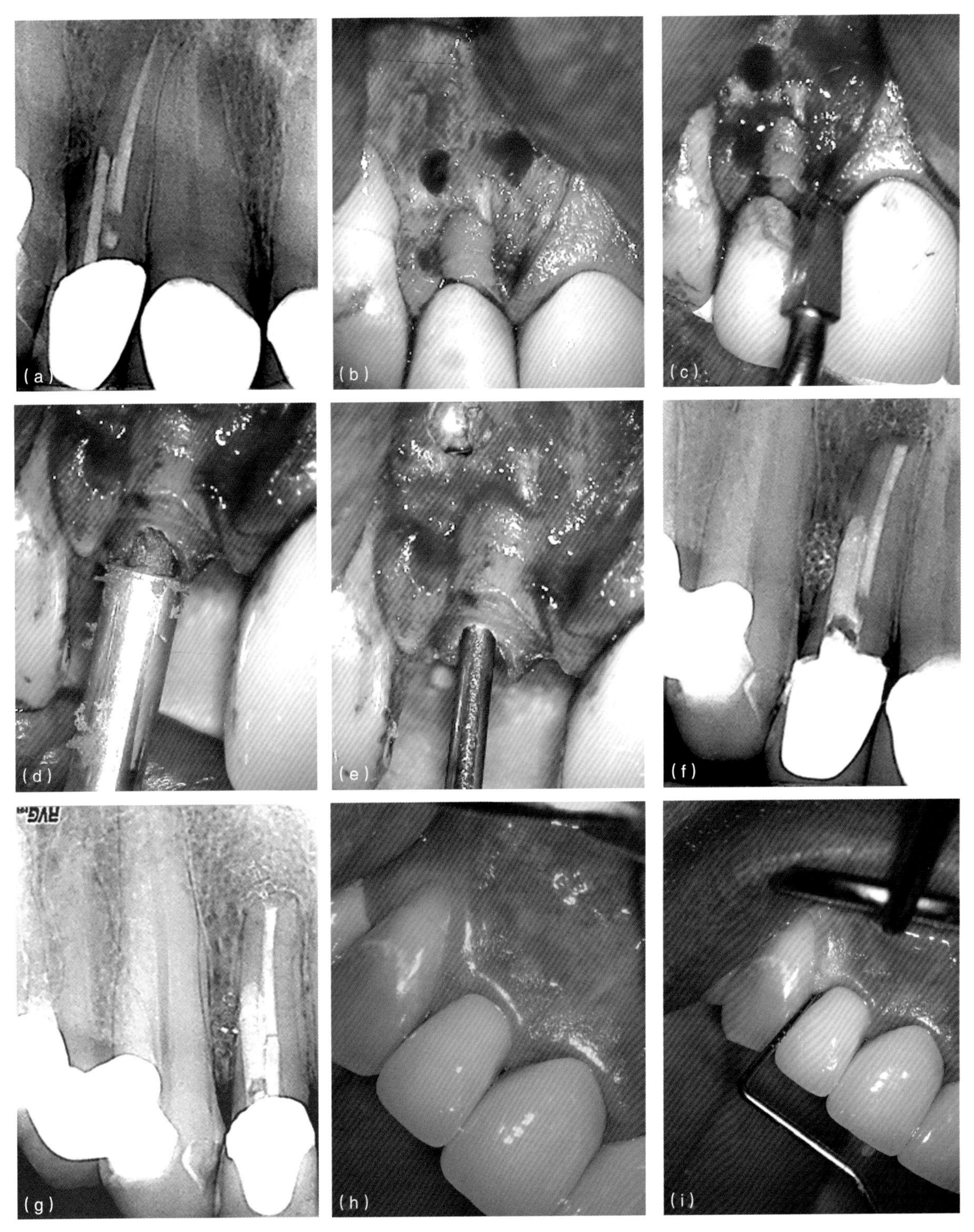

图17.6　右上颌侧切牙远中穿孔。穿孔用MTA从内部修复，然后用手术方法进行根尖切除术和骨增量手术。（a）术前X线片显示根中的穿孔和根尖的病变；（b）保守地翻瓣，以确保没有牙根纵折并评估进入牙根中部骨缺损的通路，同时也证实冠方侧向支持骨组织的存在；（c）使用气动去冠器去除牙冠和桩，以便进入穿孔部位，并尽量减少由于直达穿孔部位的可及性有限而对相邻牙齿造成潜在损害；（d）使用银汞合金输送器将MTA放入桩道预备中；（e）使用根管内充填器将MTA加压到桩道中的穿孔部位；（f）术后X线片显示根尖切除和倒充填以及远中和根尖缺损处的骨增量；（g）5年随访显示修复的穿孔部位附近和根尖骨完全再生；（h）5年随访显示进行了新的桩冠修复；（i）牙周探诊正常并显示明显的软组织愈合。

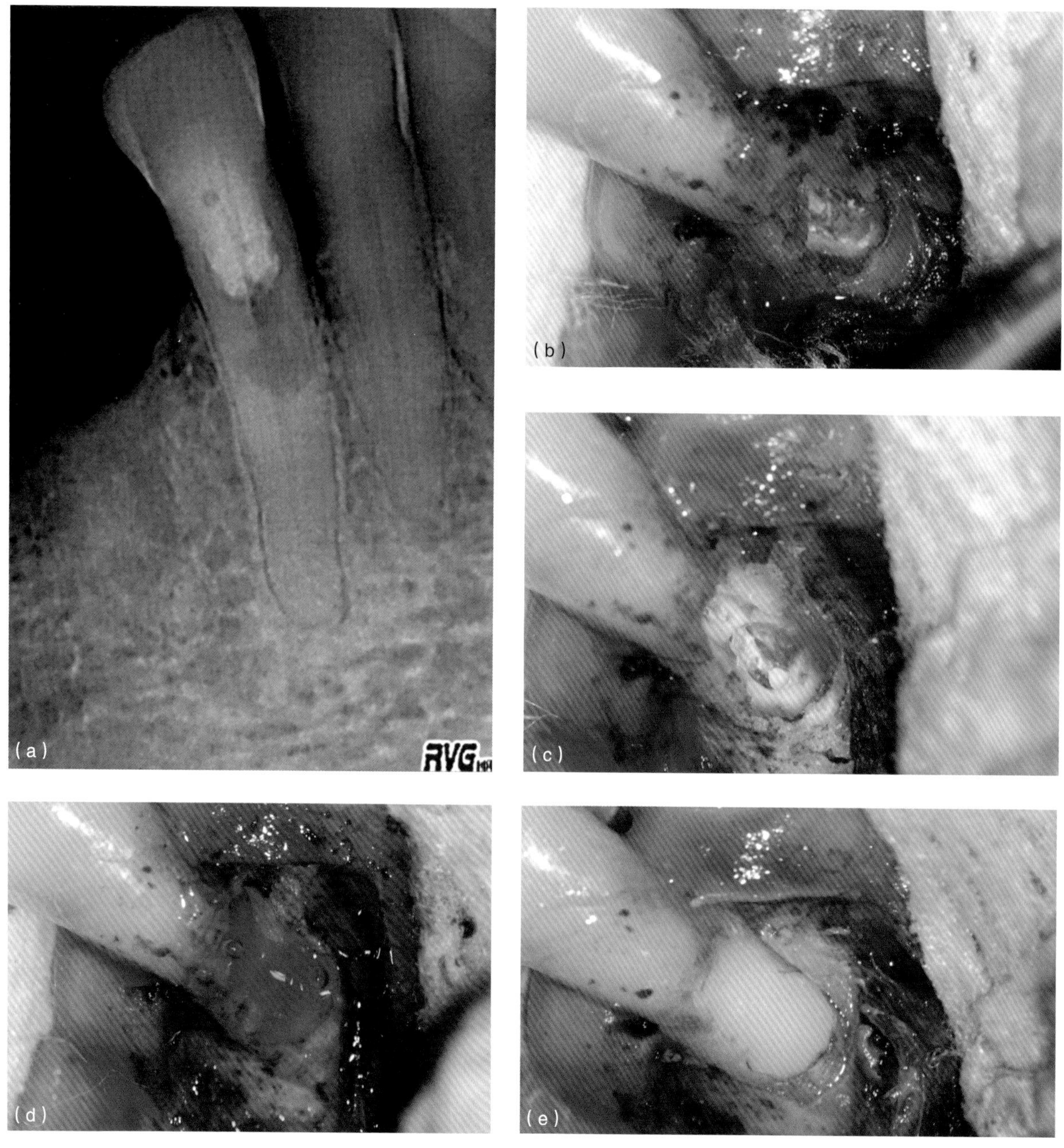

图17.7 下颌右侧尖牙的唇侧龈下牙根外吸收，用Geristore修复。（a）术前X线片显示牙根吸收程度几乎达到根中水平；（b）手术暴露缺损区；（c）使用挖器和小圆钻从吸收部位去除炎症组织；也可以使用超声工作尖在牙根内制作凹槽；（d）涂布酸蚀剂；（e）放置Geristore并用精修车针抛光。

只是与牙髓组织相邻近，则在手术进行牙根外吸收修复之前可能并不总是需要进行根管治疗。牙根外吸收引起的穿孔其手术修补方法应与那些机械性牙根穿孔处理方法相似，但术者必须确定吸收的病因，以便在手术期间或手术前解决问题。

应进行充分的检查和测试以评估病变的原因和范围。除了根尖片，CBCT检查是治疗吸收性缺损的必要手段。牙髓活力测试将确定在手术前是否需要进行非手术根管治疗。牙周探查、麻醉后的骨探查和咬合评估也将有助于确定治疗方案。

一旦牙龈组织被翻起并建立好进入吸收

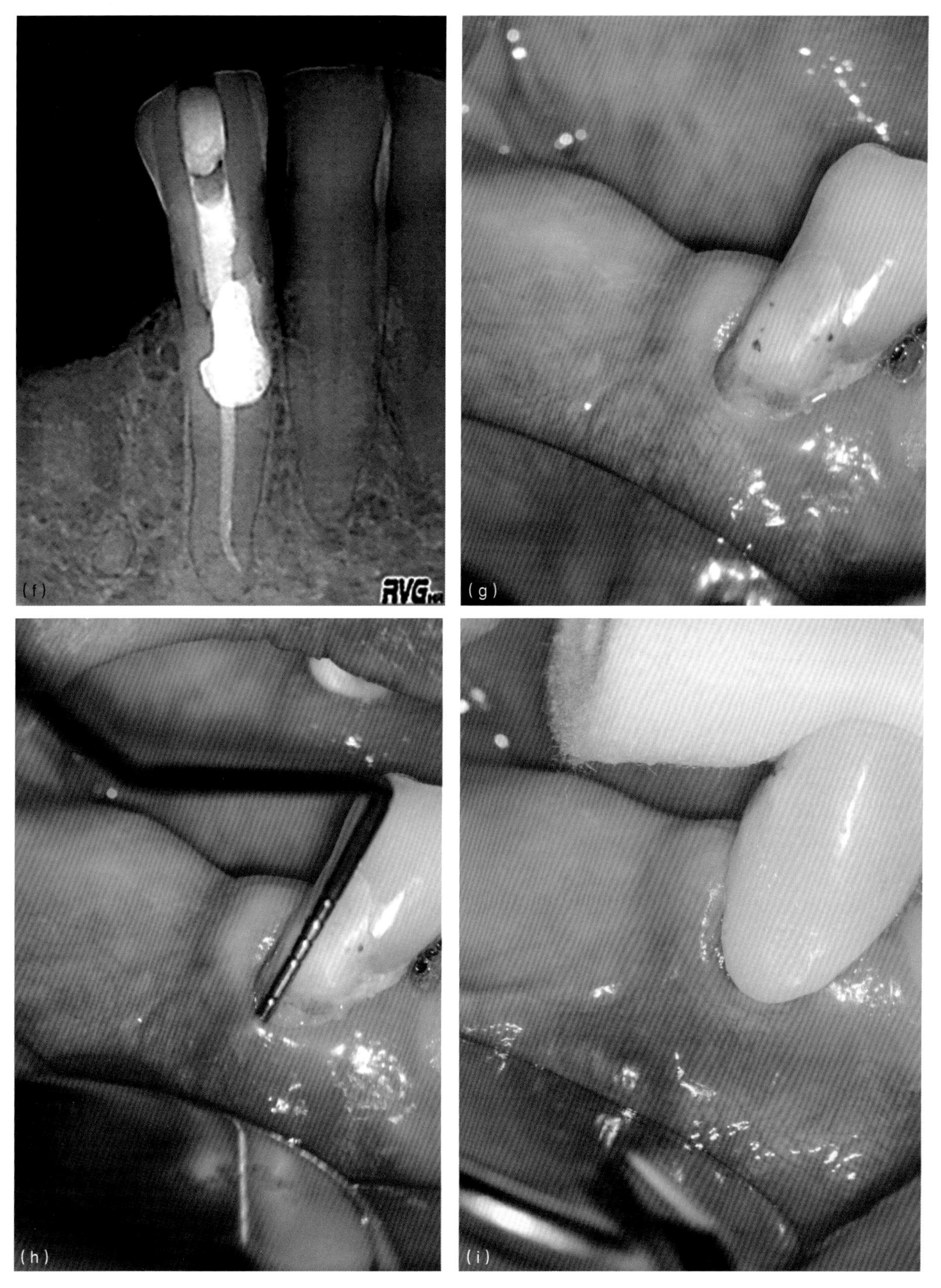

图17.7（续）　（f）术后X线片；（g）3个月随访显示软组织愈合；（h）牙周探诊正常；（i）6个月随访，该牙已行冠修复。

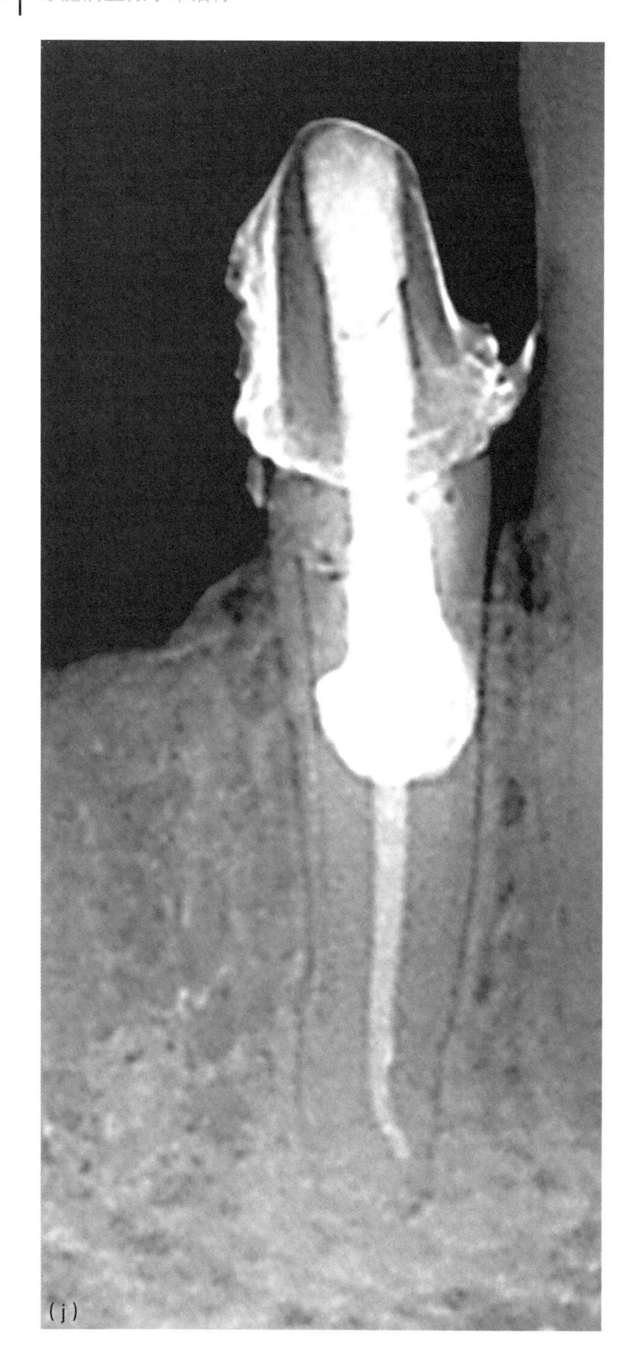

图17.7（续） （j）6个月随访X线片显示牙齿备牙时相邻骨组织健康。

区域的路径，通常会观察到炎症组织生长到吸收缺损处。应使用刮匙和适当尺寸的高速球钻去除该炎性组织。一旦发现硬骨组织在吸收缺损内生长，例如骨粘连（即置换吸收），重要的是在周围骨组织和健全的牙根外表面之间建立清晰的边界：使用高速球钻将缺损内的骨组织去除并与周围的骨组织分离。如有必要，在修补预备好的缺损部位之前，可以使用超声工作尖在牙根表面内部进行切削形成凹槽辅助固位。与外科穿孔修补一样，牙根吸收修补的首选材料是MTA、Geristore或生物陶瓷。与龈沟相通的牙根外吸收缺损最好使用Geristore修复，而被骨组织包围的吸收缺损最好使用生物陶瓷修复。必要的术后随访可以确定是否发生牙周并发症，以及是否需要进行牙周手术（图17.7）。

第十八章

意向性再植

David Li, Samuel Kratchman

主要概念

- 意向性再植是一种可行的替代拔牙的方法。
- 适用于根尖手术方法不可行的情况。
- 病例选择和所需器械至关重要。
- 使用适当的拔除/保存技术可以最大限度地减少牙根外吸收。
- 成功率为88%。

18.1 所需器械

- 手术显微镜。
- Karl Schumacher #10 AS和#222 AS拔牙钳。
- Hank's平衡盐溶液。
- 弯盘。
- 生物陶瓷快速固化腻子。

18.2 成功率

意向性再植被定义为：有目的地拔除牙齿，在体外完成根尖部充填后立即植回原位。意向性再植的成功率为34%～95%。参数范围很广，很难达成共识，与现代方法相比，研究受到过去和不合标准的技术的影响。最近，对1966—2014年文章的系统回顾表明成功率为88%。

18.3 适应证

1. **难以建立通路**。随着下颌骨向后移动，由于外斜嵴的存在，下颌骨的骨厚度逐渐增加，且下颌第二磨牙的根部比下颌第一磨牙更向舌侧倾斜。这导致手术进入下颌第二磨牙的根尖区非常困难，需要去除的骨量显著增加（图18.1和图18.2）。

   对第二磨牙腭根进行根尖手术时，一个问题是直线通路很难获得。当腭根的顶点更向颊侧弯曲时，颊侧入路还是可能大，可惜的是，颧弓的存在明显的阻碍了术区的可视性。此外，上颌窦穿孔通常也是一个问题。腭侧入路在技术上具有挑战性。对于牙根融合的上颌牙齿，再植是一个很好的选择，因为上颌骨薄而柔韧，拔牙相对容易（图18.3）。
2. **解剖学限制**。牙齿靠近解剖标志，例如颏孔或下颌管时，根尖手术存在可能造成术后感觉异常的风险（图18.4）。
3. **根尖手术无法触及的穿孔位置**。传统的手术方法需要去除不必要的骨组织和牙根结构才能到达穿孔部位（图18.5和图18.6）。
4. **双膦酸盐的使用**。有记录表明，长期口服和静脉注射双膦酸盐的患者在进行口腔手术时，有可能会导致颌骨坏死。由于再植也涉及拔牙，因此在制订治疗计划时应考虑这一点，双膦酸盐的使用有可能会阻止再植方案成为这些

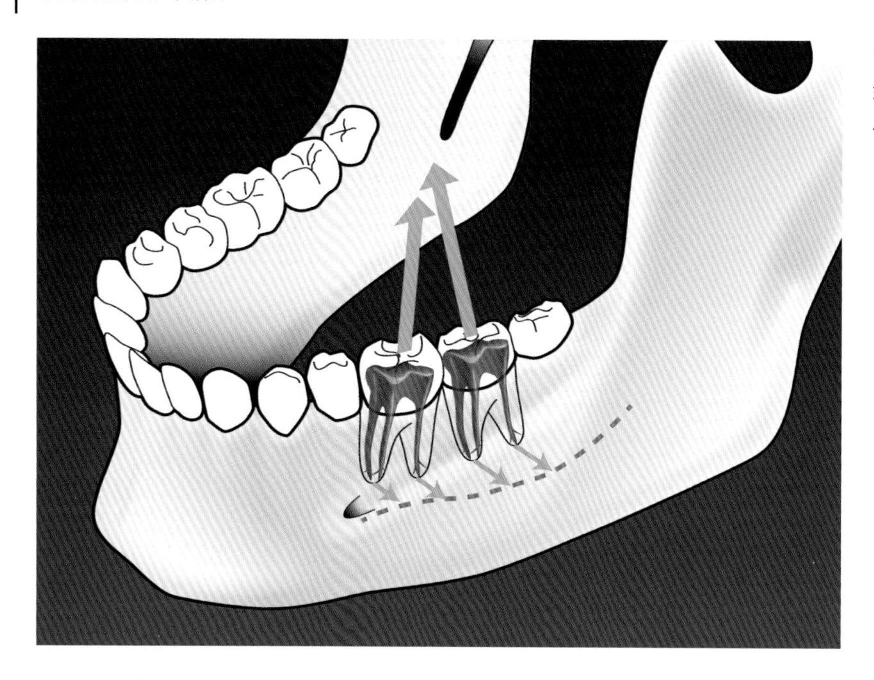

图18.1 下颌骨向第二磨牙倾斜，第二磨牙比第一磨牙更向舌侧倾斜。

患者的选择。

18.4 牙再植的优点和缺点

与传统根尖手术相比，再植有明显的优势。再植不需要翻瓣，可以减少软组织创伤并改善愈合体验。再植的牙齿充当天然“绷带”并消除任何开放性伤口。由于不需要去骨，再植不会导致进一步的骨丧失，这再次促进了术后愈合。在传统的根尖切除术中，术者的视野受到去骨术和邻近结构的限制，例如颧弓和颊部组织。而在再植术中，握住拔除的牙齿即可以全面检查整个牙根表面和切除的牙根横截面；牙齿在口腔外面时，显微外科器械和超声预备器械的操作也更容易（图18.7）。

牙根吸收是牙再植的并发症之一。牙周膜不仅包含纤维，还包含生长因子和分化因子，这些因子在修复再植后受损的牙周膜中起着至关重要的作用。几乎或完全没有吸收的牙周膜重建决定了最终的手术结果。

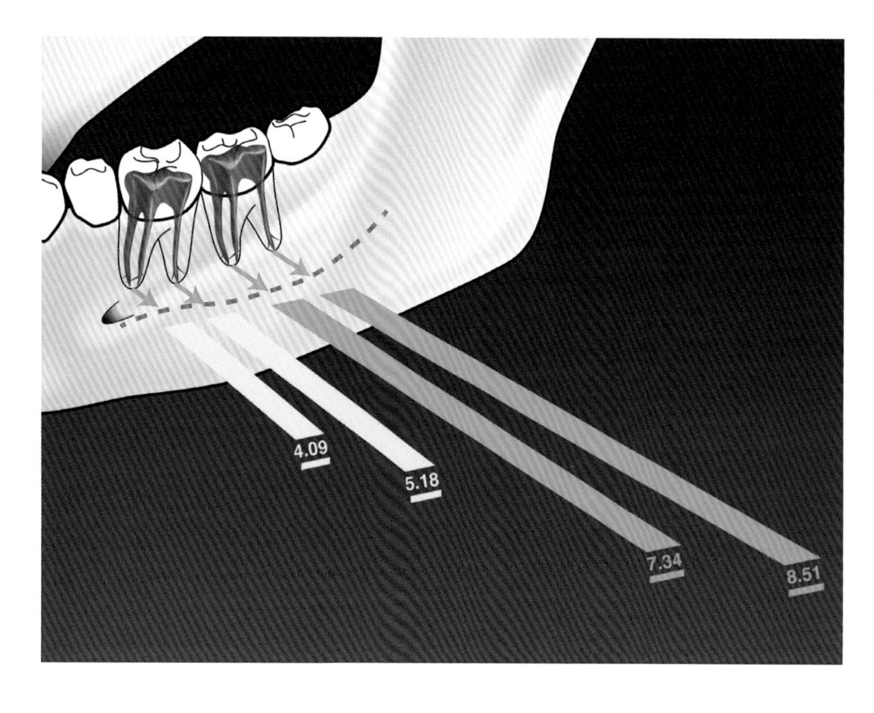

图18.2 钻穿到达下磨牙根尖所需的平均骨量，单位为毫米。

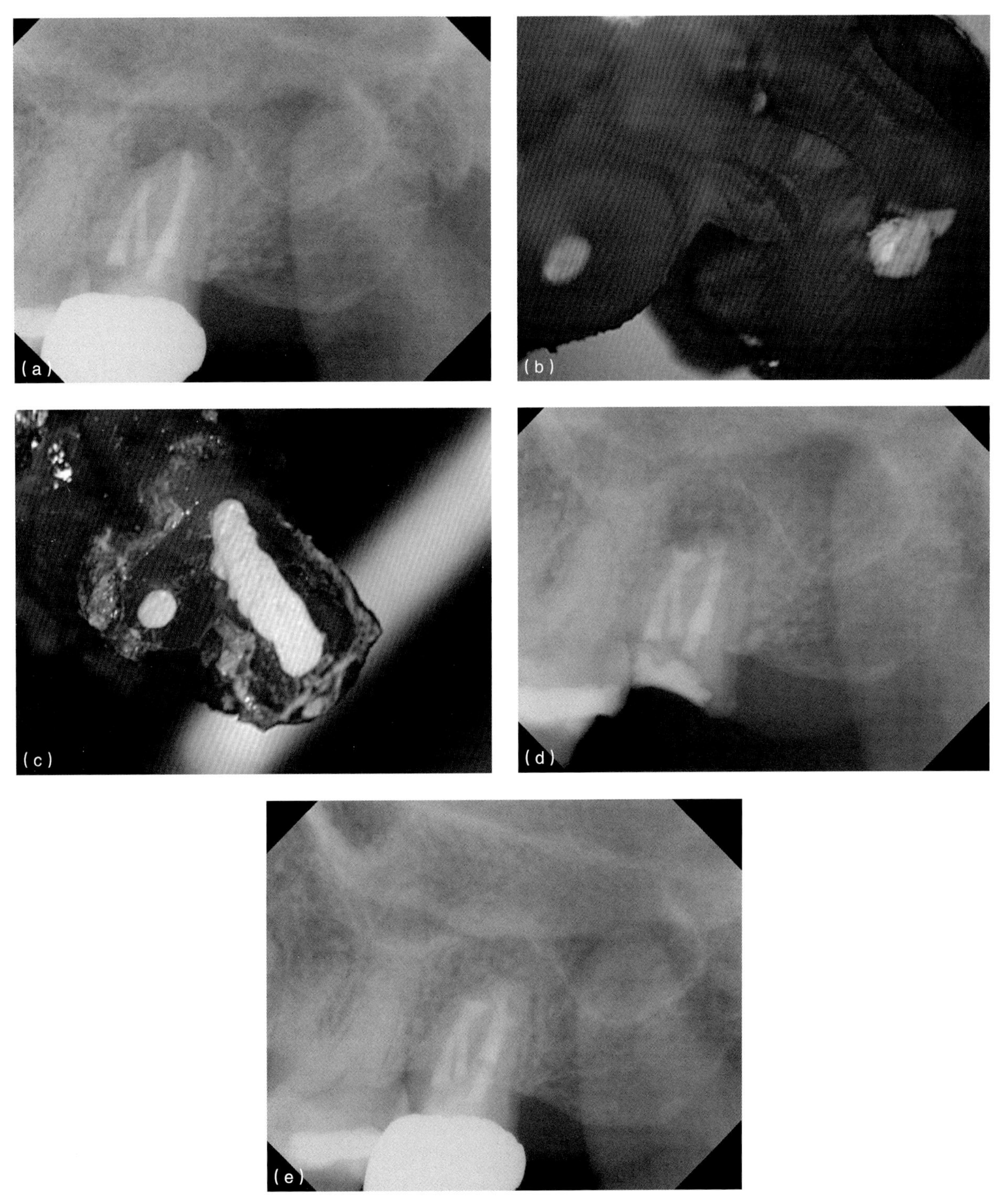

图18.3 左上颌第二磨牙牙髓病治疗失败。（a）术前X线片；（b）连接MB和腭根的长峡区；（c）根尖倒预备，包括长峡区预备，用快速凝固的生物陶瓷腻子充填；（d）术后X线片（注意，牙冠在手术过程中脱落，但在初步愈合后重新粘接）；（e）6个月随访X线片显示骨愈合。

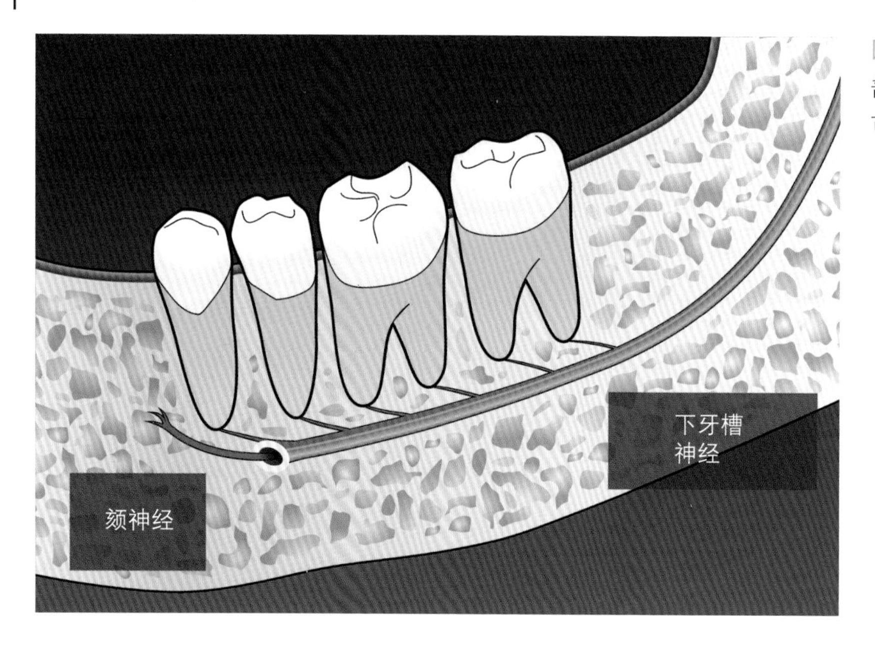

图18.4 解剖学限制：牙齿靠近解剖标志，例如颏孔或下颌管，手术可能造成术后感觉异常的风险。

在整个操作过程中应注意避免广泛损坏牙周膜。拔牙和搔刮牙槽窝过程中都要考虑这个因素，避免搔刮牙槽窝的四壁。在牙槽窝或牙根表面存在牙周膜细胞足以重建牙周膜并防止吸收。值得注意的是，暂时性吸收总是伴随着再植而来，暂时性吸收发生在再植后不久，在2～4周达到峰值，但在2个月后逐渐减少。

18.5 拔牙阶段

在传统拔牙过程中，术者可以选择对牙齿进行切割，而要进行牙再植，则必须完整拔除牙齿。这是治疗计划中的一个重要考虑因素。此外，让钳子远离牙骨质并主要放在牙冠上也很重要。应该使用温和的颊舌侧脱位和轻微的旋转力来拔牙，用力过大则会在牙周膜中产生急性炎症反应从而增加牙齿的活动度。使用牙钳可以很好地夹住牙冠（图18.8）。

再植牙发生外吸收而导致治疗失败的病例中，吸收过程主要发生在牙齿的颈部。造成吸收的一个因素是牙钳的喙滑到根表面，损坏了重要的牙周膜细胞（图18.9）。

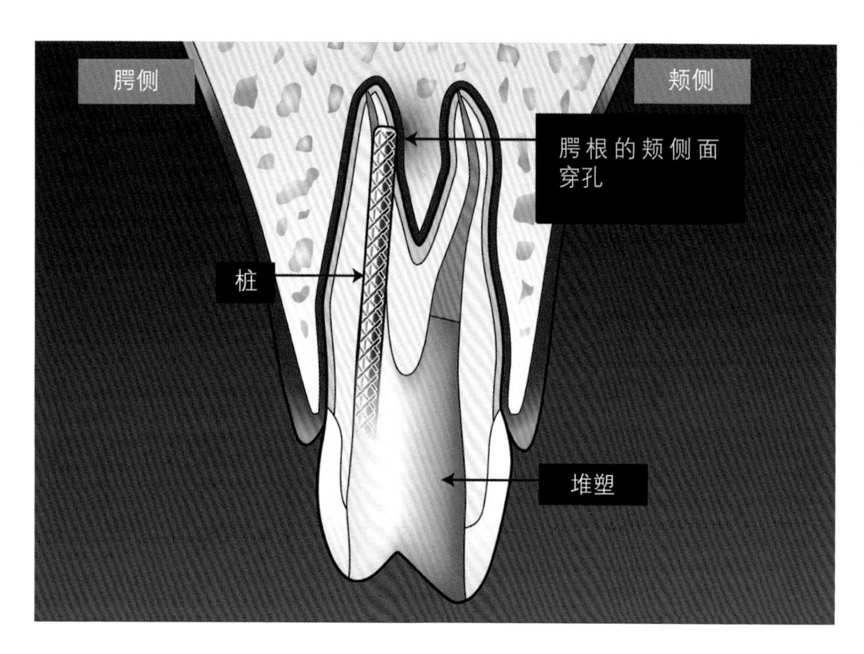

图18.5 手术无法到达的穿孔部位。传统的手术方法需要去除不必要的骨组织和牙根结构才能到达穿孔部位。

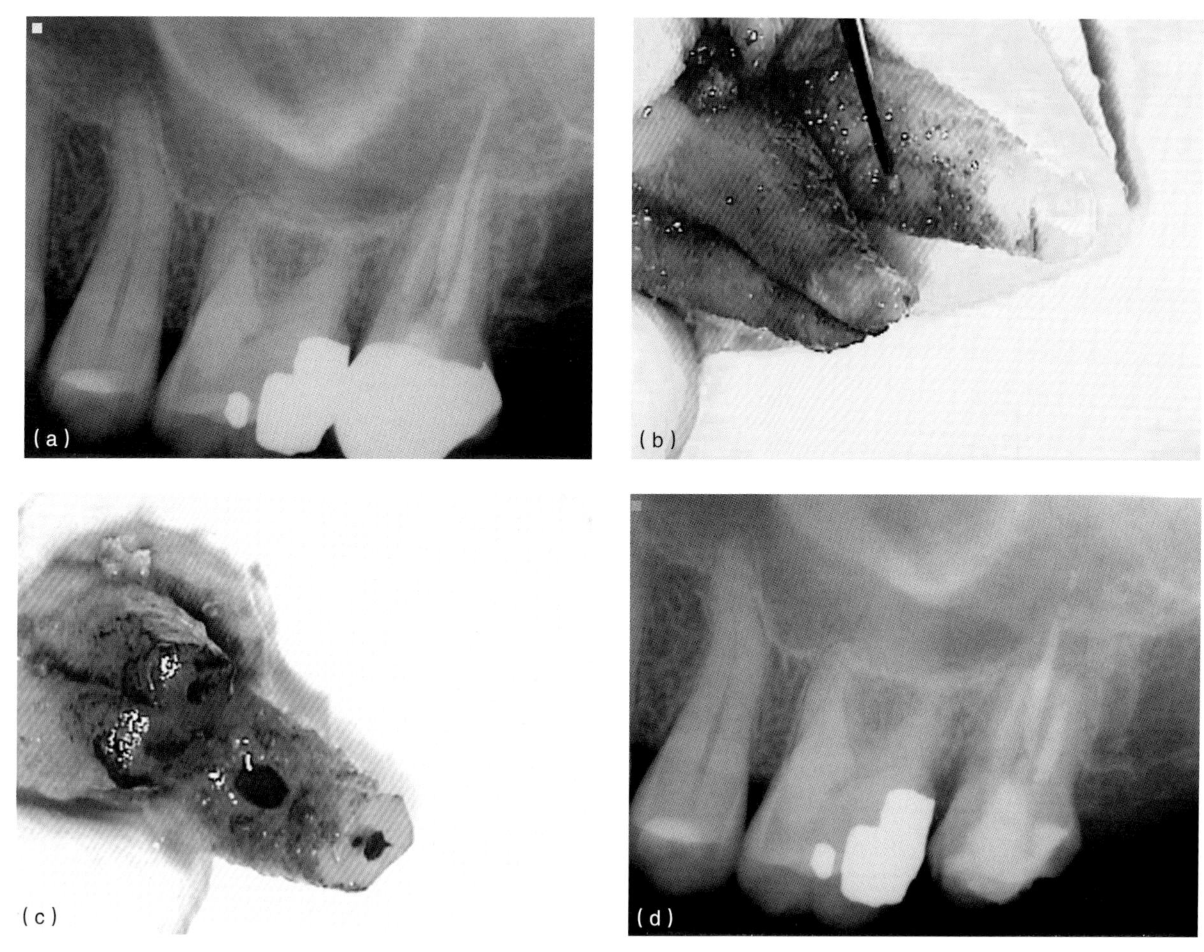

图18.6　左上颌第二磨牙，之前接受过牙髓病治疗，但一直有症状，无法诊断出病因。（a）术前X线片；（b）在腭根中份的根分叉侧发现穿孔；（c）根尖和穿孔预备后用灰色MTA充填；（d）术后X线片。

18.6　口外阶段

拔除的牙齿在体外的操作时间应减少到最短。牙齿在牙槽外停留的时间越长，牙周膜细胞死亡的可能性就越大，术后发生吸收的概率就越大。当然，拔除的牙齿可以高效地进行显微外科手术，所以通常没有时间过长的问题。

18.7　储存溶液

Hank's平衡液溶液（HBSS）（Lonza, Inc; Walkersville, Maryland，美国）已被证明是口外阶段储存牙齿的最佳溶液。Pedialyte（Abbott Pharmaceuticals, Abbott Park, Illinois，美国）也是可接受的HBSS替代品。手术前应准备好弯盘和HBSS。拔牙后应立即将其浸泡在HBSS中。在口外阶段操作牙齿时，夹持牙齿的钳子只能夹住牙齿的冠部。应用12mL塑料注射器抽取HBSS频繁冲洗牙齿，以免发生干燥。如果没有对牙齿进行操作，则尽可能将牙齿浸入HBSS中（图18.10）。

18.8　再植

再植时应注意确保就位时方向正确。由于根尖已被切除，牙槽窝顶端留有空间，临床医生有可能压下牙齿使其低于原来的咬合位置。在愈合过程中，牙齿无咬合时牙周膜可以更好地重新附着，因为咬合力已减至最小。再植期间可能会听到“啪”或“砰”的声音，这表明牙齿现在处于正确的原始位置。

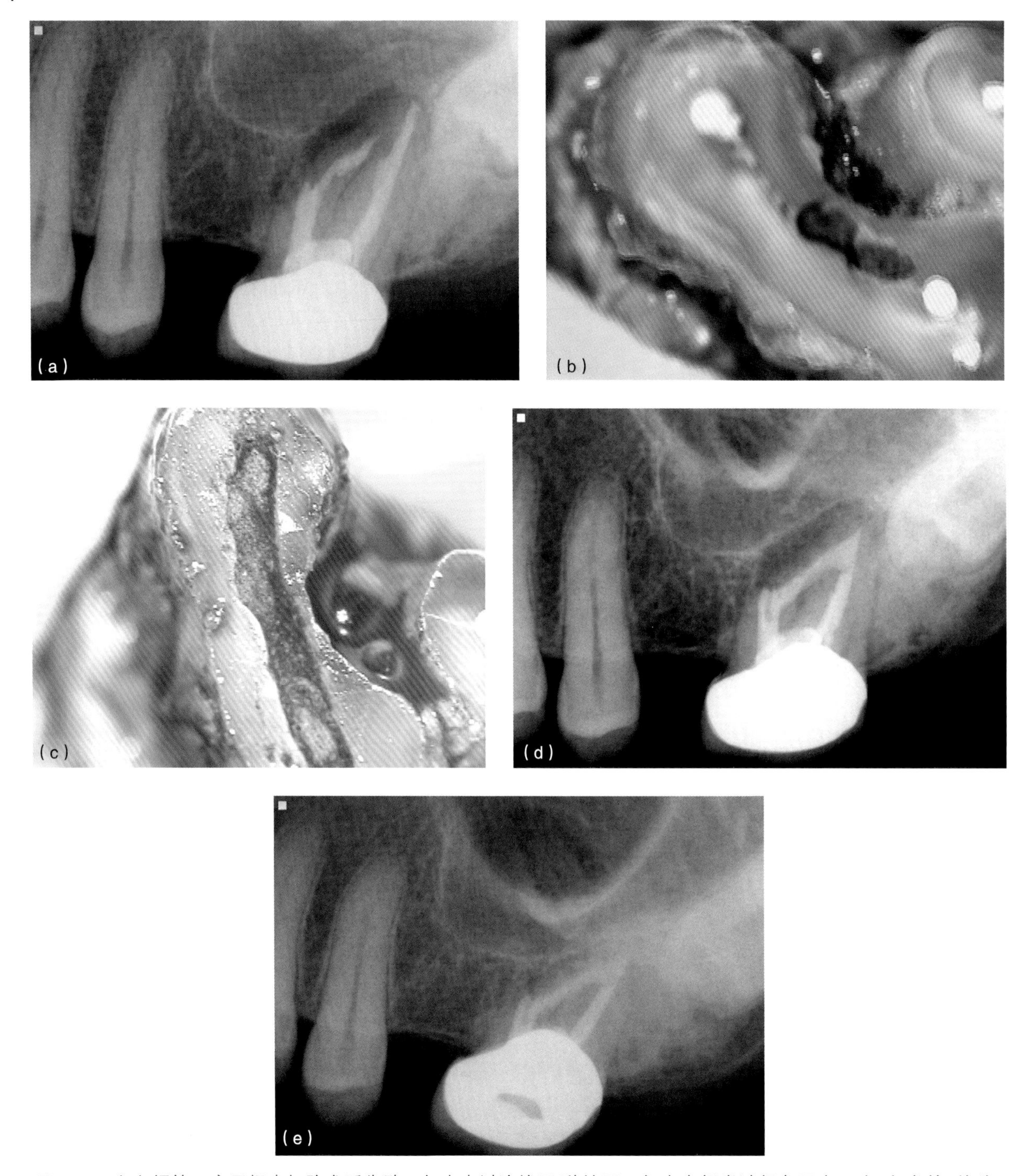

图18.7　左上颌第二磨牙根尖切除术后失败。与患者讨论拔牙/种植牙，但患者想尝试保存牙齿。（a）术前X线片；（b）在拔牙时，可见前期根尖切除术已发现峡区从MB向腭侧延伸，视野受限未看到峡区一直从MB延伸到整个腭侧根管；（c）预备整个峡区（使用生物陶瓷腻子填充预备的根端）；（d）术后X线片；（e）1年后随访恢复良好。

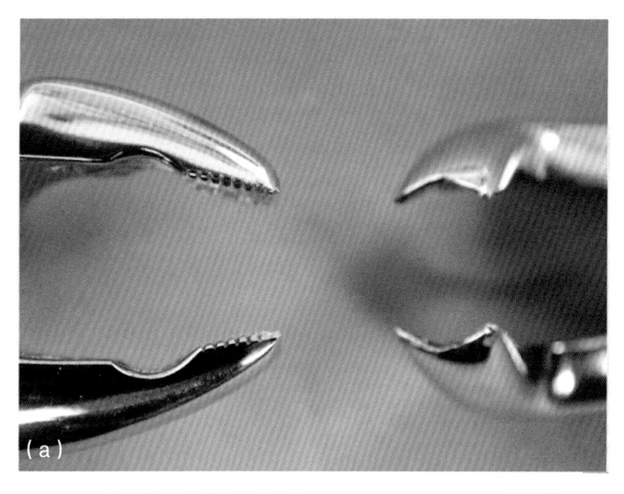

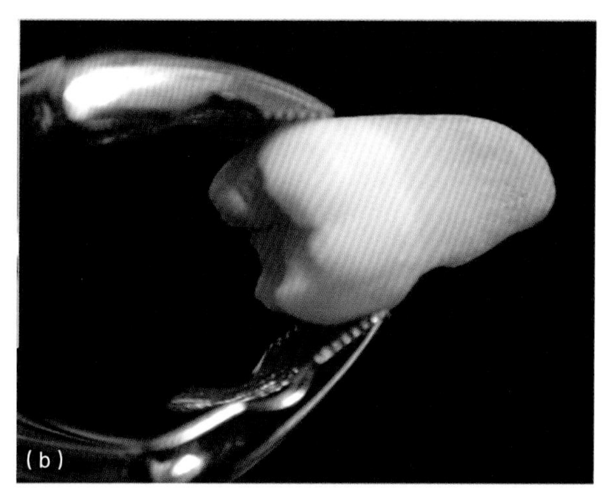

图18.8 再植用牙钳。（a）Karl Schumacher手术钳#10 AS用于上颌牙，#222 AS用于下颌牙（Karl Schumacher：Linden，新泽西州）；（b）钳子的夹持面很长，还有许多锯齿，可以提供更强的夹持力。

18.9 夹板固定

再植牙齿的活动度应保持在最低限度。当颊侧或舌侧/腭侧骨质丢失量不大时，夹板只是一种预防措施，这种情况可以使用缝线从颊舌方向在牙齿的咬合面上形成交叉，建议使用不可吸收的缝线。术后应建议患者自始至终不要去试探患牙，更不能用患牙咀嚼。在大多数情况下，缝合线最早可在术后7～10天拆除。牙周膜愈合和上皮重新附着在组织学上发生在再植

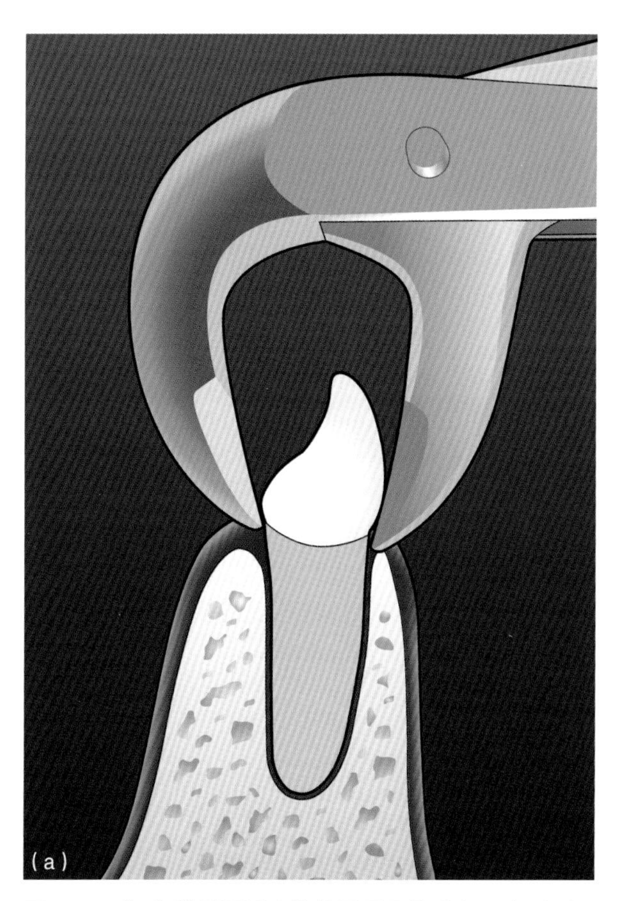

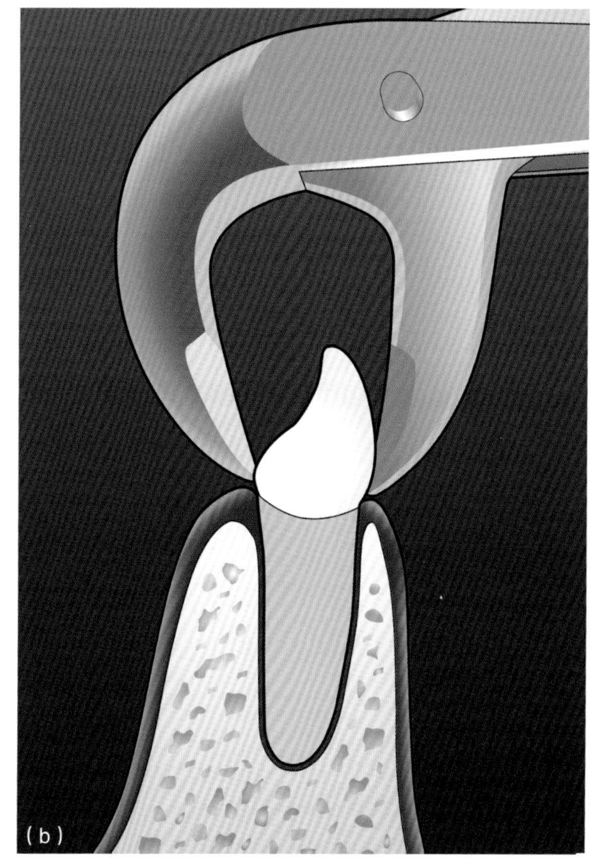

图18.9 （a）钳子不正确地放置于牙骨质上；（b）在CEJ上方正确放置钳子。

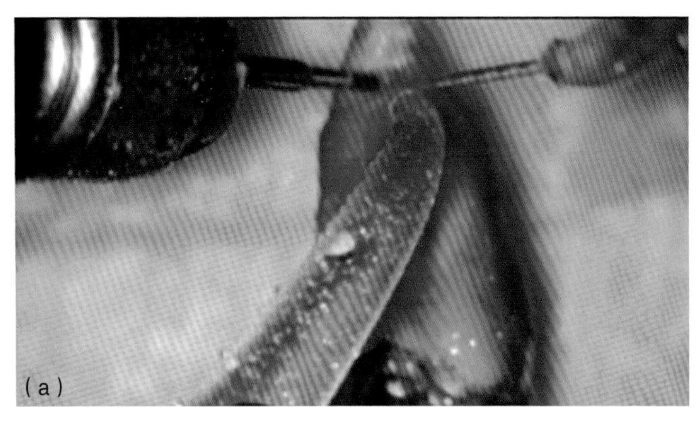

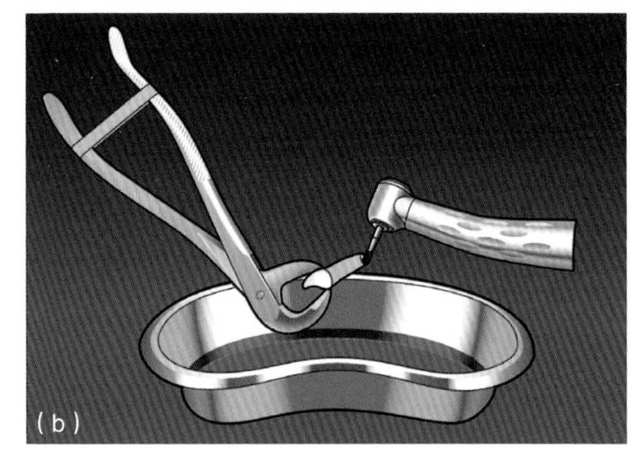

图18.10 （a）HBSS在12mL塑料注射器中，保持拔除的牙齿湿润状态；（b）在口外阶段，牙齿应置入装有HBSS的弯盘中，以使牙齿浸泡在HBSS中。

后2~4周（图18.11）。

在无法通过缝合夹板有效控制活动度的情况下，可以使用半刚性正畸弓丝。GlasSpan（GlasSpan，Exton，Pennsylvania，美国）是正畸弓丝的良好替代品。使用这些夹板技术时，应将夹板留在原位一段时间，直到可以确认再附着已经生成（图18.12）。

18.10 术后医嘱

再植的术后不适通常比传统根尖切除术要少，这是再植过程中创伤较少和没有开放性伤口的结果。应指导患者避免使用进行牙再植的一侧。常规止痛药如布洛芬600mg通常就足够。1~2天应避免在再植的牙齿及其邻牙上刷牙和使用牙线。建议使用氯己定冲洗控制该区域的细菌。术后随访应根据需要在2周、1个月、3~6个月、1年及更长时间进行。在初始阶段，如果观察到牙齿过度松动，应放置或改进夹板以促进牙齿的再附着。

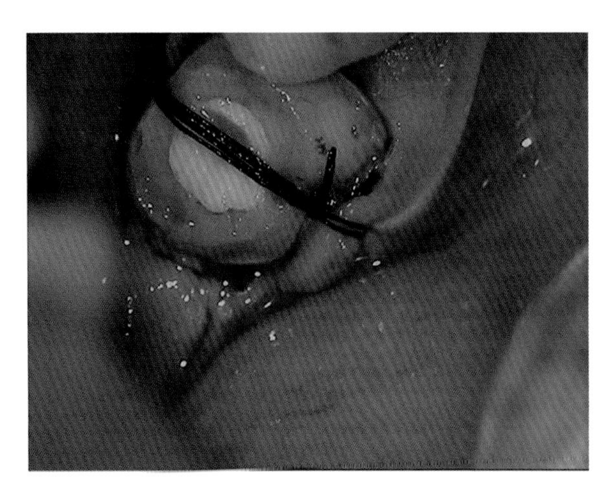

图18.11 在刚刚再植的牙齿上缝合夹板（由Patricio Sumaza医生提供）。

18.11 CBCT检查

CBCT的使用已成为牙髓病显微手术的标配。对于再植手术，是否总是需要进行CBCT是有争议的。其适应证之一是确定弯曲牙根的弯曲方向。例如，通过CBCT检查明确牙根尖严重向颊侧弯曲（在根尖片上看不到），医生可以将牙齿向颊侧脱位，因此利用颊侧弯曲作为优势使牙齿“滑出”而不使牙齿断裂；相反，如果向舌侧脱位，则容易导致向颊侧弯曲的根尖折断（图18.13）。

18.12 修复临床操作失误

意向性再植可以用来帮助修复临床上操作失误的牙齿，例如对愈合会产生不利影响又无法取出的分离器械，以及常规无法取出并导致病例失败的超填牙胶（图18.14~图18.16）。总之，再植预后良好，患者易于接受，是我们可以为患者提供的最好的“种植体”。每名口腔牙髓病科医生都应该掌握这门技术。

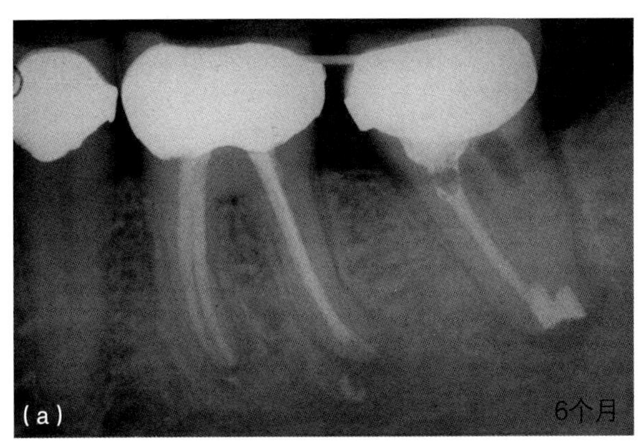

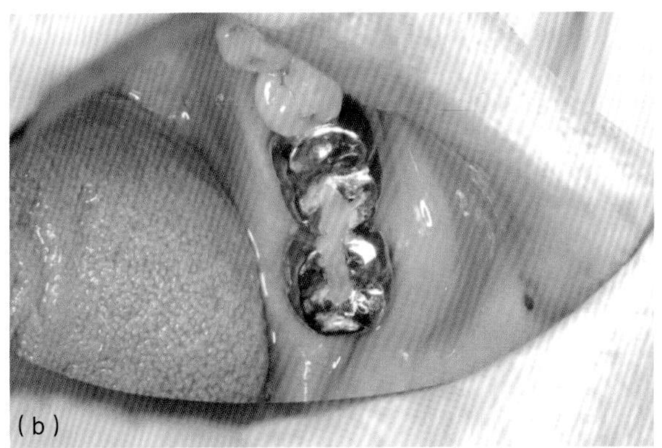

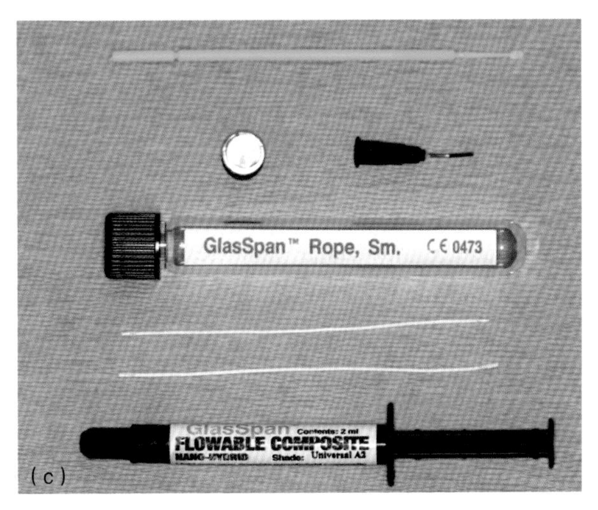

图18.12　(a)左下颌第二磨牙，在达到稳定之前使用正畸弓丝夹板固定6个月(A–夹板)；(b)GlasSpan套件，包括小毛刷、酸蚀/粘接剂、含有空心玻璃纤维条的玻璃管和可流动的复合材料；(c)GlasSpan玻璃纤维夹板就位，将刚刚再植的左下颌第二磨牙与第一磨牙咬合面的远中部分连接起来(由Ameir Eltom医生提供)。

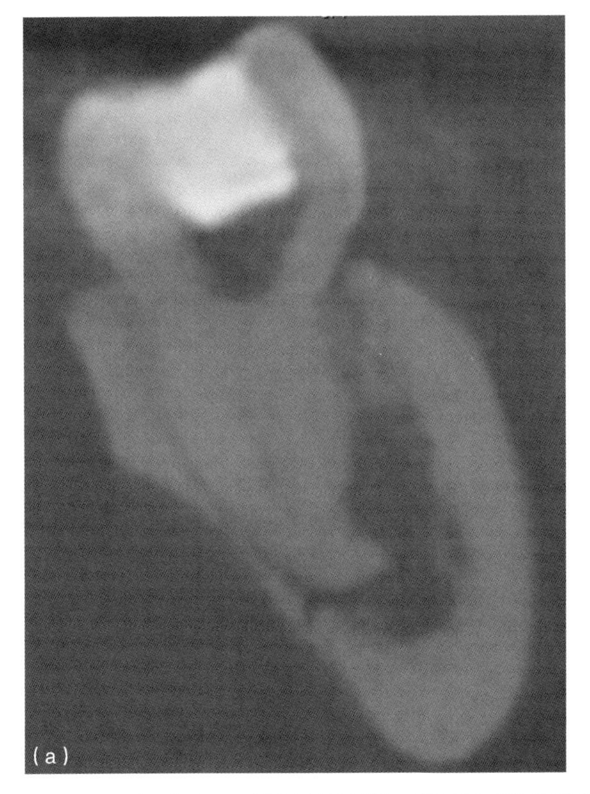

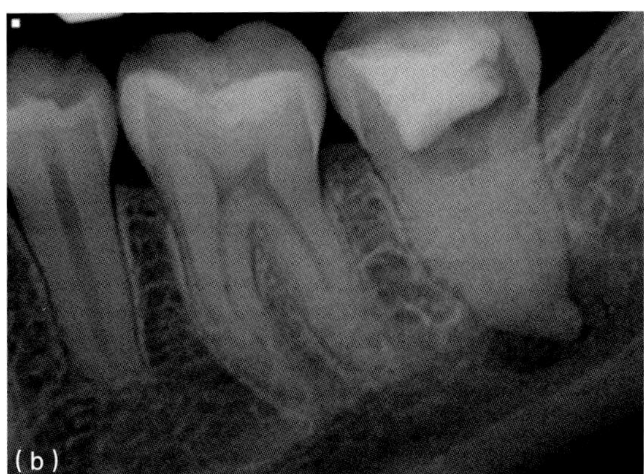

图18.13　(a)CBCT显示左下颌第二磨牙牙根严重的颊侧弯曲；(b)该牙的根尖片(由Martin Trope医生提供)。

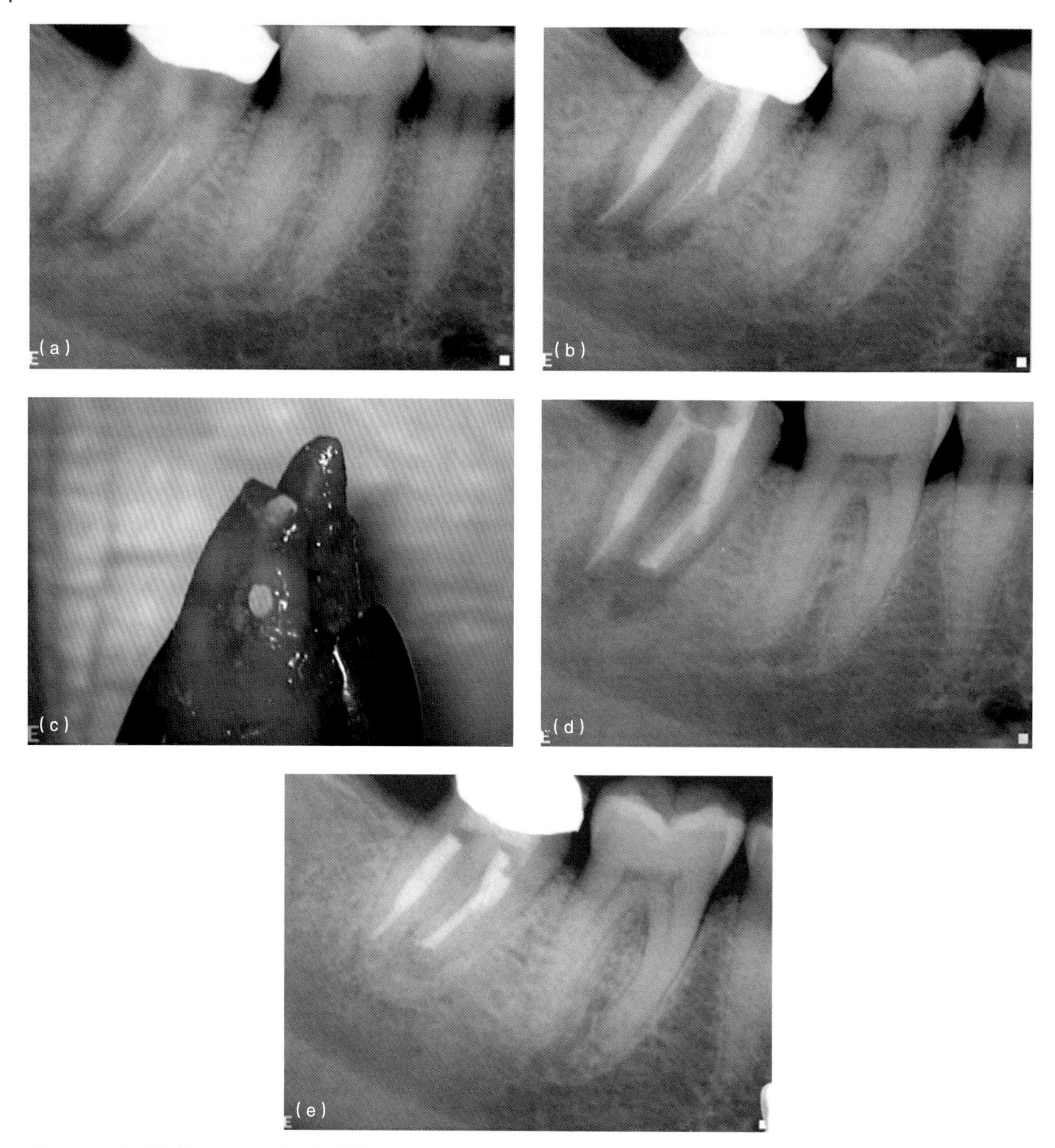

图18.14　右下颌第二磨牙，近中根器械分离、穿孔，转诊至牙髓病专科医生。（a）术前X线片。（b）术后完成传统根管治疗。（c）口外见近中根，根尖和穿孔部位用SuperEBA水门汀封闭。（d）术后X线片。请注意，在口外去除分离器械后，有很大一部分近中根管未充填，因此将它们用镍钛器械预备后行热牙胶充填，之后立即用高速钻针行根尖切除并预备根端以及穿孔处。然后，用SuperEBA水门汀修复根端及穿孔。（e）4年随访显示完全愈合并已行新的冠修复（由Steve Leveson医生提供）。

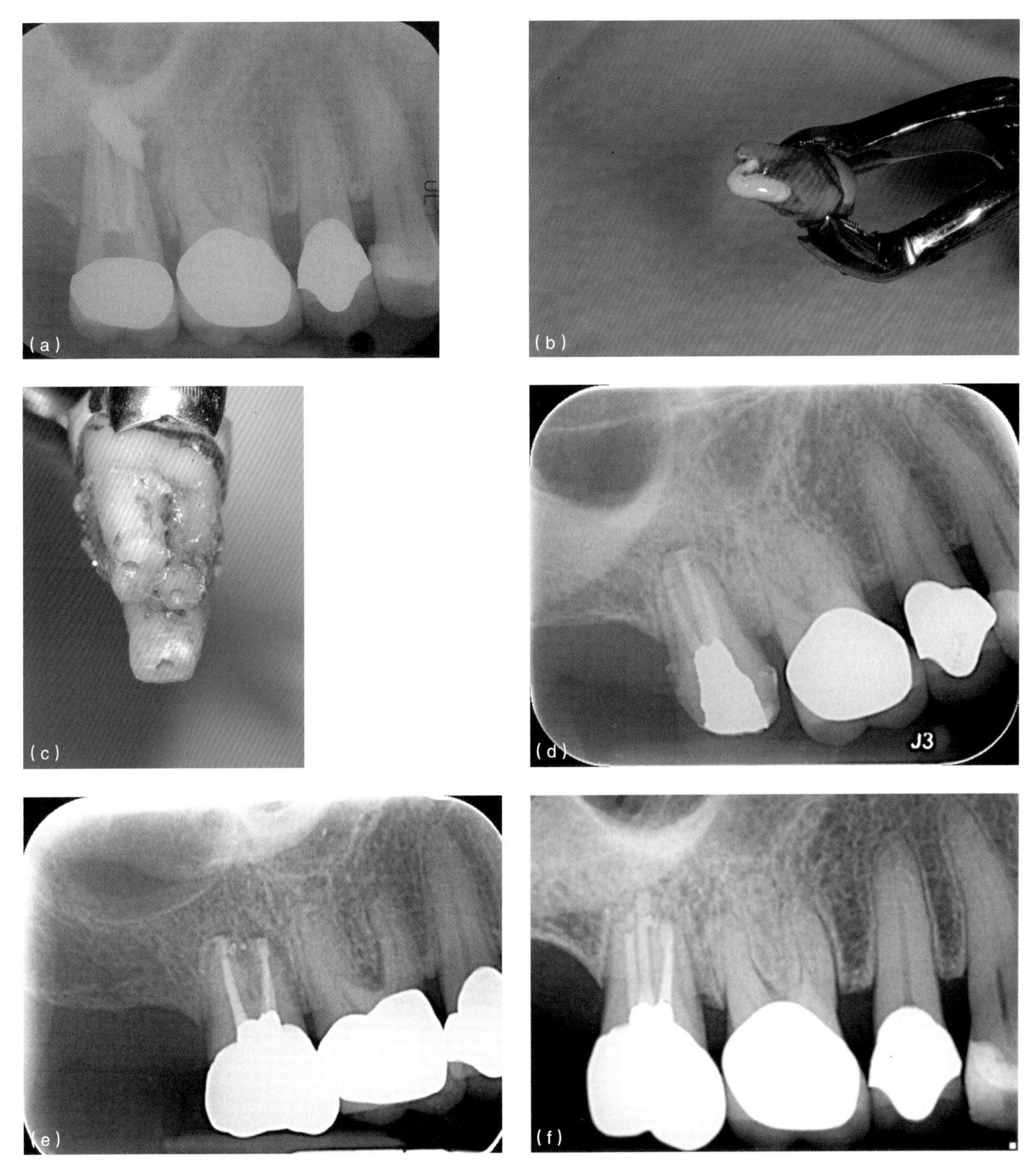

图18.15　右上颌第二磨牙，牙胶超填，波及上颌窦。保守再治疗不可能取出多余的牙胶，并且牙齿的位置排除了根尖手术方法的可能性。（a）术前X线片；（b）多余的牙胶粘在牙齿上；（c）预备后用灰色MTA填充所有根尖；（d）术后X线片；（e）15个月随访显示完全愈合；（f）4年随访（由Mindo Lee医生提供）。

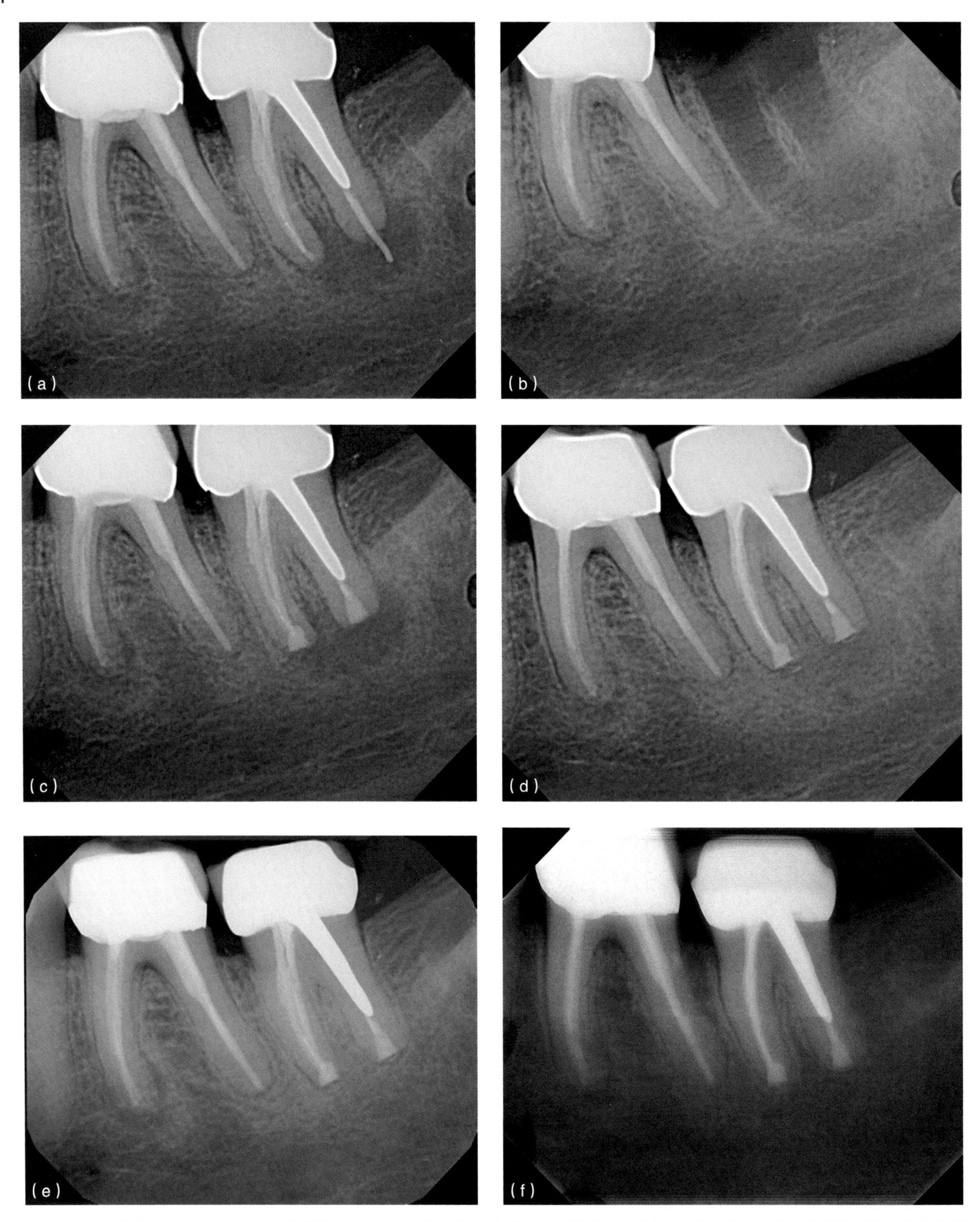

图18.16 左下颌第二磨牙在一个星期五下午被急诊转入，患者疼痛剧烈，并且已经服用抗生素、非甾体消炎药和麻醉止痛药数天，症状没有缓解。大型铸造桩/核患牙进行保守再治疗将非常耗时，并且很可能会导致牙齿损坏。即使后期可以去除桩核，多余的牙胶也可能会脱落进入病灶。因此，进行了紧急再植，患者2周后症状完全消失。（a）术前X线片；（b）X线片显示超出的牙胶与牙齿一起拔除，牙槽间隔完整，这将给再植提供良好的稳定性；（c）术后X线片；（d）5周随访X线片；（e）1年随访，完全愈合；（f）2年随访（由Kenneth Lee医生提供）。

第十九章

牙髓病显微手术中的引导组织再生

Garrett Guess, Samuel Kratchman

主要概念

- 目前研究结果表明，使用移植物或膜对局限于根尖区域且没有牙周病变的牙髓病损没有任何好处。
- 在牙髓病手术中遇到颊侧和舌侧皮质骨板缺失的病例，使用膜可通过促进根尖骨的再生来最大限度地提高治疗效果。仅当膜需要支撑时才需将移植物与膜结合。
- 与单独的翻瓣清创术相比，膜加移植物治疗根尖附近和牙槽嵴下缺损可增加治疗后的骨量。
- 高水平研究表明引导组织再生（GTR）对牙髓病手术病例的长期结果有积极影响尚不确定，但可以确定的是，对牙周缺损需要组织再生的病例而言，移植物和膜的使用有明显作用，有利于治疗整体的成功。

需要进行牙髓病显微手术的牙齿一旦伴有牙周病，其短期或长期的愈合潜力均会降低。从牙髓病学角度，牙髓病手术的目标是获得最大化手术结果；从牙周病学角度，由于为了进入牙根尖而去除了部分骨组织，手术的目的是使手术部位恢复到术前牙周状态。由于牙髓病显微手术涉及获得一个稳定的牙髓病治疗效果的过程，同时还通过破坏牙周结构获得入路，影响了牙齿的整体情况，因此引导组织再生技术（guided tissue regeneration, GTR）在牙髓病外科手术病例的全牙管理中占有一席之地。引导组织再生技术涉及使用骨代用品移植材料、阻挡细胞长入的屏障或膜以及生物活性调节剂，最大限度地提高身体愈合潜能，以再生机体丢失的组织，而不是任其自行修复。

需要进行牙髓病显微手术治疗的病例通常有下列3种情况，对于是否需要使用引导组织再生材料及是否会产生积极作用，各种情况描述如表19.1所示。

临床病例1：**简单去骨术**

简单去骨术代表只有孤立性牙髓病灶的手术病例，不伴有牙周缺损。有关牙髓病手术中的大多数结果研究都是基于这些具有孤立牙髓病变的病例，在这些研究中没有全部使用GTR材料。针对牙髓病显微手术结果的研究发现，当不使用GTR技术时，成功率在0～93%范围内，表明在孤立牙髓病变存在的情况下，无论移植物、膜或生物活性剂是否与显微外科技术结合使用，都没有明显增加治疗效果，也没有改变再生抑或修复的倾向。

临床病例2：**复杂去骨术**

复杂去骨术病例代表存在孤立性牙髓病灶，没有波及牙周，但病灶大小被认为很大和/或颊侧及腭侧/舌侧骨板被吸收（完全贯通）的病例。动物研究和组织学证据强烈支

Microsurgery in Endodontics, First Edition. Syngcuk Kim and Samuel Kratchman.

表19.1 牙髓病显微手术中遇到的病例类型

病例类型	简单去骨术	复杂去骨术	累及牙周
病变特征：	孤立性牙髓病灶 探诊正常 根部周围骨壁完整 骨丢失仅限于根尖区域	孤立性牙髓病灶 贯通缺损，包括上颌窦穿孔 大病灶直径>10mm	牙周牙髓交通 颊板缺失、骨开裂、牙根裸露 累及根分叉

持在复杂的去骨病例中使用移植物和膜。

临床病例 3：**累及牙周**

该类型包括存在支持性牙槽骨缺损的病例，例如本身存在的，或者去除肉芽后或切除后缺乏颊侧板的裸露牙根。证据表明，牙周病患者从3个方面受益于GTR的应用：促进愈合、提高成功率和改善牙齿的牙周状况。GTR在促进愈合过程方面的一个优点是能获得稳定的血凝块。

胶原基材料是最常用的膜材料。胶原蛋白已被证明优于合成材料，可以从人类或动物的各个部位获得，最常见的是来自牛或猪。胶原蛋白膜，由于其固有的柔韧性和黏附特性，易于适应缺损区。它们通常包含与软组织接触以防止塌陷的致密层和与骨骼接触的多孔层，从而能够整合新形成的骨组织。任何膜都应超出缺损边缘2～3mm。目前，市场上流行的是基于胶原蛋白的膜Bio-Gide（Geistlich Biomaterials, Princeton, NJ，美国）。Bio-Gide采用双层设计，光滑的一面标记为“向上”，粗糙的一面朝向缺损区。它具有很高的拉伸强度，并且在被液体浸透时变得具有黏性。放置膜的典型方法是将其放在目的位点上，然后用饱和的棉球在膜的四角上印蘸（图19.1）。此时，在膜饱和之前，膜仍然可以放置到您想要放置的确切位置，然后保持在原位。缝合前应尽量使膜浸没在软组织下方。以前，当使用Gortex等材料时，如果膜突出到龈瓣上方，它在术后就会被感染，因此需要立即去除。如今使用的胶原膜生物相容性更高，虽然它们保持浸没在软组织下方仍然很重要，但如果它稍微移动到切口线上方，也不一定会导致失败。此外，当使用骨代用品行引导组织再生时，通常的做法是在手术后给患者开具抗生素，以防止移植材料的术后感染和排斥。关于植骨材料和膜是否必须始终互相配合或者其中一个是否可以单独使用的问题，是一个历经广泛讨论的问题。对于可吸收胶原膜，为了更长时间地保持屏障功能，可以将胶原交联。在选择膜时，快速的吸收率是一个问题。上皮增殖的临界时间为14天，因此必须将细胞从手术部位排除至少14天，以防止上皮向根尖处迁移。再生所需的细胞在3～4周到达伤口部位，必须预留空间以允许这些具有选择性的细胞重新长满该位点。因此，我们需要将膜的完整性保持至少3周。这就是为什么某些材料，例如Collacote和Collatape（Zimmer Dental，Carlsbad，CA，美国），可能不是合适的膜。Collacote是一种基于牛的胶原蛋白材料，它能加速伤口愈合的时间、稳定血凝块，保护手术部位。Collacote和Collatape的优点是价格低廉且易于操作，缺点是在10～14天完全吸收。

大部分人认为，对于没有牙周交通的情况，填满手术部位最佳的材料可能是患者自己的血凝块。是否需要放置可吸收膜则依赖于病损的大小、是否是贯通伤、是否存在龈沟和病损的连通。在牙髓病变中，可以根据是否存在骨壁对牙髓病病损进行分类。许多病例存在窦道，窦道开口可以在龈沟中、靠近牙龈边缘，或在前庭深处，临床上必须始终用牙胶尖示踪

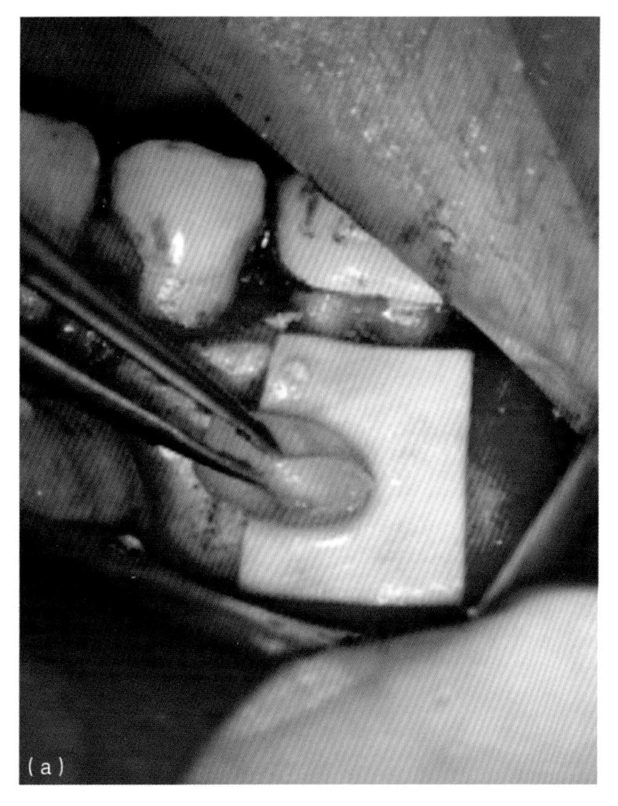

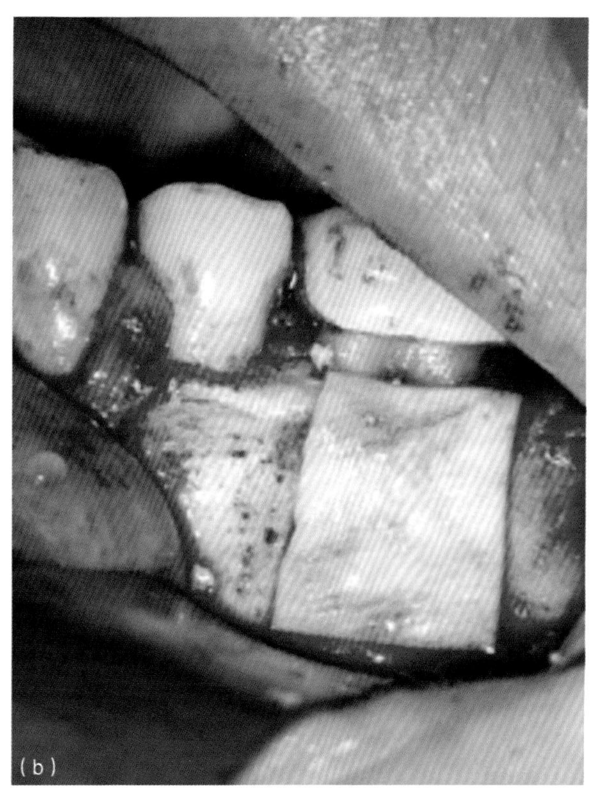

图19.1　膜放置。（a）用湿棉球向下拍打膜的四边以放置膜；（b）膜应超出缺损边缘2～3mm。

窦道并拍摄X线片。人们可能会被位于牙龈边缘的窦道所迷惑，实际上该窦道是一种真正的牙髓病变引起的。有研究在狗的下颌骨中比较了血凝块、可吸收膜、骨代用品加膜三者之间的差异，结果发现有膜加骨代用品的部位骨再生的量最大，但关键因素似乎是膜而不是骨代用品。此外，考虑到狗生命中的1年大约等于人类的7年，很难通过对狗的研究推演出人类的反应。在组织学上，移植材料除了被新生的宿主骨包裹着，也被纤维结缔组织包裹着。因此，可以肯定的是，骨代用品并没有被完全吸收。

由于牙髓病手术涉及将天然牙留在原位，我们与那些试图为最终种植体植入创造一个位点的人有不同的标准。只要患者无症状且患牙功能正常，即使手术后牙齿根尖末端的愈合由骨、骨代用品和结缔组织组成，也是可以接受的；但是，如果将种植体放置在不含太多宿主骨的部位，种植体的成功率/存活率会降低到什么程度？这不仅仅涉及术后1年的随访，还涉及5～10年甚至20年的随访。

预后存疑的根尖周病灶类型为大病灶。“大”的定义是有争议的。有人说大于5mm的病变不太可能愈合，而有的人则认为10mm及以上是需要更多时间来愈合的临界尺寸。即使病变起源为单纯牙髓源性，也没有牙周交通，大多数人都同意，一旦病变达到10mm或更大，就需要某种类型的移植材料和/或膜。对于贯通的病变，意味着病变从颊部延伸到腭侧骨或舌侧骨，骨膜、骨内膜和骨髓来源的前体细胞减少，促进愈合的可能性降低，结缔组织向骨腔内生长的可能性要大得多。这种情况下，使用GTR的成功率为88%，而没有GTR的成功率仅为57%，引导组织再生的治愈机会大约高出30%。为了能够获得最大的治愈机会去彻底治疗这些病变，人们可能必须考虑同时抬起颊侧和腭侧龈瓣、放置两层膜将骨代用品夹在中间的可能性（图19.2）。如果解剖结构不允许，这种操作就可能难以进行或不可能进行，如上颌第二磨

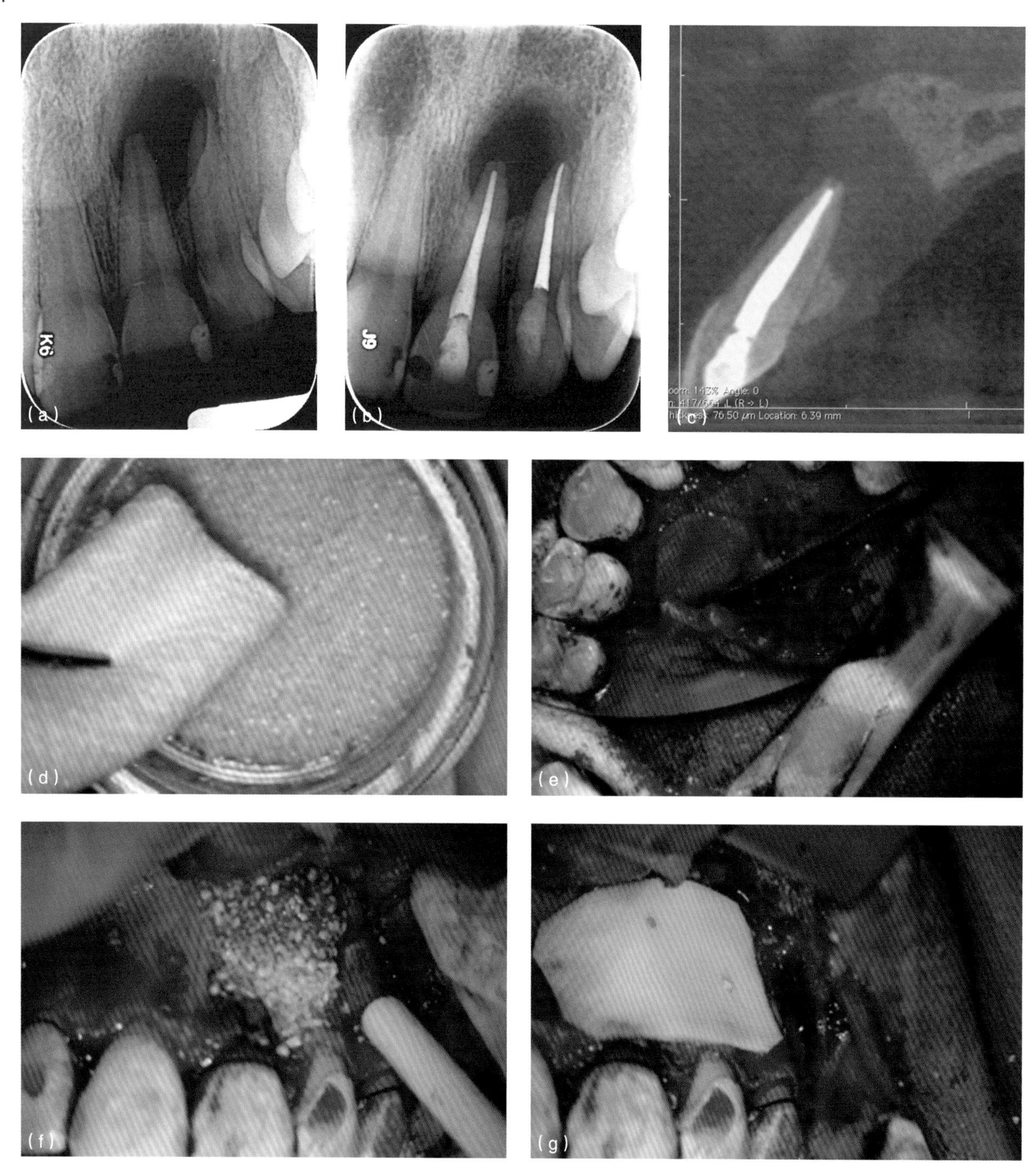

图19.2 左上颌中切牙和侧切牙有外伤史。进行了保守的根管治疗，但病变持续存在，CBCT确认病变贯通后计划行颊腭侧同期手术治疗，放置OraGraft冻干人类同种异体移植物（LifeNet Health，Virginia Beach，Virginia）和Ossix Plus（Orapharma，North Bridgewater，New Jersey）交联胶原膜。（a）术前X线片显示左上颌中切牙和侧切牙周围的病变；（b）左上颌中切牙和侧切牙完成根管治疗；（c）CBCT显示贯通颊舌的病变；（d）骨代用品与无菌生理盐水混合在盘中；（e）放置腭侧膜；（f）从颊侧植入骨代用品；（g）放置颊侧膜（由Mina Saad医生提供）。

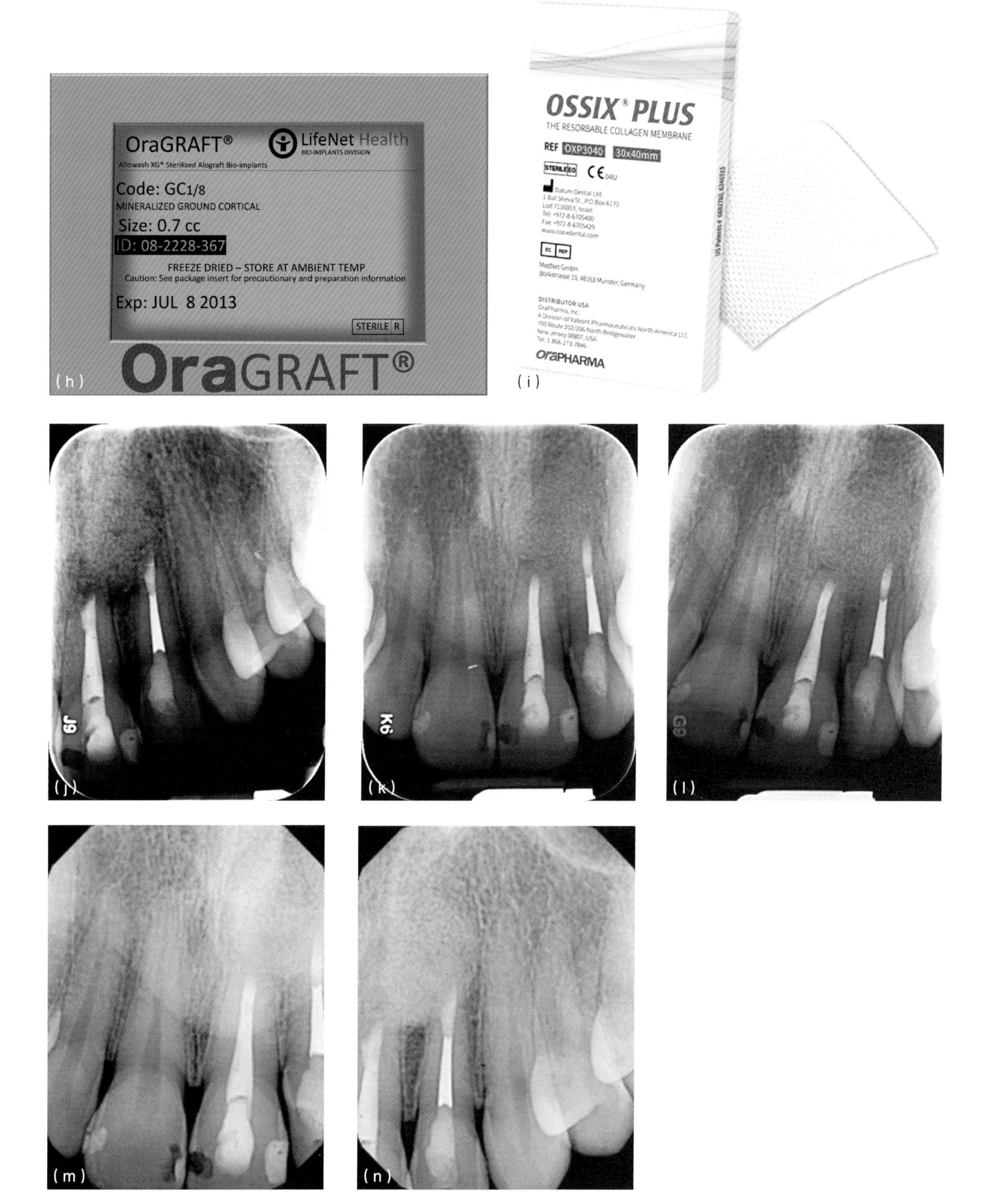

图19.2（续）　（h）Oragraft矿化颗粒皮质骨代用品；（i）Ossix Plus膜；（j）术后X线片；（k，l）6个月随访，2个角度；（m，n）4.5年随访，2个角度（由Mina Saad医生提供）。

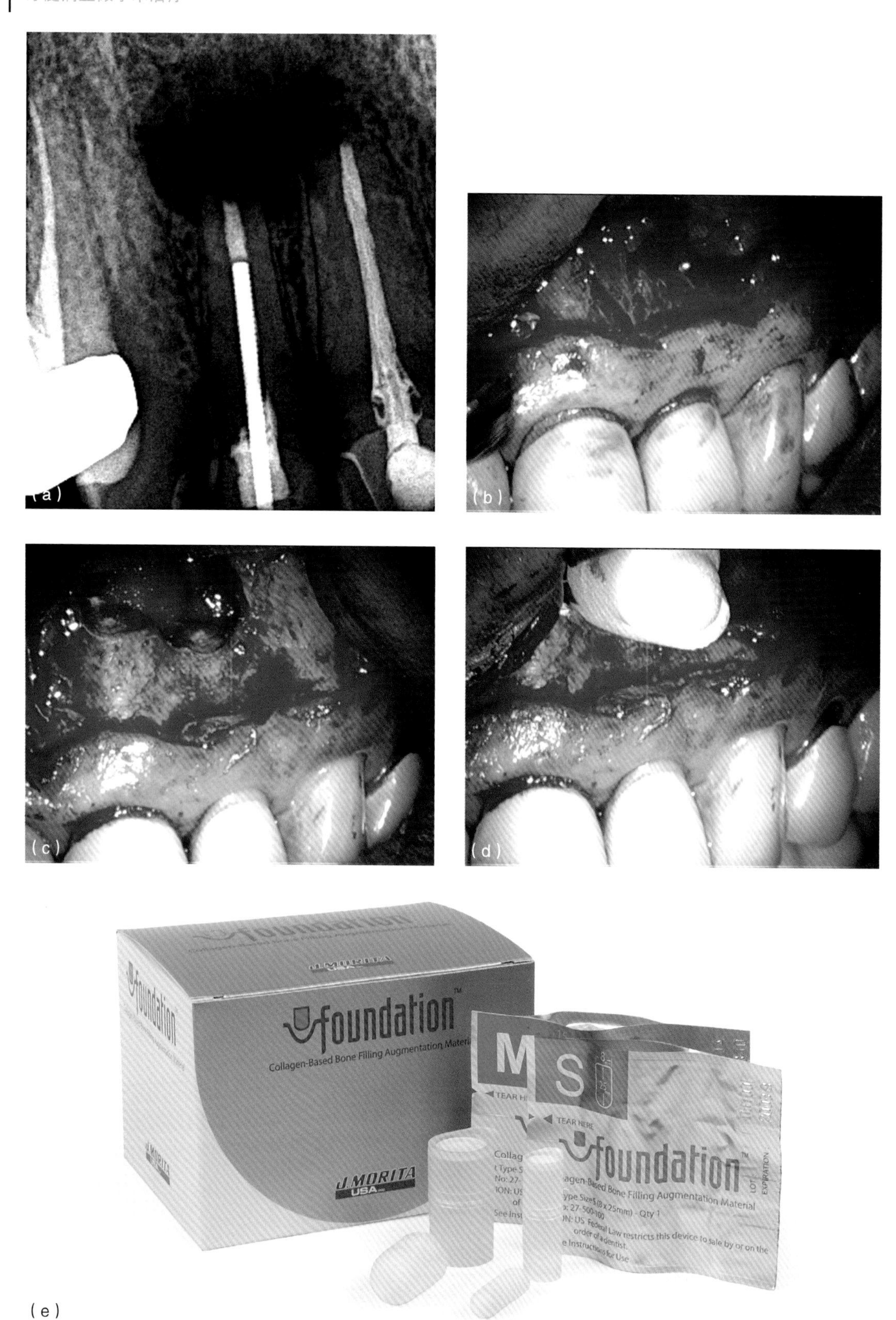

图19.3　右上颌中切牙和侧切牙由口腔外科医生进行的根尖手术失败。原治疗计划是拔除/骨移植/2颗种植体。患者试图挽救患牙。（a）术前X线片显示右上颌中切牙和侧切牙周围有大的根尖周病变；（b）翻瓣后发现病变缺损至骨面；（c）生物陶瓷根尖充填；（d）Foundation移植材料；（e）Foundation移植材料（d和e由J. Morita USA, Inc.提供）。

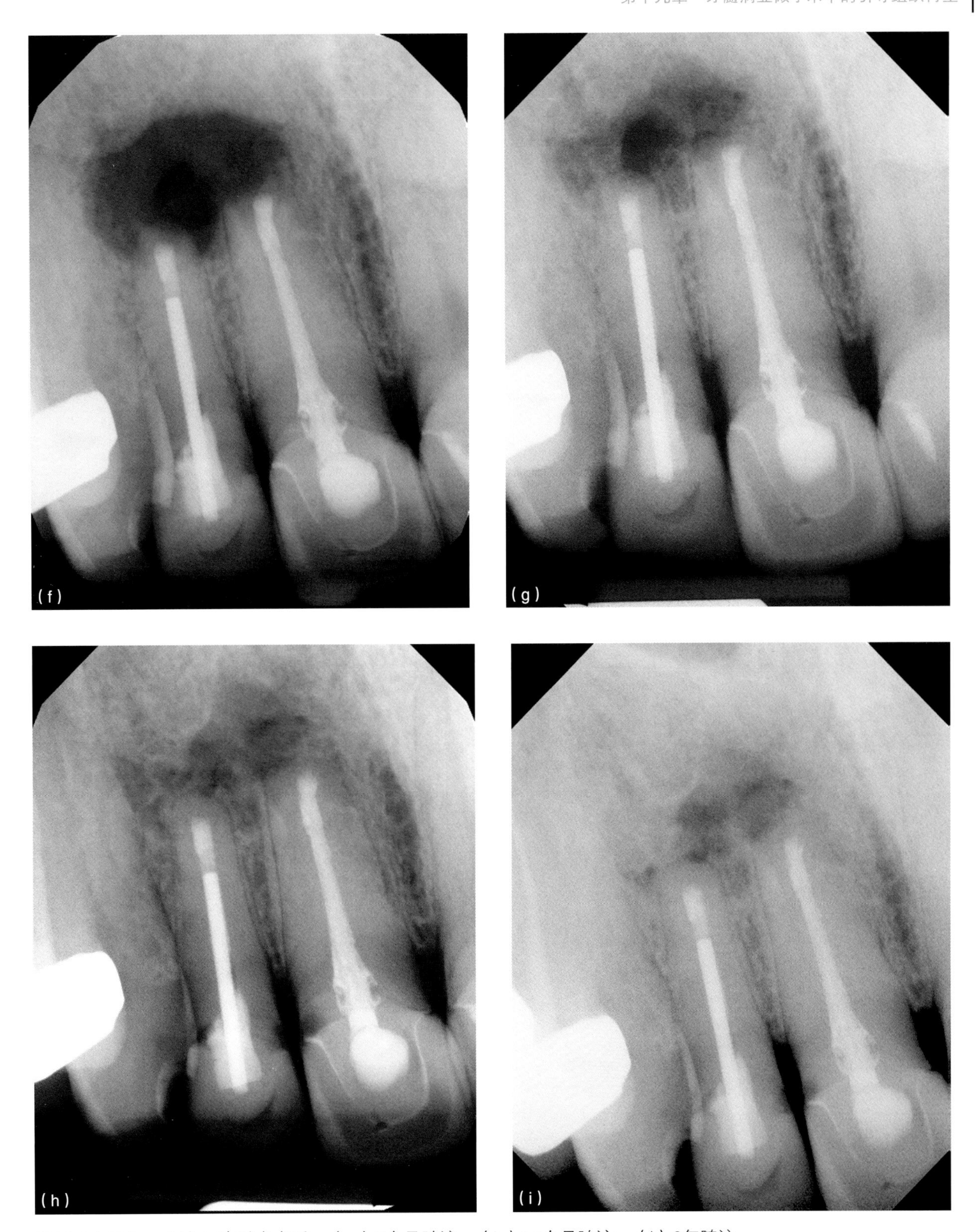

图19.3(续) (f)二次手术术后；(g)7个月随访；(h)14个月随访；(i)2年随访。

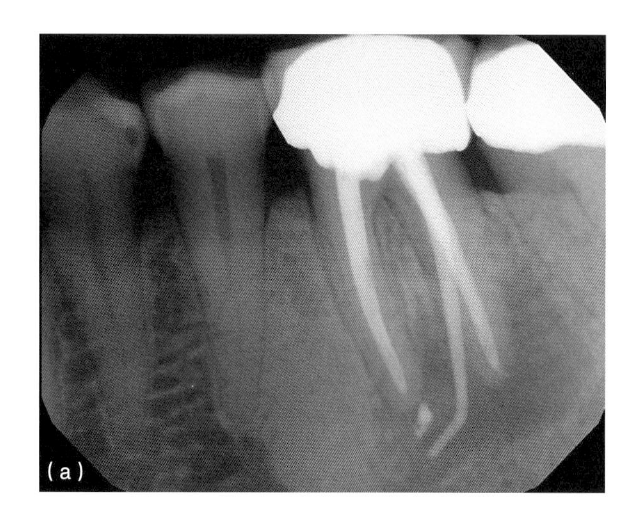

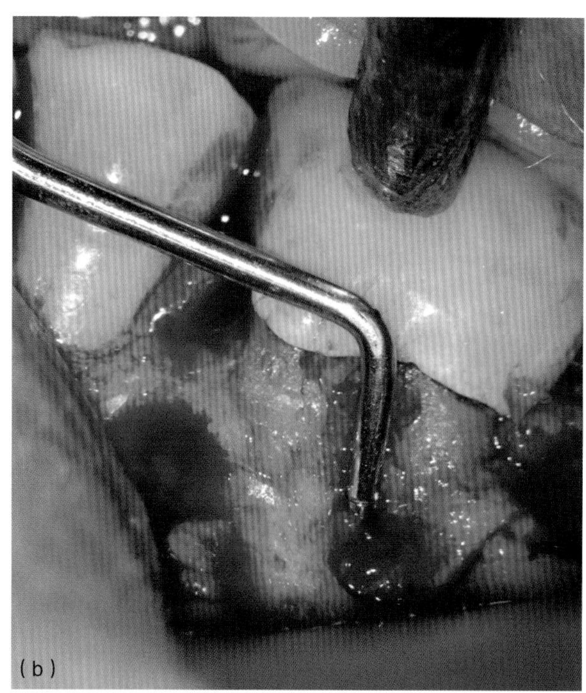

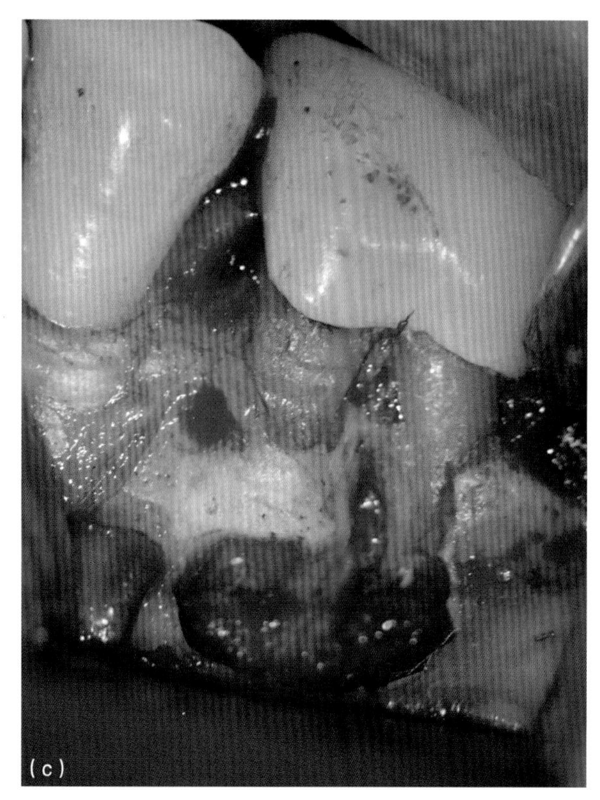

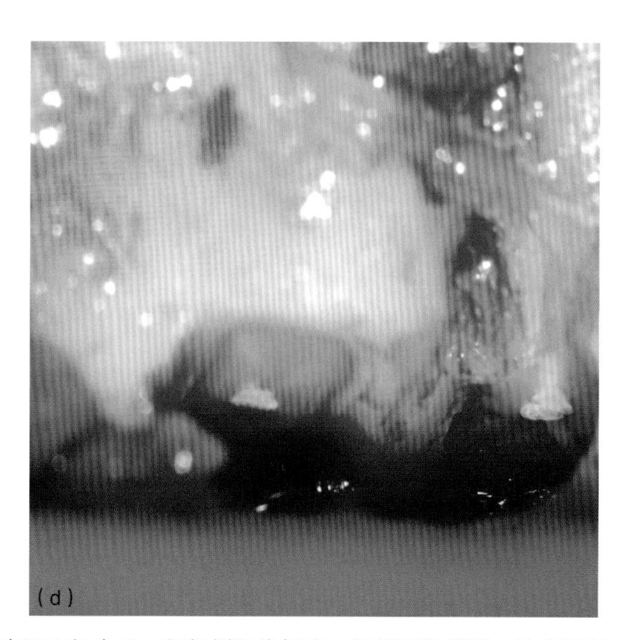

图19.4 左下颌第一磨牙的非手术再治疗失败，瘘管示踪来源于根尖周，行颊侧龈沟探查。怀疑牙根折裂，治疗计划是行探查性手术。（a）术前X线片显示左下颌第一磨牙，瘘管追踪到根尖病变；（b）切开后，探及根尖病变；（c）远中牙根的经典J形病灶伴完全开窗；（d）在近中根和远中根上进行的根尖切除术。

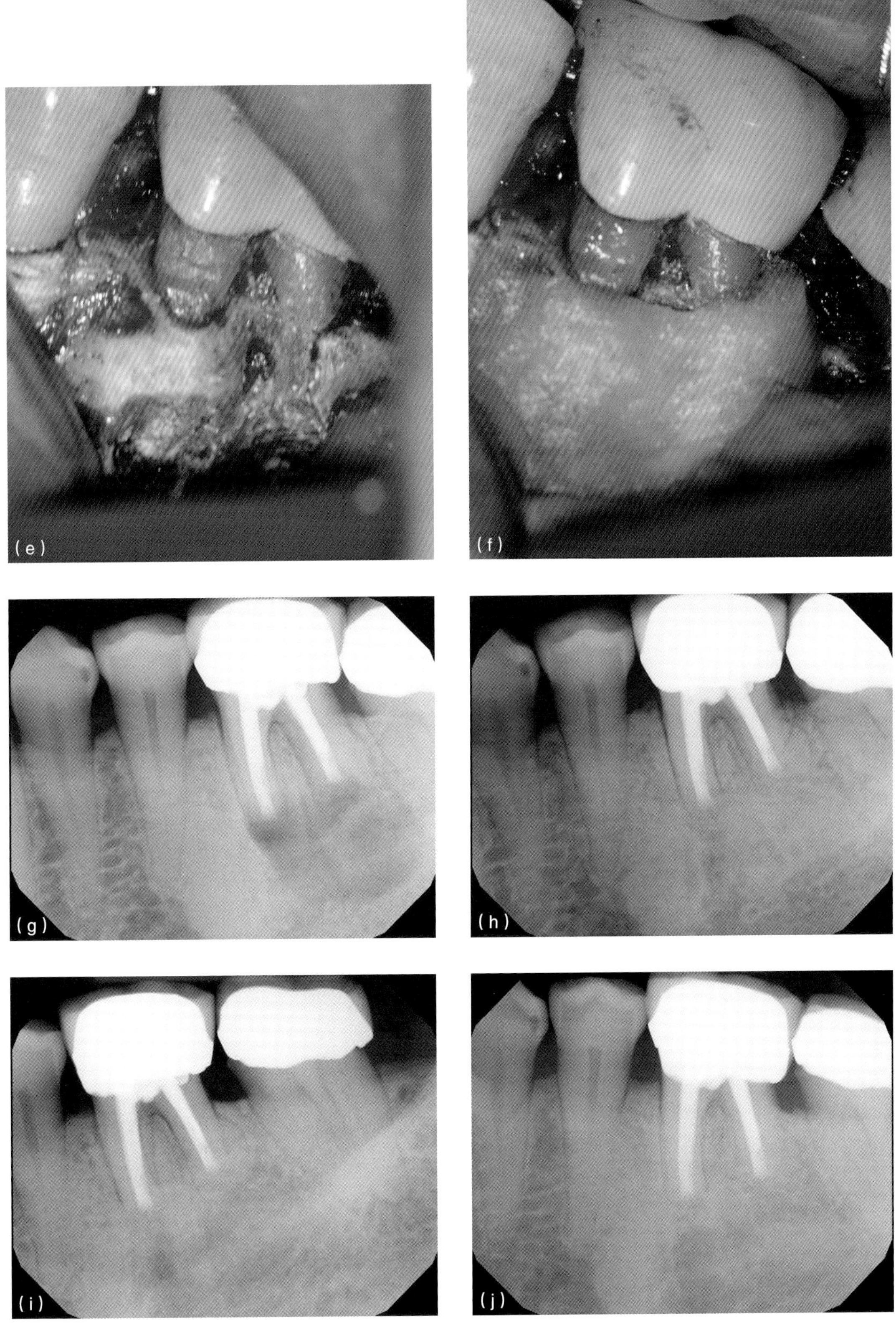

图19.4（续）　（e）生物陶瓷根尖充填；（f）放置在骨腔（图中未显示）中的Foundation移植材料和由Collacote膜覆盖的去骨区域；（g）术后X线片；（h）8个月随访；（i）15个月的随访；（j）2.5年随访。

牙的腭侧区域或下颌第二磨牙的舌后部区域。在这种情况下，CBCT成像是必要的，以确定舌侧或腭侧病变的确切范围以及舌侧或腭侧是否有骨穿孔。当发生这种情况并且证明无法直接进入时，可以尝试通过颊侧入路的方法在牙根后面放置一层膜并将其塞入，然后进行骨代用品填充和第二层膜放置。请记住，腭侧膜只是作为屏障，防止骨代用品遍布整个部位，就像三明治中的面包。为了放置腭侧膜，必须抬起腭瓣，使膜可以覆盖去骨部位并延伸2～3mm到手术部位周围的健康骨上。一种替代治疗方法是意向性再植，这已经在第十八章中详细讨论。

目前正在使用的材料是Foundation（J. Morita，Kyoto，日本），一种基于胶原蛋白的骨增强材料，显示出优异的效果。它最初设计是用来保护后期将要放置种植体的拔牙窝，促进骨更快生长，允许在拔牙后8～12周放置种植体。Foundation由牛去端肽胶原（胃蛋白酶溶解）制成，它对牙髓病手术的好处有很多。它既可作为移植物又可作为膜使用，价格低廉且易于放置。在龈瓣复位之前，将子弹状的Foundation放置在去骨部位，当您用盐水润湿它时，材料会变成凝胶状，便于操作，不仅可以充填骨腔，还可以覆盖牙根表面。Foundation的另一个极其重要的特点是它的透射性，允许医生在后续复诊时区分愈合的骨质，而不用怀疑不透射的部位到底是新生骨组织还是剩余的骨代用品（图19.3和图19.4）。

进行牙髓病显微手术遇到牙周缺损时，基于牙髓病学和牙周病学领域的许多临床研究，使用引导组织再生材料，能从组织学、放射学和临床方面获益。存在牙周问题的情况下使用膜和移植物的好处是有可能提供更长期、更稳定的牙周状况，并且通过支持性骨的再生而不是软组织修复能更有效地留存患牙。

第二十章

种植与牙髓病显微手术

Frank Setzer, Syngcuk Kim

主要概念

- 了解“成功”与“存活”之间的区别。
- 单颗种植体和显微手术的结果比较。
- 理念对治疗计划的影响。

20.1 历史视角

近100年来，当初次治疗、再次治疗的方法用尽时，人们一直在进行根尖手术，以防止拔牙。在这上百年里，牙髓病外科手术一直受到部分牙科界的强烈反对，引发了人们对其有效性和预后的怀疑。在20世纪30年代和40年代，牙髓病治疗本身受到质疑，根据后来被证明为无稽之谈的局灶感染理论，许多牙齿被不必要地拔掉了。牙髓病学的专业组织于1943年在美国成立，并且在20世纪60年代和70年代引入了新的技术后，开展了越来越多的牙髓病手术。在这些年里，牙髓病治疗与牙周治疗相结合，改善了修复效果，持续的长期维护使数百万颗牙齿免于拔除，患者不必求助于部分或全口假牙。然而，随着骨整合种植技术在牙科中缓慢而稳步的出现和广泛应用，越来越多的牙齿被拔除，被更换为人工牙根种植体。是考虑牙髓病治疗之后行修复重建，还是考虑拔牙后行种植体植入的问题一直存在激烈争论。在过去10年中，拔牙和种植体植入的简化方法很常见，虽然这并不能证明其是简单的或合乎道理的，但这种情况会有人认为，牙髓病治疗的牙齿在长期稳定性和留存方面不如种植体，尤其是需要牙髓病手术的牙齿被认为更适合替换而不是治疗。

20.2 种植牙的优点

现代种植牙大大增加了牙科医生可选择的修复方式。大多数现代种植体系统是通过骨整合的螺钉型钛种植体。骨整合是指钛种植体表面直接与活的骨组织相互结合，促进修复基台的固定锚固。早期适应证包括修复完全缺牙或部分缺牙的患者。

单牙种植体通常用于避免使用固定局部义齿（fixed partial dentures，FPD），后者需要去除基牙上的健康牙齿结构。一些研究表明，与单一种植体相比，FPD的存活率较低，尤其当基牙为经过牙髓病治疗的牙时。

20.3 种植牙的长期预后

种植牙的“成功”和“存活”应该被区分开来。这种区别很重要，因为在历史上，尽管大多数记录在案的种植体是存在于口腔中的，但这些种植体经常被报告为“成功”，而实际上这是“存活”。有时，甚至“有问题”或

Microsurgery in Endodontics, First Edition. Syngcuk Kim and Samuel Kratchman.

"失败"的种植体也被视为"成功"的个体。因此，被用来定义种植体成功的结果缺乏一致性。1986年，被广泛接受的Albrektsson标准被提出，随后Smith和Zarb（1989）以及Buser等（1991）在此基础上进行了修订。

除了临床症状和体征，种植体周围的骨质丢失是关键标准。根据Albrektsson标准（1986），种植体功能负载1年后，垂直方向骨吸收可能小于每年0.2mm，才能叫作成功，根据Buser等（1991）的观点，只要种植体还在，就算种植体周围完全骨丢失，也能被视为成功。然而，Straumann、Nobel BioCare、3i和Dentsply对使用种植系统的种植体研究进行了20年的系统回顾和定性分析，发现大多数研究使用了存活标准。成功率与存活率之间的比较表明，在7年的观察中，1022颗种植体的累积存活率为92.2%，而累积成功率为83.4%。事实中，种植体成功率可能会被增加6%~10%，具体取决于种植体是仅在成功负重后才纳入计算还是在植入后立即纳入计算。Smith和Zarb修改后的Albrektsson标准（1989）建议在结果分析中忽略在骨整合或负载之前失败的种植体。

据文献报道，即使纳入早期失败的病例，存活率超过95%也时有报道，包括随访1年后总存活率95.5%，以及超过15年的两段式种植体的累积存活率为92%，10年以上的一段式种植体的累积存活率为85%。更现代的种植体，特别是具有粗糙、酸蚀或喷砂表面的种植体，能显示出97%~98%的出色存活率。

种植体试验参与者使用了严格的纳入和排除标准，因此许多普通患者被排除在上述结果之外。尽管如此，我们每天都会在牙科诊所看到普通患者，这些患者群体中的部分人，存在已知会对种植体预后产生负面影响的特定习惯或疾病，例如吸烟、经常饮酒、口腔卫生差、Ⅳ类骨，或其他功能异常（磨牙症）（与咬合时出现的垂直力相比，磨牙症施加的横向力被认为与早期种植体失败有关）。来自如此高度选择的患者库的数据可能无法代表一般人群的真实结果。

此外，大多数研究没有解决相关问题，如美学结果、软组织方面和患者满意度。尽管表面粗糙度的增加被认为会产生极好的长期结果，但生物膜形成的增加是否会使种植体更容易发生种植体周炎仍存在争议。如果种植体患有急性或慢性种植体周炎，可能临床上会对种植体的依赖以及患者会对种植体修复的满意度产生很大影响。现已证明种植体周炎是普遍存在的，2016年发表的一项研究表明，随机抽取的种植体患者样本的所有患者中有45%存在种植体周炎。一项关于种植体周疾病的患病率、范围和严重程度的系统评价报告称，43%的种植体单位患有种植体周黏膜炎，22%的患有种植体周炎，并强调了该类疾病会随时间不断进展。

20.4 种植体修复的并发症

种植牙修复面临的挑战似乎还与修复体有关，而不是仅仅与种植体本身有关。虽然天然牙的修复体具有良好的长期预后，但种植修复体的预期寿命低于种植体本身，并且更容易出现技术和生物学并发症。这些并发症可能包括上述种植体周炎、骨丢失超过2mm，以及修复体或基台螺钉松动。尽管最近的临床研究报告了更高的存活率和更低的并发症发生率，但美学、生物和技术并发症的实际发生率仍然很高。

根据明尼苏达大学的一项研究，患者也需要更长的时间来适应新的种植修复体。

对于美学修复病例，尤其是上颌前牙的美学修复，种植牙显然很难获得令人满意的美学效果和牙龈外形，特别是存在薄的扇形牙周生物型、高微笑线或邻间接触点与牙槽骨之间距离过大的情况。与种植体相邻的天然牙的过度萌出可能会导致不美观的微笑。种植体无法保证可以陪伴患者终生，事实上，种植体甚至可能需要更换，由于种植体仍然有部分骨结合，替换可能导致骨外伤。以10年为观察点，种植体不会超过天然牙的预期寿命，包括经过牙髓病治疗或牙周受损的牙齿。

一项关于天然牙齿与种植体长期存活率的系统评价，仅包括随访至少15年的研究，表明天然牙齿在寿命方面比种植牙更持久。作者得出的结论是，从患者一生的角度来看，尤其是在年轻的时候，如果可能的话，应该尽量保留天然牙齿，因为目前已知在以前的种植体位置再种植成功率会更低。因此，在牙周病学和种植学领域形成了一种新的批判性分析，重新强调保护天然牙。该领域的领导者批评患者经常被建议拔牙，因为医生错误地认为种植牙的长期预后比天然牙齿更好。现在各种比较性研究明确否认了这个观点，并且已经认识到过度使用种植体和拔除可用牙齿的情况正在发生（图20.1）。

20.5　显微根尖手术保留患牙的长期预后

牙髓病治疗牙齿的长期结果只应根据存活率与种植体进行比较。一项关于存活率的研究评估了1462936 颗牙齿分别在8年内接受了初次牙髓病治疗。根据这家健康保险公司的数据，这些牙齿中有97.0%在初次牙髓病治疗后保留在原位，3.0%被拔除或接受了某种形式的手术或非手术再治疗。因此，在额外地再治疗之后，存活率应该更高。中国台湾的一项类似调查发现，经过牙髓病治疗的1557547颗牙齿中92.9%在5年后仍得以保留。由骨整合协会发起的一项系统评估分析发现，在6年内，当单颗种植体修复和牙髓病治疗的存活率相比时，种植牙（95%）和牙髓病治疗的牙齿（94%）之间没有统计学差异。前面提及的在明尼苏达大学进行的长期配对研究发现，在健康程度、年龄和牙科病史相似的患者中比较修复的种植体和经过牙髓病治疗的修复牙齿，发现种植体修复体和天然牙齿丢失率均为61%；然而，与天然牙齿相比，种植体修复体需要更多的干预措施来处理与种植体固定装置或修复体本身直接相关的并发症（图20.2）。

根尖手术结果的评估主要通过Rud标准（Rud等，1972）或稍做修改的Molven标准（Molven等，1987）。正如其他章节中详细描述的那样，传统的根尖手术与现代牙髓病显微手术几乎没有共同之处。简陋的操作过程包括使用直机头以不恰当的角度对牙根尖进行斜切、切除和预备，以及银汞合金倒充填。这些传统的根尖手术的成功率为59.0%，但现代牙髓病手术的成功率为93.5%。要理解的是，综合考虑传统手术技术和现代手术技术的结果评估不能正确反映现代方法可以实现的实际结果。最近的一项系统评价得出的结论是，与经过显微手术的牙齿相比，单颗种植体的存活率更高；然而，该项针对显微手术进行评估的研究包括Retroplast 技术，众所周知，该技术在4年后具有很高的失败率。

总的来说，现代牙髓病显微手术的结果非常好，这引发了对牙齿保存局限性的质疑。事实上，显微手术成功需要良好的病例选择，需要评估牙齿的牙髓状态，包括根尖周病变、根管缺失、穿孔等。过去有人提议非手术和手术再治疗是替代方案，而非手术再治疗应始终是首选，这种申明必须仔细地审视。如果根管系统的原始解剖结构不能通过非手术再治疗重新疏通，则根尖周炎的潜在愈合率只有40%。在这些情况下，非手术再治疗可能会造成更大的损伤，应首选显微手术。同样，对于现有修复体的拆卸会导致牙齿组织损失过多或有牙折风险的牙齿，手术再治疗是创伤较小的选择。特别要说明的是，剩余牙齿组织是选择治疗方案的决定性因素之一。为了成功重建和永久修复

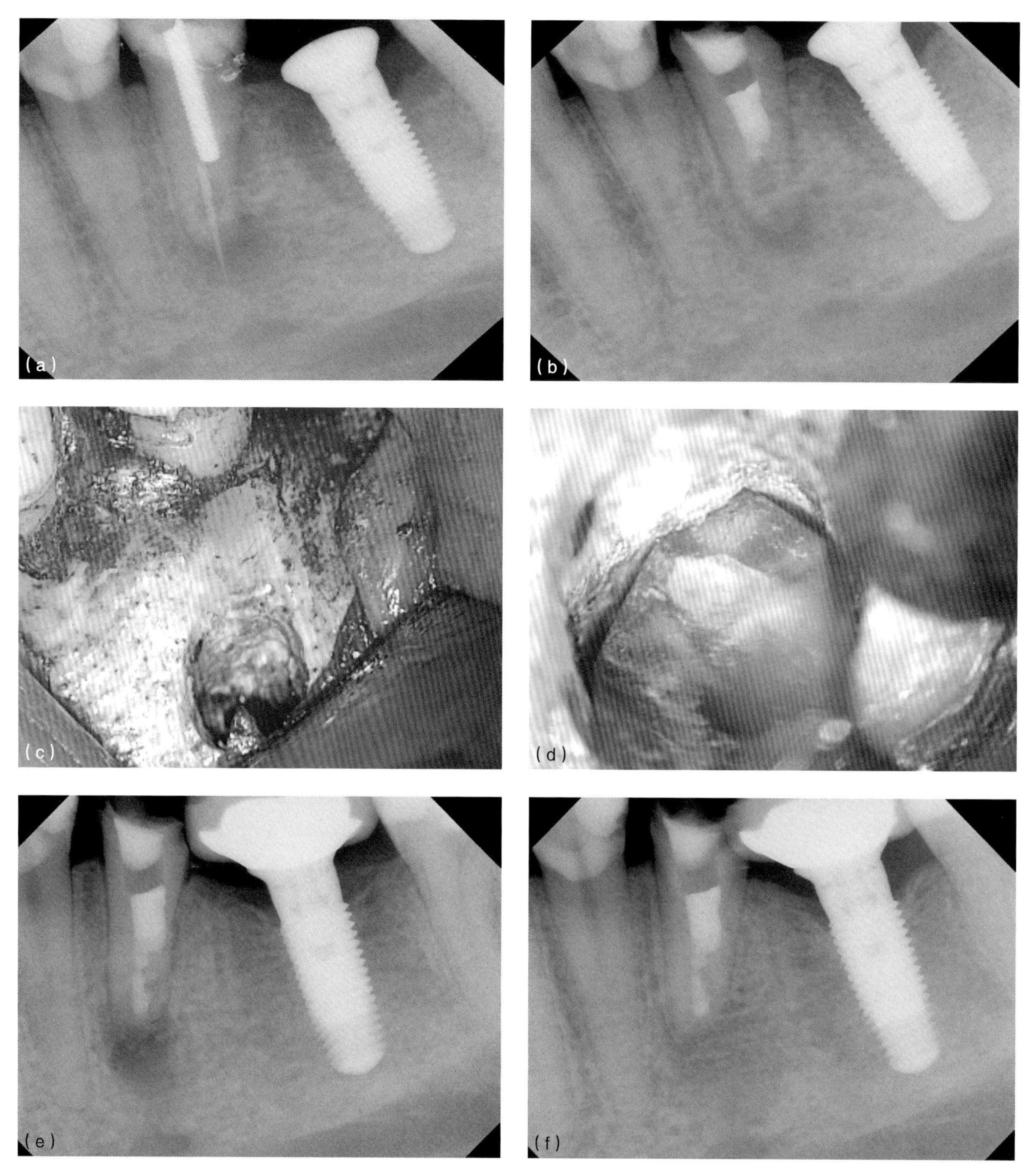

图20.1 左下颌第二前磨牙根管治疗不完善，有桩、牙根吸收临时修复体，旁边为下颌第一磨牙种植体。（a）术前X线片（注意未修复的种植体的近中骨缺损）；（b）非手术再治疗后的术后X线片；（c）牙髓病显微手术：手术治疗有助于避免种植体植入困难；（d）根管倒充填到位；（e）牙髓病显微手术后X线片（注意从前磨牙远中到种植体近中骨水平的垂直台阶）；（f）1年随访；前磨牙根尖周愈合，种植体的骨水平已经到了第一个螺纹。

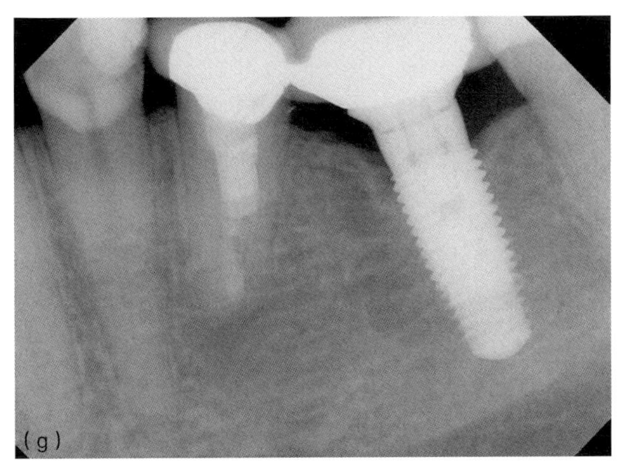

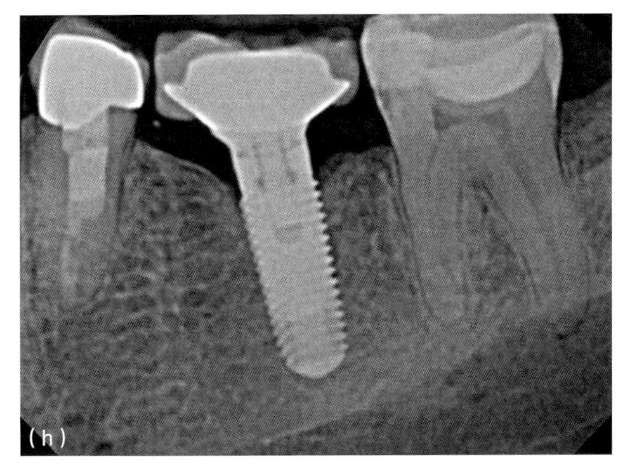

图20.1（续）　（g）3年随访，种植体可见早期种植体周围炎；（h）8年随访，前磨牙完全愈合，种植体远中进行性种植体周炎。

牙齿，必须评估解剖冠根比，排除牙冠或牙根折裂，并且需要骨水平上方存在4～5mm的牙体结构，包括3mm的生物宽度和1～2mm的牙本质肩领。如果解剖条件允许，可以进行冠延长或正畸牵拉来实现这些目标。牙周治疗不应被忽视，因为历史证明它非常成功，如果采用相同的牙周治疗和长期维护的标准，中度垂直骨丢失的牙齿，包括分叉受累的牙齿，预后也会很好。然而，在计划牙髓病显微手术时，如果牙齿的牙周受损，并且属于Kim/Kratchman标准的D类、E类或F类（具体分类见参考文献Kim and Kratchman，2006），则必须仔细评估整个治

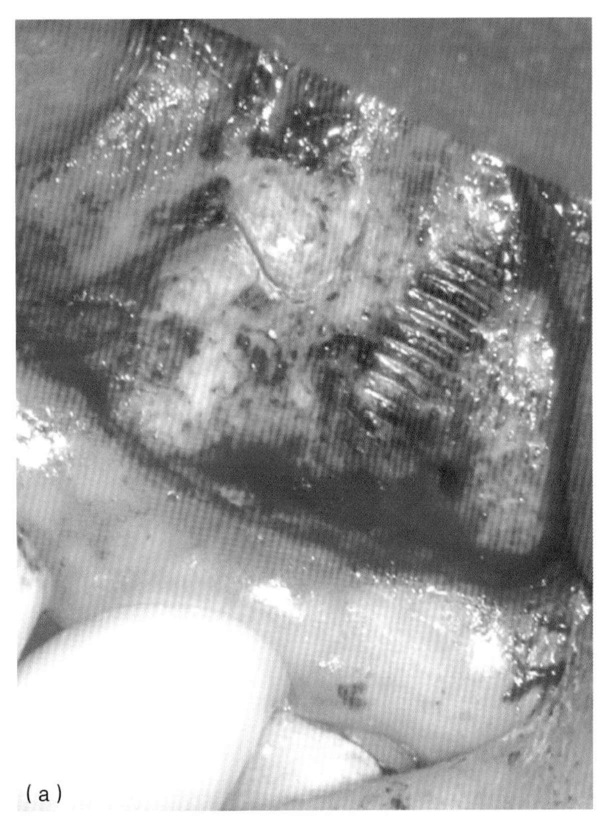

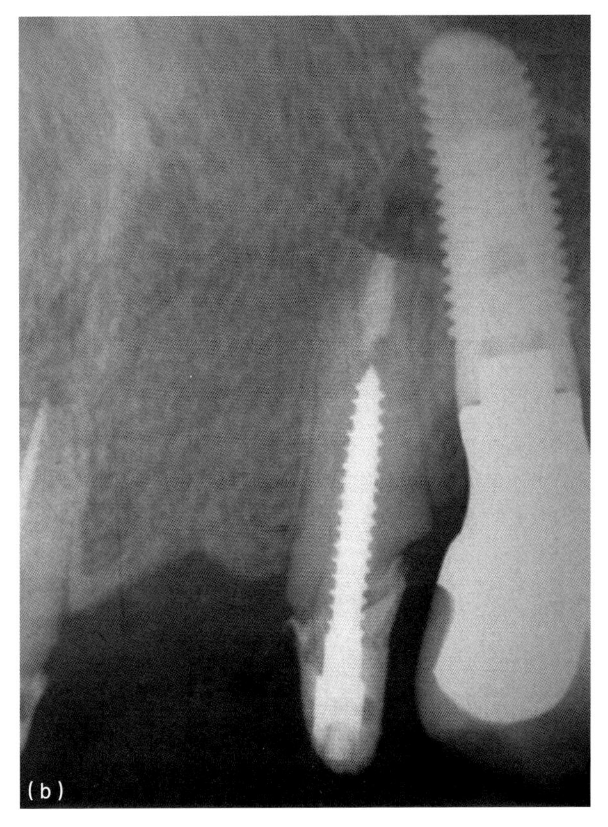

图20.2　左上颌第二前磨牙，之前根管治疗不完善，有桩。患者在根尖区域触诊时持续疼痛，考虑手术治疗。（a）术中所见显示暴露的种植体螺纹是触诊疼痛的原因；（b）牙髓病显微手术后的术后X线片。

疗计划，以满足患者的期望并符合患者的财务状况。

20.6 总结

如果治疗方案制订得当，治疗执行得好，无论是种植治疗还是有根尖手术史的修复治疗，都有很好的效果，可以为患者服务多年。但是，不能忘记拔牙是不可逆的，因此必须仔细权衡后决定是否拔牙。对于经过牙髓病治疗的牙齿，无论其是否有非手术或手术再治疗史，抑或是种植牙，都无法保证终身。治疗和修复牙齿以及植入种植体应该是互补的治疗选择。拔除患有根尖周炎而需要手术或非手术再治疗的牙齿以放置种植体的建议，并不能反映当前非手术和显微手术牙髓病治疗的成功率。然而，牙科越来越受到市场策略和经济力量的影响。与种植专家的植入 (95.5%) 相比，经验不足的牙科医生放置的种植体存活率（73.0%）显著降低。如果在没有适当的临床培训和专业知识的情况下进行治疗，临床效果和患者的长期利益将受到影响。高质量的种植修复和天然牙修复都能取得成功。对于经过牙髓病治疗的牙齿，无论是初始治疗还是再治疗，依据上述公认的标准，成功应包括进行适当的堆积和永久性修复。走捷径和低质量的工作总会导致失败。鉴于个体情况不同，较高的成功/存活率并不能保证个体获得较好的结果。牙科领域试图通过效仿大医学的循证方法来确定最佳临床程序。但有一些问题，包括是保留天然牙还是拔除并植入种植体的问题，可能永远无法在高水平的证据下得到令人满意的回答。尽管不能根据结果分析来决定是否使用天然牙或种植体，但鉴于现代牙髓病显微手术取得了巨大成功，必须彻底评估病例以论证是否可通过手术再治疗挽救拟拔除牙齿的合理性。

第二十一章

牙髓病显微手术的预后

Meetu Kohli , Euiseong Kim

> **主要概念**
>
> - 与传统手术相比，牙髓病显微手术具有良好的预后和明显更好的结果。
> - 循证依据表明，手术的每一个步骤都与达成最终目的有关，并影响最终结果。
> - 显微手术足以支持长期成功，随观察时间延长，愈合部位没有任何明显逆转。
> - 影响预后的主要因素是术前牙齿的牙周状况或是否存在牙折。

保存天然牙列是牙髓病学和牙髓病显微手术发展的核心。

直到几年前，牙髓病手术才被广泛接受。以前它被认为是在局部区域内的侵入性手术，成功率有限。如今，它是一种精确而且能有条不紊进行的技术，具有良好的预后，因此消除了对传统手术方法固有的认知。在本章中，将讨论根尖手术预后相关的文献。

需要谨慎比较各项研究的结果，因为治疗方案和方法中有太多变量，很多方面存在不一致：研究设计、样本量、纳入和排除标准、随访周期以及缺乏愈合方面的临床和放射学资料。其他可以进一步影响结果的因素包括：骨丢失的量和部位、既往根管治疗或再治疗的质量、冠修复的质量，以及最重要的手术所用的材料和技术。在讨论牙髓病手术的预后时，必须认识到技术的发展及其对结果的影响。很少有牙科技术像牙髓病手术这样发生了实质性的转变。多年来，最先进的技术是传统的根尖手术（traditional root end surgery，TRS），使用手机车针预备和银汞合金作为根尖倒充填物。随着手术的发展，现代根尖手术（contemporary root end surgery，CRS）结合了使用超声工作尖和更具生物相容性的充填材料（如IRM、SuperEBA、MTA、生物陶瓷材料），以及显微外科手术器械。而牙髓病显微手术（endodontic microsurgery，EMS）是根尖周手术发展史上的最新一步，不仅应用了现代化超声预备、充填材料和显微器械，而且还结合了高倍放大和照明。

21.1 最佳可用证据

随机对照试验被视为比较和对比两种不同技术预后结论性差异的金标准。然而，由于所有已发表的旧数据都表明使用传统技术的结果明显较差，再设计这样的研究变得有违常理。系统评价是一种统计方法，它整合了根据严格的纳入–排除标准选择的几项独立研究的结果。来自多项研究的汇总数据增加了研究的样本量和效力，使统计分析的结果更不容易出错且更可靠。因此，笔者对文献进行了细致的系统评价，以评估长期以来发表的根尖手术相关的大量原始数据。

Microsurgery in Endodontics, First Edition. Syngcuk Kim and Samuel Kratchman.

21.2 临床和二维影像标准

评估牙髓病手术预后时的一个问题在于定义成功或失败的指标。在非手术治疗中，通过根除根管系统中的感染源来实现愈合，使机体在根尖得以修复和再生。在手术治疗中，根尖周围的解剖结构发生了变化，愈合是切除伤口的愈合。由于这两种治疗方式的愈合模式明显不同，应用常见的非手术牙髓病治疗成功标准［如根尖周指数（periapical index，PAI）］去评估是不合适的。

为了评估结果，Rud等（1972）首次提出了最简洁、最全面的分类。该分类基于对人类受试者进行的70次块状活检组织，同时对样品进行临床、放射学和组织学检查。Molven等（1987年，1996）进一步评估了这种分类，通过一项长期研究发现该分类具有一致性和可靠性。Molven还创建了后续X线片的图示，以帮助观察者在良好的视觉辅助下对X线片进行评估，以减少偏倚和观察者偏差（图21.1）。影像学分类分为4组：成功包括第1组（图21.1a）完全愈合，和第2组（图21.1b）不完全愈合（疤痕组织形成，临床上没有疼痛、肿胀、触诊不适或窦道）；失败包括第3组（图21.1c）不确定愈合（病灶缩小）和第4组（图21.1d）不满意的愈合（病变大小相同或增加），病变大小判断均由X线根尖片标准确定，临床失败定义为出现上述任何症状。许多研究倾向于将没有临床症状的第3组（不确定愈合）包括在治愈病例或成功病例中，从而使结果偏阳性，这些牙齿可能具有功能，但并不是真正的成功。

一个需要考虑的重要因素是评估所需的回访时间。根据Molven（1996）的说法，与术后愈合相关的变化大多发生在手术后的1年内。此

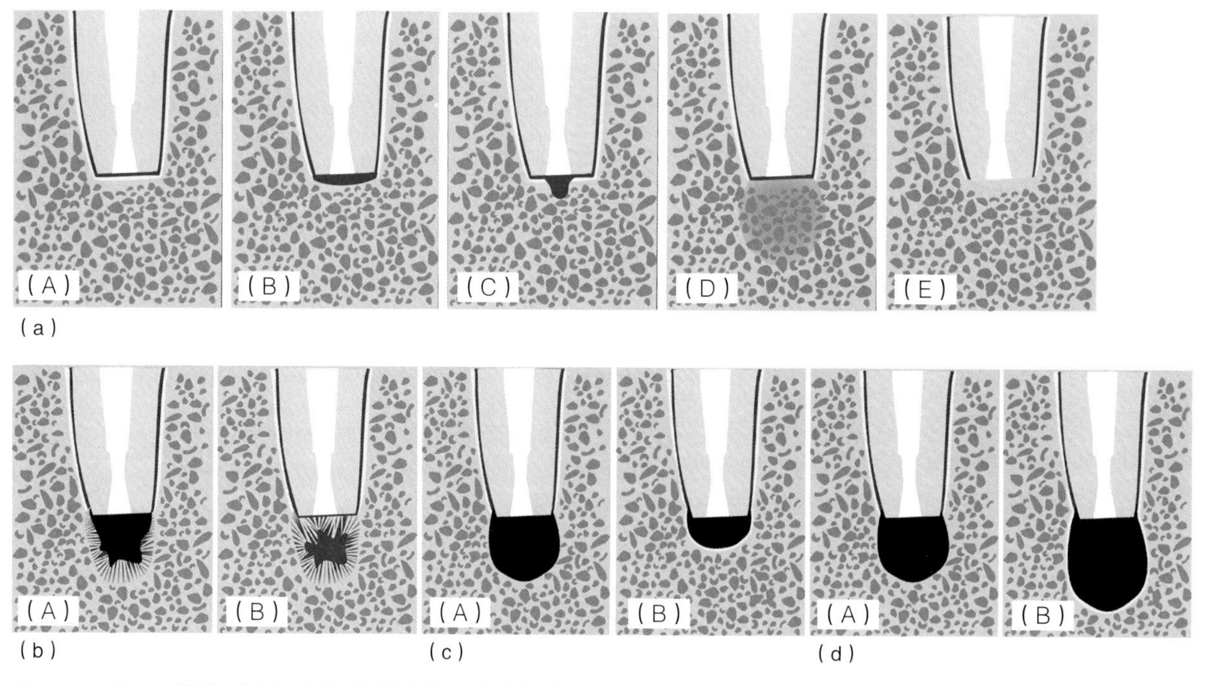

图21.1 Molven评价成功标准的X线片分类图片（修改后图片）。（a）完全愈合类：（A）牙周膜间隙恢复到原始宽度。（B）被切除牙根表面的牙周膜间隙重建但小于未切除根表面间隙宽度的2倍。（C）牙周膜间隙沿根端充填材料增宽。（D）骨修复完成，但手术部位骨密度与周围骨密度不同。（E）切除的牙根表面没有可辨别的牙周膜间隙，发生骨粘连。（b）不完全愈合类（疤痕组织）：（A）随访时透射影减少，但根尖周围仍有不对称分布的透射影，具有致密的边界，通常具有旭日形外观。（B）密集的透射影与手术部位内的牙周膜间隙没有连接。（c）不确定愈合类：（A）为术后即刻X线片上的透射影。（B）为随访X线片，透射影显著减少，但仍大于原始牙周膜间隙的2倍。（d）不满意的愈合类：（A）为术后即刻X线片上的透射影。（B）为随访X线片，透射影面积扩大或保持不变。

时，愈合完全或不完全（疤痕形成）的病例被视为成功，而愈合不确定的病例应再评估4年，然后确定为成功或失败。

21.3 CBCT用于评估愈合的“Penn三维标准”

根尖片是用于评估EMS结果的最常用方法。Rud和Molven的标准基于人类受试者的临床、组织学和影像学表现之间的相关性，是牙髓病外科手术中最常用的结果评价标准。为建立这些标准而进行的人体研究涉及采集活检样本，其中包括来自患者的骨块。然而，在当今的环境中，这样的研究设计不符合伦理。检测根尖周透射性的一个更强大的工具是CBCT，它在检测透射区域时更敏感，并且还允许我们从三维角度观察病变。然而，如果需要用人体组织学样本证实CBCT上看到的病变，那就会再次提出了同样的涉及伦理的问题。随着CBCT成为牙髓病学检查的标准，拥有一个三维标准来定义成功与失败迫在眉睫。

基于评估MTA与生物陶瓷用作根管倒充填材料是否成功的随机对照试验，美国宾夕法尼亚大学牙髓系建立了“Penn三维标准”，用于评估CBCT的牙髓病显微手术（EMS）结果。这些标准是从Chen等（2015）的结果中推断出来的，该研究中MTA与RRM腻子（Brasseler, Savannah, Georgia）的显微外科评估是在狗模型上进行的。研究创建了类似于人类临床情况的根尖周病变，之后进行外科手术，手术过程在放大倍率下用显微器械进行。用PA、CBCT、MicroCT进行预后评估，并与动物实施安乐死后获得的组织学样本进行比较。von Arx等（2010a, 2010b, 2016）对从临床病例中获得的全面数据进行统计分析（基于CBCT扫描）来评估61例牙根显微手术治疗1年后的愈合情况。von Arx等发现用于狗的评分标准是可重复和可靠的，也适用于人类受试者。我们将切除牙根表面愈合、切除牙根周围骨包绕、皮质骨板愈合的三个评分标准相结合，建立了评估的3个类别，作为“Penn三维标准”的一部分：完全愈合、有限愈合和不满意愈合。每个类别都在表21.1中进行了描述。正如Molven的二维评估标准一样，对后续CBCT进行了图示，以帮助观察者结合视觉辅助评估图像，减少偏倚和观察者偏差（图21.2）。

21.4 成功大逆转

成功大逆转经常被争论。Del Fabbro等（2007）比较了非手术与手术再治疗的愈合情况，结论是手术再治疗在第一年显示出更快的愈合，但在较长的随访期（4年）中，手术病例的愈合情况已回归正常，而非手术病例的愈合速度一开始较慢，但也慢慢追平手术病例。

表21.1 牙髓病显微手术术后评价的Penn三维标准

完全愈合	A. 已切除和未切除的牙根表面全部重建正常宽度的牙周膜间隙和硬骨板
	B. 被切除的牙根表面牙周膜间隙略微增宽，但小于牙根未受累部分间隙宽度的2倍
	C. 根端充填物周围的硬骨板有小缺损
	D. 完全骨修复并伴有可辨识的硬骨板；根尖周区骨组织密度与未受累骨组织密度不同
	E. 完全骨修复。硬组织完全覆盖切除的牙根面。无法辨识根端牙周膜间隙
有限愈合	A. 低密度区造成皮质骨板的连续性中断
	B. 根尖周围不对称的低密度区或与牙周膜间隙成角度连接
	C. 手术入路去骨区骨未完全形成
	D. 皮质骨板愈合但骨未完全形成
不满意愈合	低密度区的体积变大或不变

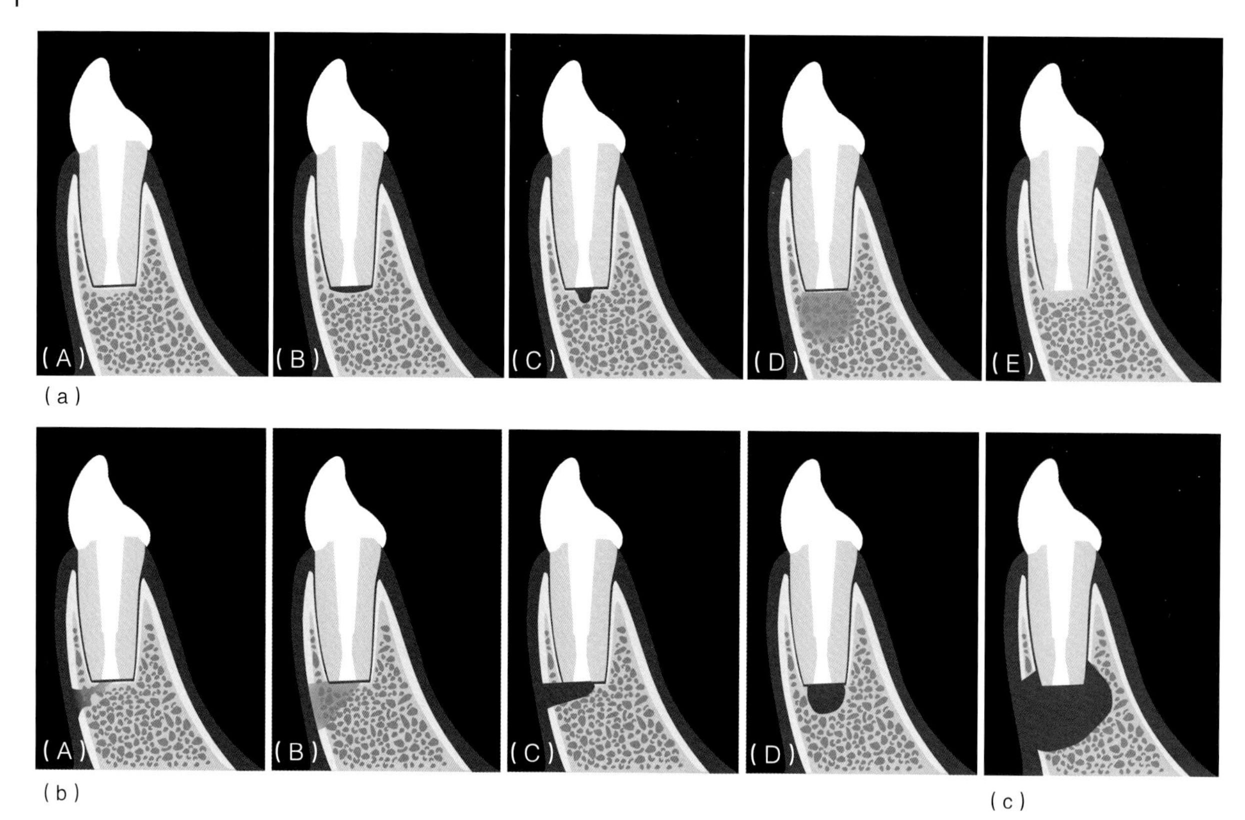

图21.2　评价牙髓病显微手术预后的Penn三维标准。（a）完全愈合类：（A）整个切除和未切除的牙根表面牙周膜间隙正常宽度和硬骨板的重建。（B）切除的牙根表面牙周膜间隙的宽度略有增加，但小于牙根未受累部分间隙宽度的2倍。（C）围绕根端充填物的硬骨板存在小缺损。（D）完全骨修复并伴有可辨识的硬骨板；根尖周区骨组织密度与未受累组织密度不同。（E）完全骨修复，硬组织完全覆盖切除的牙根表面，无法辨识根端牙周膜间隙。（b）有限愈合类：（A）随访时透射影域显著减少，低密度区造成皮质骨板的连续性中断。（B）手术部位骨修复，但低密度区仍然不对称地位于根尖周围或与牙周膜间隙成角度连接。（C）有明显的骨修复发生但手术入路去骨区骨未完全形成。（D）皮质板完全愈合，但在切除的根面附近存在低密度区。（c）不满意愈合类。低密度区的体积出现扩大或不变。

随着时间的推移，这两个治疗方法的预后一样了。我们同意手术病例可能显示出更快的愈合，但手术病例的被逆转效应是没有根据的。在这项系统评价中，评估的两项随机试验在手术期间没有使用任何辅助放大视野的手段，他们使用车针进行根管倒预备，玻璃离子水门汀或加热牙胶作为根管倒充填材料，现在有大量数据证实以上述方式进行的外科手术的成功率明显低于EMS。

Song等（2012）发表的一篇文章里，使用显微外科技术，6年以上随访保持93.3%的高成功率。随着时间的推移，只有7例归类为疤痕愈合的病例被认为是失败的。对于失败组的病例，采取再次手术以便对失败的原因进行分析，涉及再手术的5个病例中，第一个病例出现了裂纹，第二个病例再手术时发现远端牙根表面有一个未经处理的侧根管，最后3个病例显示superEBA根管倒充填物周围有渗漏。排除裂纹和2个不明原因失败的病例，侧根管和充填材料周围渗漏的失败病例被认为是手术过程中技术失误的结果。除有裂纹的牙齿外，所有再手术病例均在再手术后取得成功。因此，仔细遵循显微外科手术的原则有助于减少这些失败。

von Arx等（2016）对191例在1年时评估过的病例5年后继续纵向评估，报告发现11.3%的牙齿 (16/141) 在1年时被评估为愈合，但在5年时退回到未愈合状态。文中用于手术的技术并非完全是EMS，1/3的病例没有进行根管倒预备或只进行少量根管倒预备，并使用Retroplast（一种牙本质粘接树脂材料）进行根尖封闭。在之前的一项研究（2010年）中，其作者前瞻性地比较了两种技术，发现使用MTA的EMS的成功率明显高于使用Retroplast的成功率。由于两种技术的根尖处理方式完全不同，治疗结果的差异不能仅仅归因于根管倒充填材料，而应该归于手术技术本身。因此，应谨慎评估此5年分析中报告的“成功大逆转”。

敢说1年内治愈的病例将在患者的一生中100%保持治愈也是不现实的。导致牙齿脱落的可能因素包括修复受损、牙折、牙周病、检查过程中遗漏解剖结构、根管倒预备深度不足或根管倒充填物适应不良。但是，如果认真遵循该技术要求，则可以将这些错误保持在最低限度。此外，在总体评价中，1年随访中被判定为不确定愈合的病例变成了成功治愈，这也抵消了其中一些负面结果。

总之，尽管成功状态可能会逆转，但我们相信显微手术的长期成功将在长期观察期内得到很好地保持。

21.5 传统手术方法vs牙髓病显微手术

传统手术的临床成功率（基于无症状和影像学愈合）为17%～90%。研究者对5种语言的文献进行了细致的系统评价，结果分为两部分。系统评价的第一部分介绍并比较了传统根尖手术（TRS）与牙髓病显微手术（EMS）的加权合并成功率和相对风险比。根据纳入和排除标准，21项研究合格，TRS 12项（n=925）和 EMS 9项（n=699）。根据提取的原始数据计算的加权合并成功率显示，TRS的阳性结果为59%，EMS的阳性结果为94%（图21.3）。这种

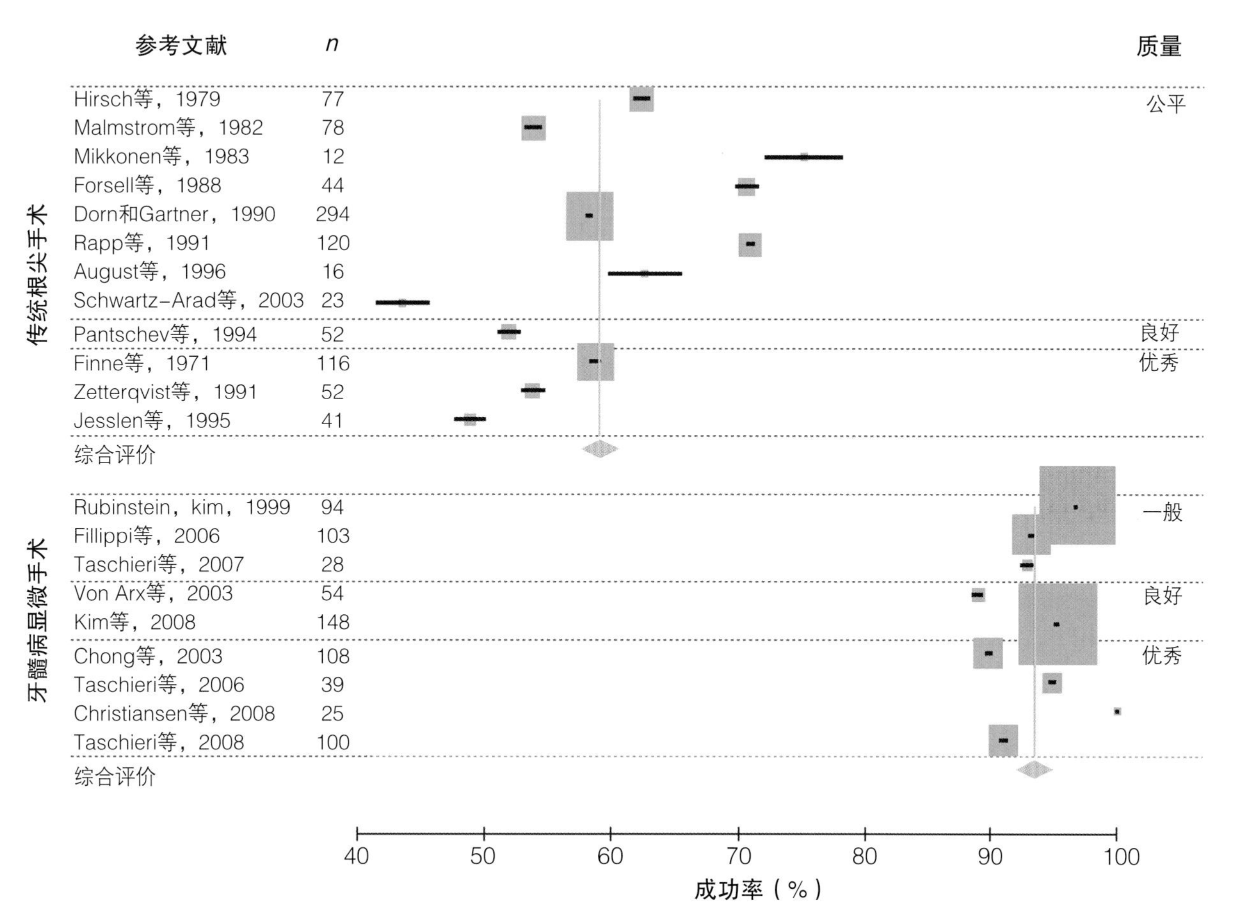

图21.3 TRS和EMS组的加权合并成功率和个人研究权重。

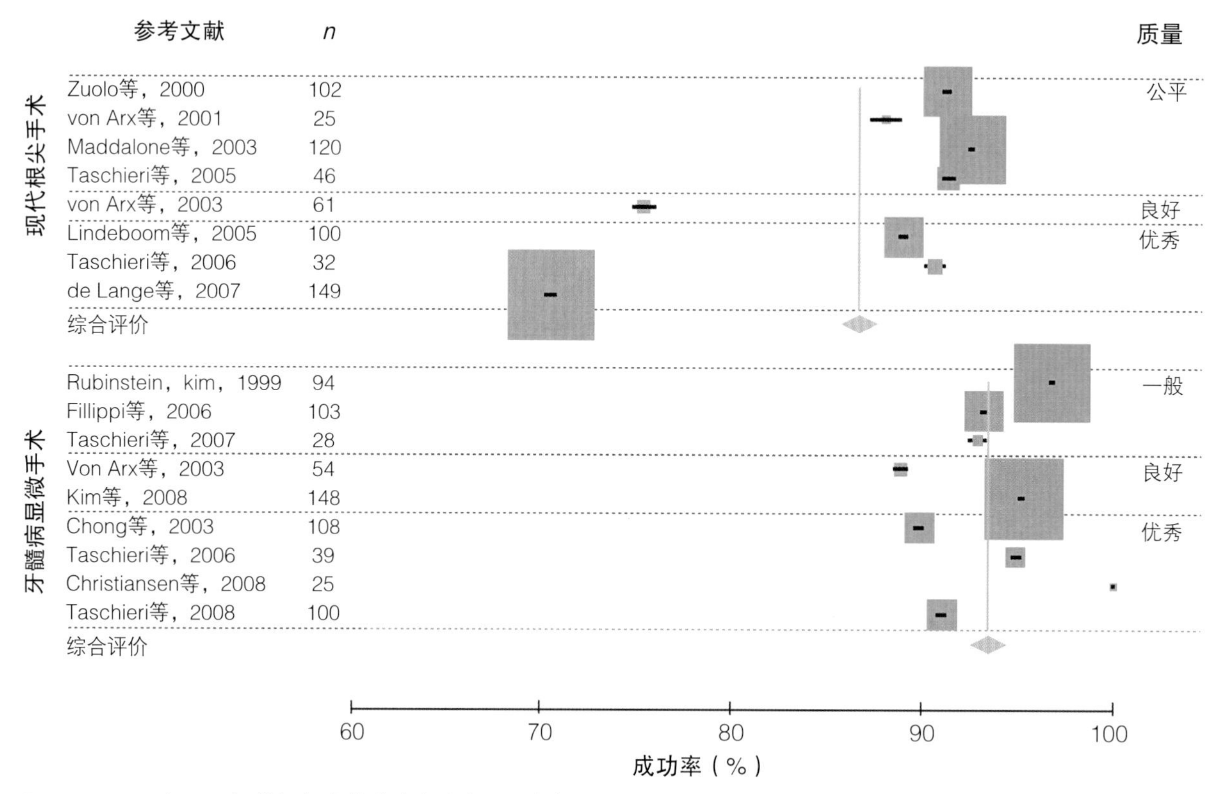

图21.4　CRS和EMS组的加权合并成功率和个人研究权重。

差异具有统计学意义（$P < 0.0005$）。相对风险比表明，EMS的成功概率是TRS成功概率的1.58倍。因此，不应再将TRS技术视为先进技术。

21.6　现代技术vs完全的显微外科手术方法

放大和照明的使用是显微外科手术方法的一个组成部分。如前所述，牙髓病显微手术的方案涉及在大部分外科手术操作过程中使用中等放大倍率，包括止血、去除肉芽组织、去骨术、根尖切除术、根管倒预备和根管倒充填。应使用高倍镜对切除的根面、根管倒预备和根管倒充填进行检查和记录，以观察精细的解剖细节，如副根管、峡区、鳍部、微裂或侧根管。由于这些地方是失败病例中的微生物库，解决它们对于决定病例是否成功具有重要意义。系统评价的第二部分比较了现代非显微外科技术（CRS）和EMS，14项研究符合纳入和排除标准，2项在两组中均有涉及，CRS 7项（n=610）和EMS 9项（n=699）。根据提取的原始数据计算的加权合并成功率显示，CRS的阳性结果为88%，EMS的阳性结果为94%（图21.4），差异具有统计学意义（$P< 0.0005$）。磨牙的组间成功率的差异具有统计学意义，前磨牙或前牙没有发现显著差异。从临床角度来看，与前磨牙和前牙相比，磨牙在解剖学和可及性方面的难度越大，其统计学差异越显著，这种差异能从手术显微镜或内镜使用与肉眼或放大镜使用之间存在的差异来进行合理解释。

21.7　根管倒充填材料

传统的根尖手术中使用银汞合金进行倒充填。随着技术的变化，生物相容性材料如IRM、SuperEBA、MTA和生物陶瓷已被引入。经证实，这些材料优于银汞合金。在比较IRM和MTA的两项随机临床试验中，MTA和IRM的成功率都很高（MTA：92%，IRM：86.7%），两者没有统计学差异。MTA的优势在于其生物相容性，当与组织直接接触时，它在几种动物模型中的组织学上均显示出很好的结果，但MTA主要缺点是其操作不方便、固化时间长和引起剩余牙牙体组织的变色。近年来，已经引入了生物活性硅酸三钙水门汀，其在已发表的关于生物相容性、封闭性和良好物理性能的文献中均显示出巨大的希望。

Retroplast是一种在文献中有点历史的根管倒充填材料，属于牙本质粘接树脂复合材料。在与MTA的直接比较中，von Arx等（2010）指出MTA和Retroplast的成功率分别为91.3%和79.5%（P=0.003）。因此，我们不考虑将Retroplast纳入EMS。

21.8　病例选择

大多数经过牙髓病治疗的牙齿很少因牙髓病原因（8.6%）而被拔除，而主要是由于修复失败（32.0%）或牙周失败（59.4%）。Kim和Kratchman（2006）建议采用A～F手术分类，以便正确选择病例。A～C类的特点主要是牙髓病变；D～F级描述了与牙周相关的病例。在比较这些类别的手术结果时，Kim等（2008）发现分类为A～C的病例的成功率为95.2%，这与系统评价中EMS获得的成功率一致。然而，D～F类的成功率仅为77.5%，这些病例大多数有牙髓-牙周联合病变，术中也多采用了引导组织再生的方法。牙周牙髓联合病变的牙齿是否值得通过显微外科手术和引导组织再生技术来挽救，还需要进一步研究调查。

21.9　二次手术

大多数关于再手术预后的研究报告称其成功率低于第一次手术，但这些研究大多是在引入EMS之前进行的。Song等（2011）结果提示，使用基于EMS技术，即使是再手术也可以获得高成功率。Song观察到，在第二次手术后随访2年的42例中，成功率为92.9%。失败的最常见原因是没有根管倒充填和不正确的根管倒预备——没有沿着长轴预备和/或预备深度不足（<3mm）。总之，病例失败通常是手术技术较差的结果：无法控制根尖解剖结构和使用的材料未能封闭，微生物从根管系统中溢出。因此，即使在牙髓病再手术中，使用高倍率和生物相容性材料（如生物陶瓷）也能获得很高的临床成功率。

21.10　总结

目前的成功率是牙髓病外科技术进步不可否认的证据。消除对结果产生负面影响的技术水平波动得取决于牙髓病学界。为了获得高成功率，必须严格遵循EMS技术，因为每一步都有助于确保结果获得成功。尤其是在这个本可挽救的牙齿却被种植牙取代的时代，有证据表明可以利用初次根管治疗、非手术和手术再治疗的三联疗法成功治疗具有牙髓源性病灶的牙齿。手术考量不是挽救牙齿的最后一次不确定的努力，而是一种可行、可预测且高成功率的治疗方法。

第二十二章

体位

Samuel Kratchman, Syngcuk Kim

主要概念

- 医生、患者、助手和手术显微镜的位置对于高效的显微手术至关重要。
- 在整个手术过程中不得不改变体位将大大增加手术时间并增加手术难度。
- 对于上颌牙齿，患者的下巴向下倾斜，手术显微镜向远离医生方向倾斜。
- 对于下颌牙齿，患者的下巴向上倾斜，手术显微镜向靠近医生方向倾斜。
- 无须显微口镜辅助即可获得任何牙根的直视，对于牙髓病显微手术至关重要。

22.1 所需器械

- 手术显微镜。
- 显示器。
- 显微外科器械。
- 两个专门的枕头。

22.2 体位

正确摆位是任何牙髓病显微外科手术的关键。这意味着正确保持医生、助手、显示器、患者和手术显微镜的方位。如果没有这一点，手术时间将超过必要时间，导致患者恢复期更长、更痛苦。通过了解这些理念并正确设计手术，手术过程将变得高效无痛苦。

当考虑手术显微镜时，首先想到的是放大倍率和照明。这些方面都很关键，但手术显微镜还通过正确的人体工程学设计考虑了医生本身，保护了医生的背部和颈部，从而延长了他们的职业生涯。手术显微镜让医生能够坐直，我们还建议医生的椅子有合适的扶手，以便手臂和肘部只需要轻微弯曲，就能够舒适地休息（图22.1）。

助手可以直接看到显示器，如果手术显微镜连接了摄像机，助手就可以实时查看手术过程。这是非常重要的一点，因为训练有素的助手可以通过显示器进行协助，而不必弯腰望向患者的嘴里，也能保持良好的姿势（图22.2）。

显示器不应该在医生面前，因为医生应该通过手术显微镜观察，助理为了看到显示器而不得不转身会很不舒服。理想情况下，有两名手术助手将使手术更有效率。一名助手专注于牵拉和吸唾，而另一名助手可以传递器械和根管倒充填材料。

任何牙髓病学治疗过程中最重要的部分都是患者的舒适度，牙髓病手术也是如此。由于患者将根据正在处理的牙弓转动下巴，因此使用枕头（Crescent Products，Rogers，Minnesota）为患者提供颈部支撑至关重要（图22.3）。

在对上颌或下颌后牙进行操作时，患者会被指示向一侧偏转，就像处于侧卧的睡眠姿势一样。这将使患者在整个过程中保持舒适，而不会

Microsurgery in Endodontics, First Edition. Syngcuk Kim and Samuel Kratchman.

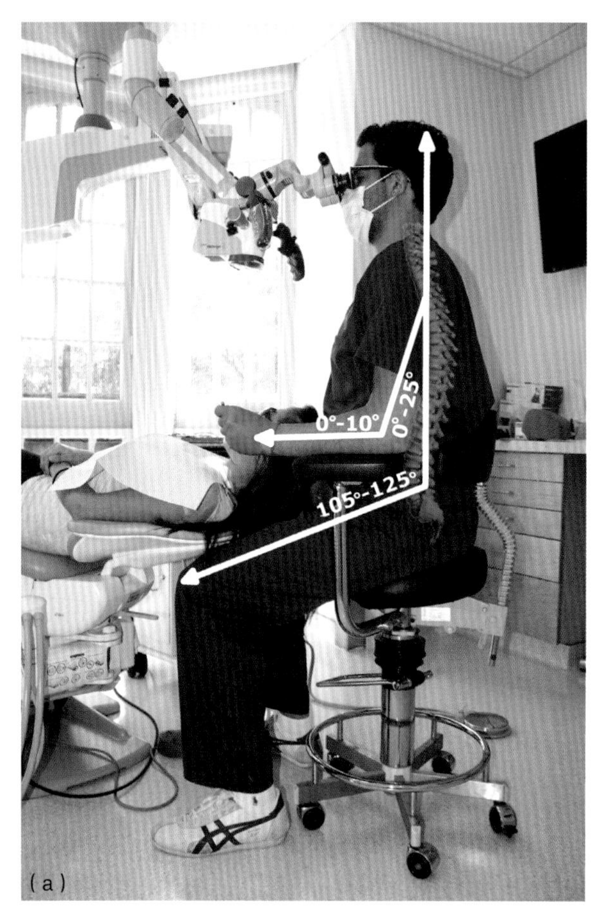

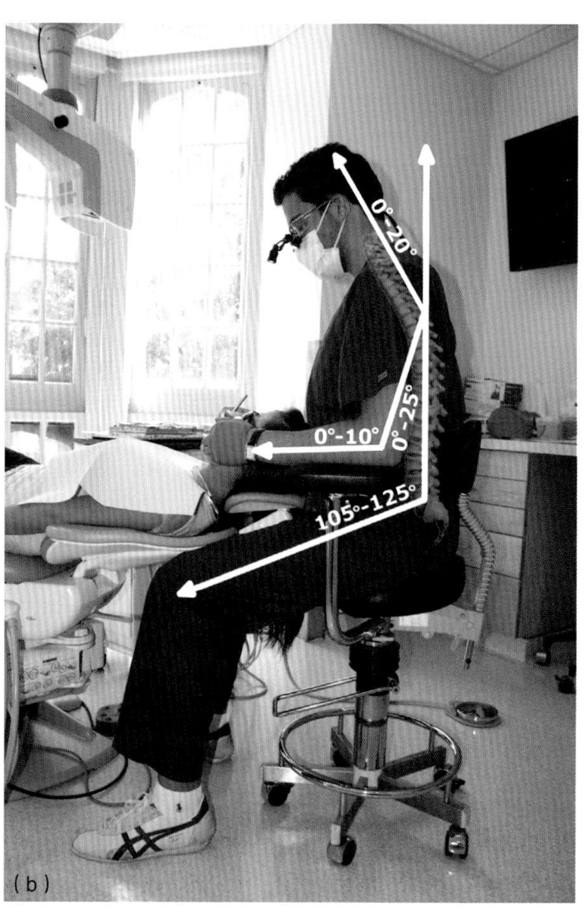

图22.1 （a）术者的正确体位；（b）术者体位不当，可能导致颈部和背部不适。

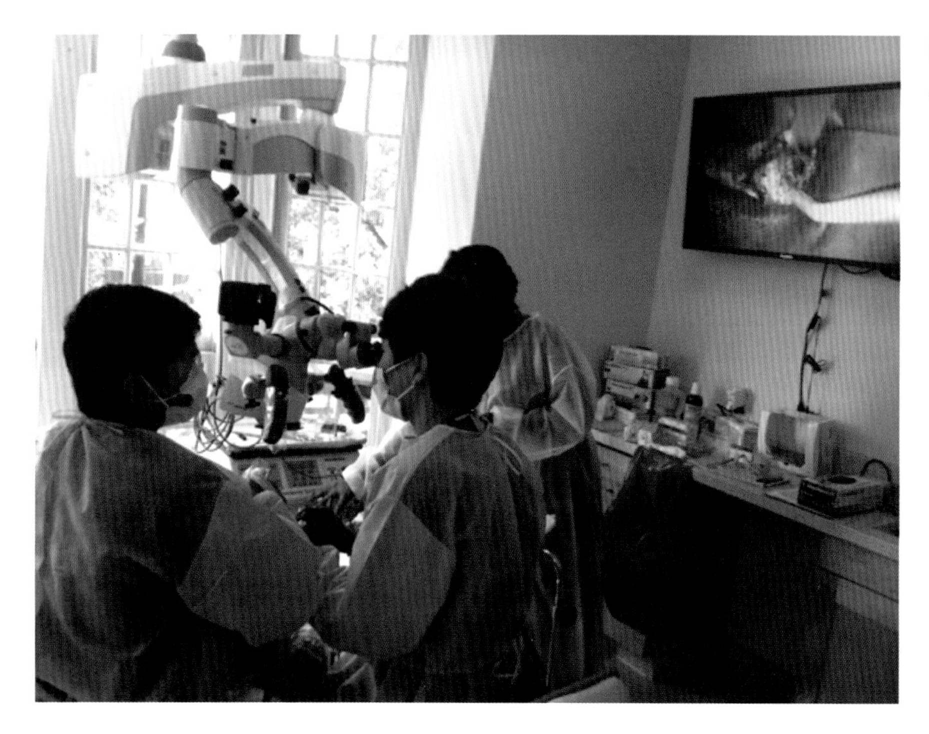

图22.2 带有助手能直视的显示器的外科手术室。

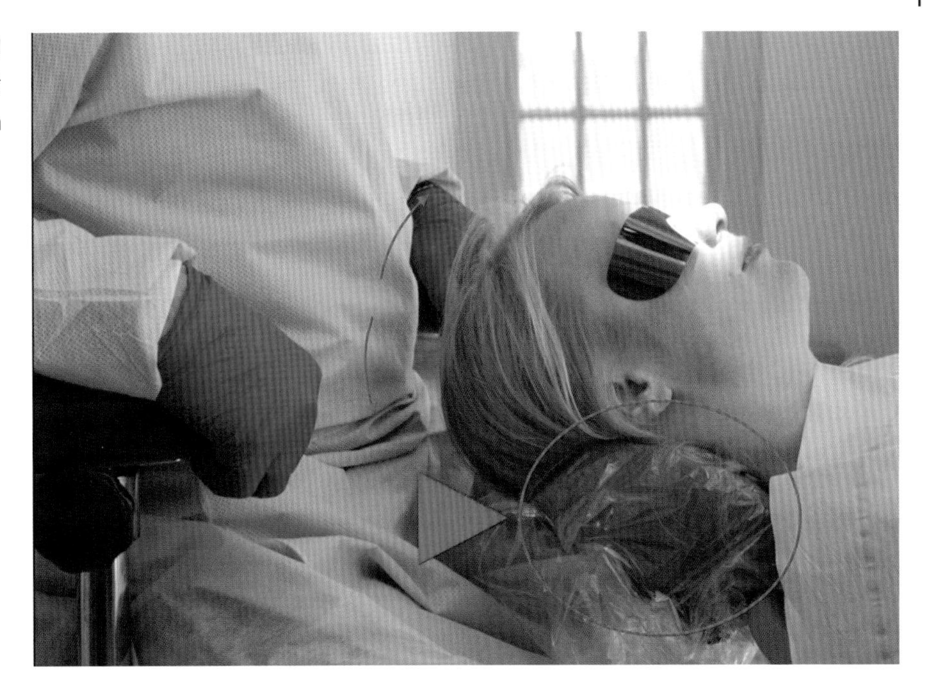

图22.3 颈枕协助患者转动下巴以获得上颌或下颌牙齿最佳位置（感谢Viola Hirsch医生作为模特演示）。

对其颈部或背部施加不必要的压力（图22.4）。

在后牙区工作时，患者侧卧时可以使用另一个枕头。第二个枕头将提供下背部支撑并防止患者向后滚平（图22.5）。

无论正在处理口腔内的哪个象限，都必须保持对目标牙根尖的直视。如果依赖显微口镜来查看术者的操作区域，这将极大地减慢手术速度。在整个手术过程中使用显微口镜将需要更大的去骨术才能将镜子与机头放置在一起，并且由于水会扭曲术者的视野，因此需要经常停下来擦拭镜子。显微口镜专为检查而设计，在患者/手术显微镜位置合适的情况下，通过显微口镜可以直接查看任意牙的任意牙根。对于上颌牙，患者的下巴将向下旋转，而手术显微镜则向远离医生方向倾斜（图22.6）。

在处理下颌牙齿时，下巴向上旋转，手术显微镜向医生方向倾斜（图22.7）。

当手术显微镜和牙齿垂直时，这将无法完

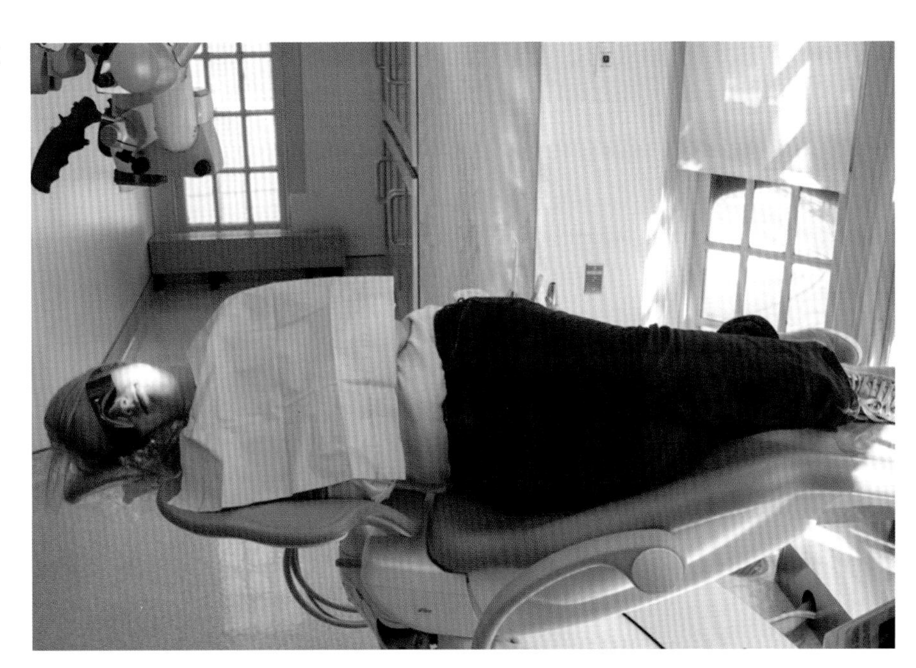

图22.4 上颌或下颌后牙工作时患者的正确体位。

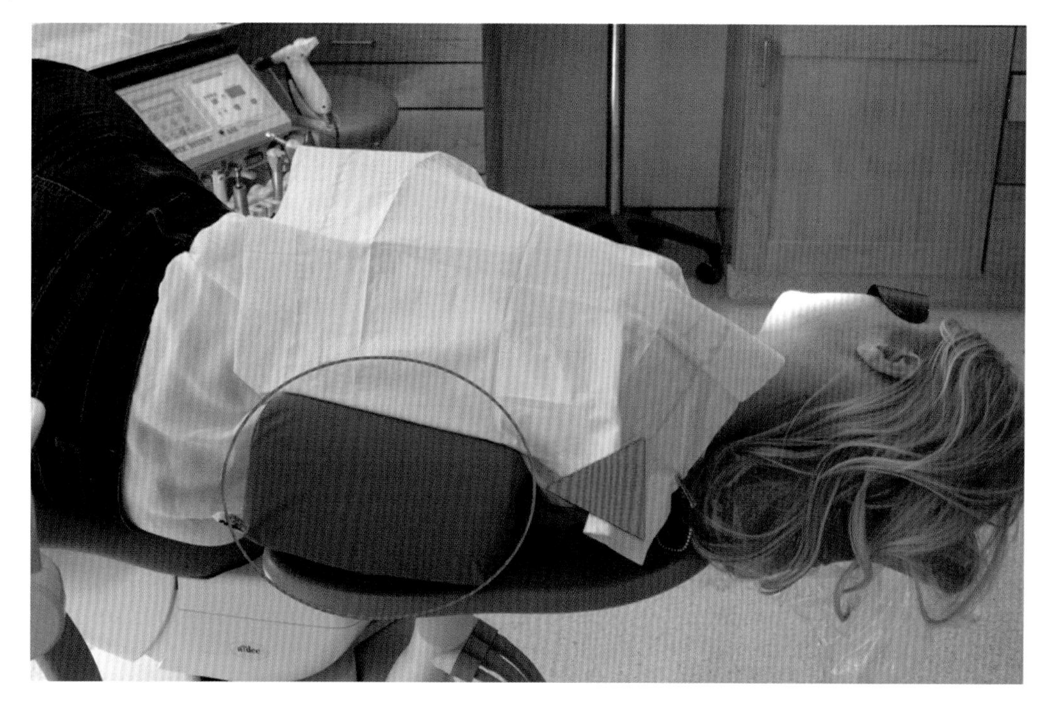

图22.5 大的枕头用于额外的背部支撑。

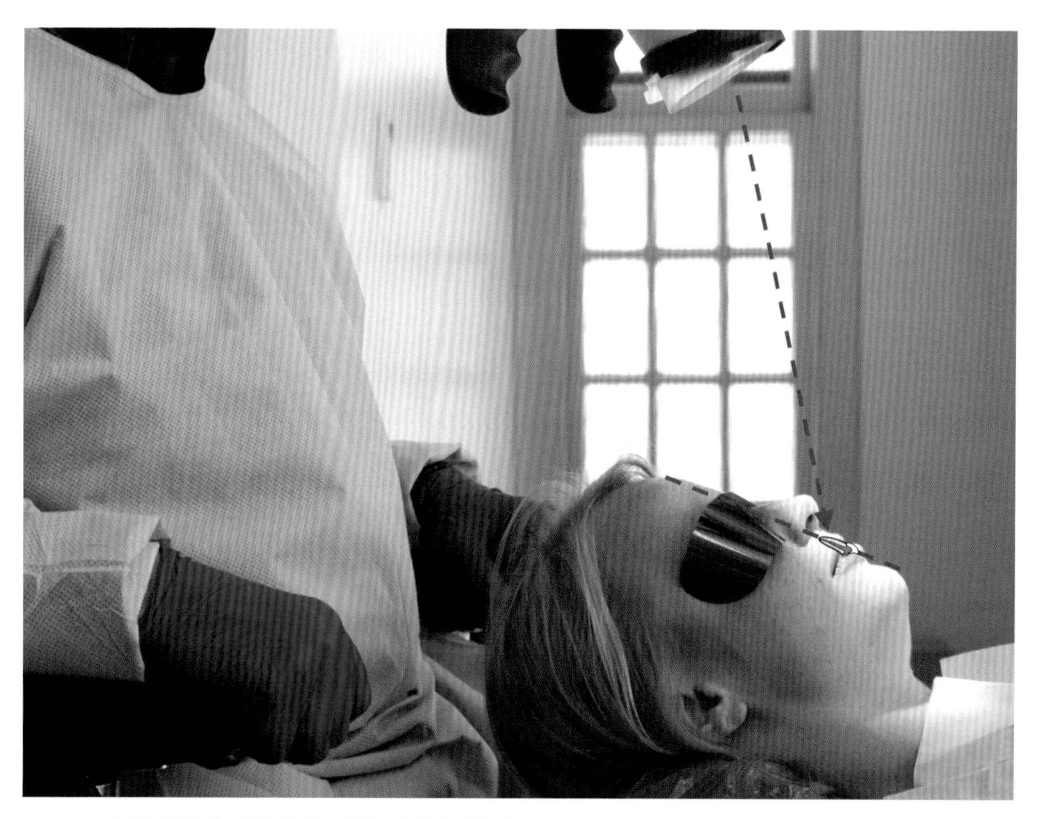

图22.6 显微镜和患者的位置，可以直视上颌前牙。

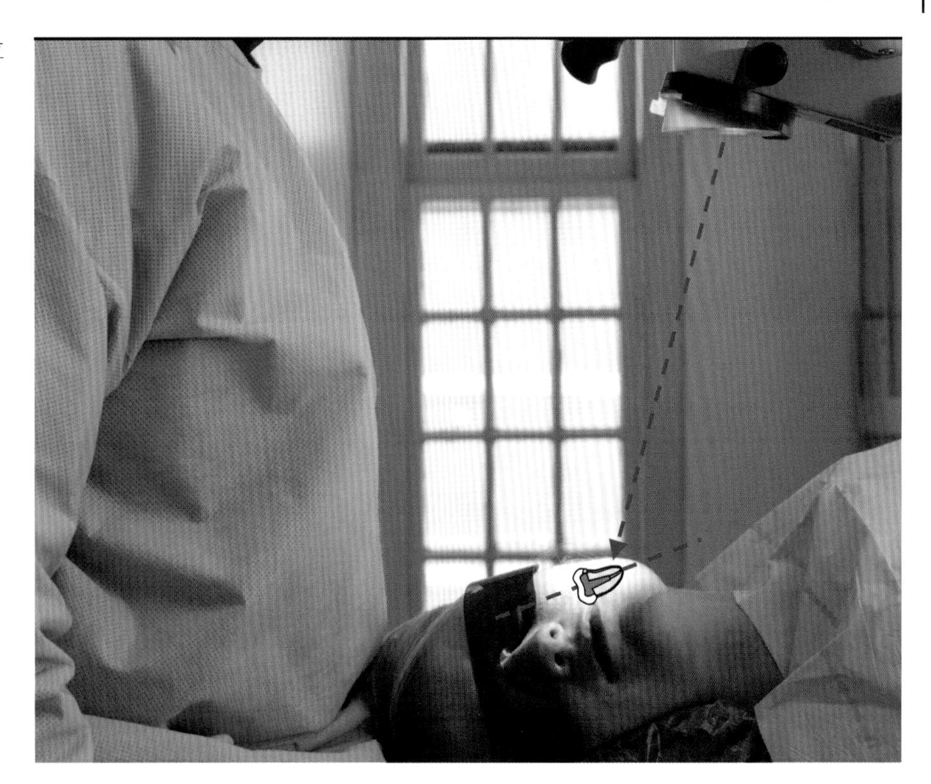

图22.7 显微镜和患者的位置，可以直视下颌后牙。

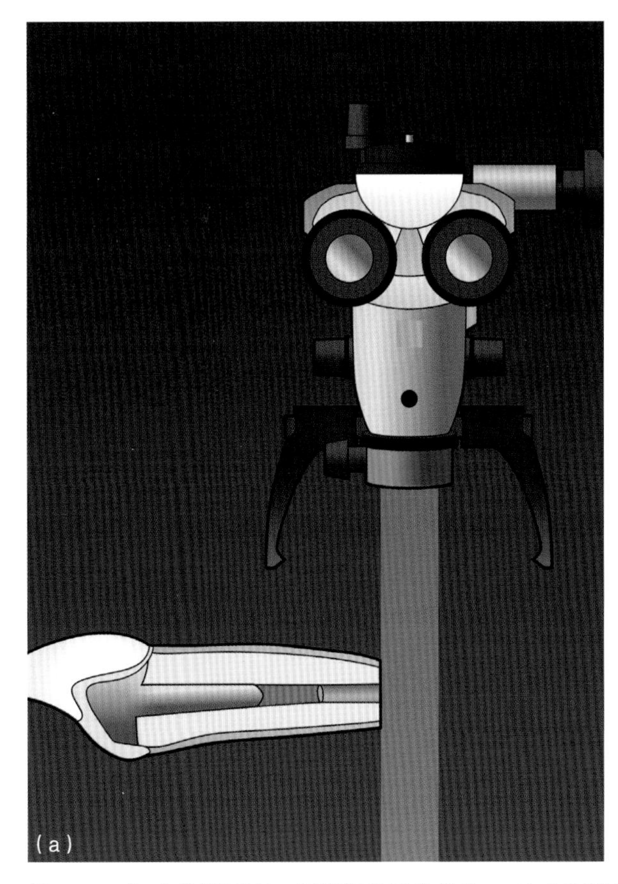

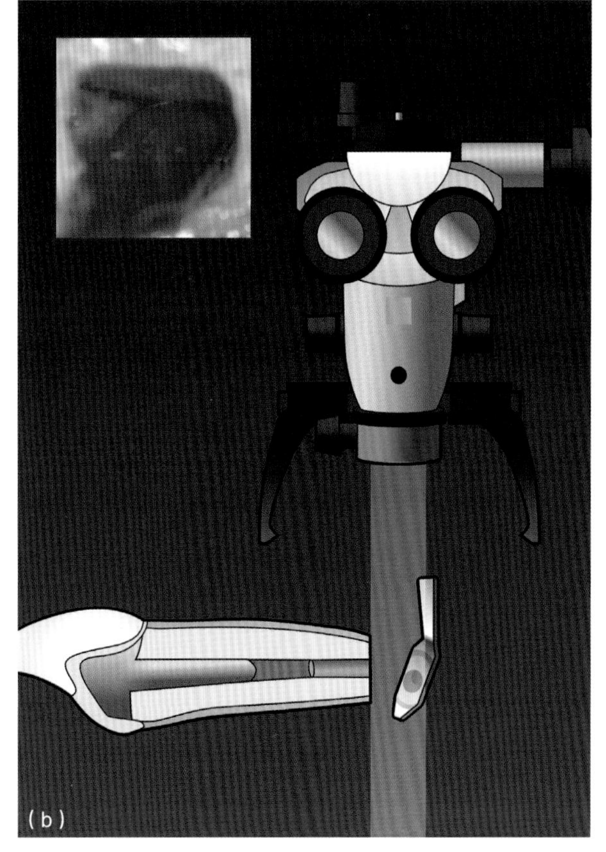

图22.8 （a）位置不当，需要间接观察根尖；（b）利用显微口镜来观察根尖。

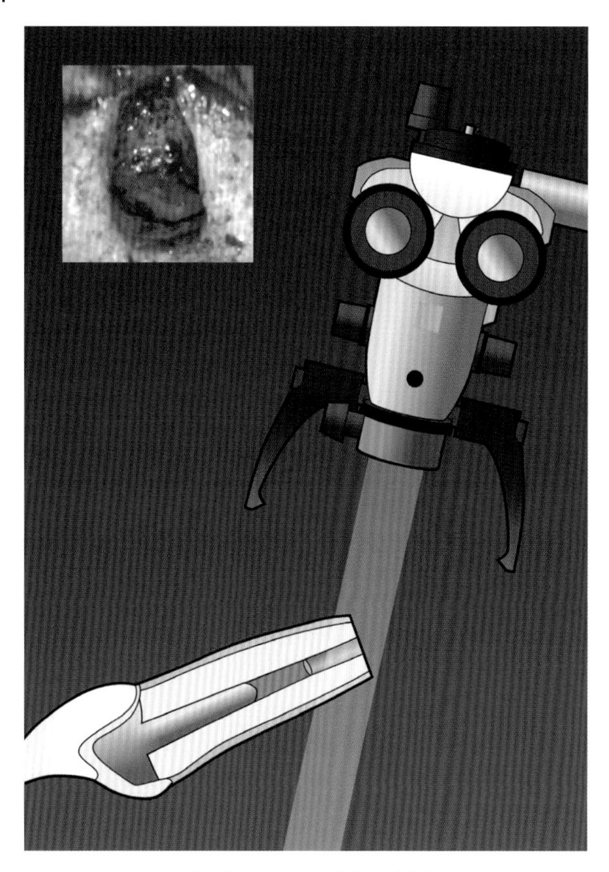

图22.9　正确的位置，可以直视整个根尖。

整查看整个根尖，此时需要经常使用显微口镜（图22.8）。

当手术显微镜和患者头部都适当倾斜时，即可获得截根平面的完整视图，无须过度斜切牙根，只去除不需保留的牙根结构（图22.9）。

如果遵循所有这些指导，可以及时完成每个手术程序，从而使患者恢复得更快。如果没有正确摆位，术者最终将花费更多时间来调整患者和手术显微镜，从而延长整个过程并使手术承受比实际更大的压力。